国家医师资格考试实践技能考试实战模考密卷丛书

中西医结合执业助理医师实践技能考试
实战模考密卷

U0652116

主　编　徐　雅　杜庆红

副主编　李卫红　田　甜　李月梅

编　委　（以姓氏笔画为序）

刘兵兵　刘政申　关梓桐

汤轶波　许筱颖　李　悦

张　凡　陈子杰　胡艳红

韩　琳　禄　颖　穆　岩

中国中医药出版社
·北　京·

图书在版编目（CIP）数据

中西医结合执业助理医师实践技能考试实战模考密卷/徐雅，杜庆红主编．—北京：中国中医药出版社，2018.12

（国家医师资格考试实践技能考试实战模考密卷丛书）

ISBN 978 - 7 - 5132 - 5379 - 6

Ⅰ.①中… Ⅱ.①徐… ②杜… Ⅲ.①中西医结合 - 资格考试 - 习题集 Ⅳ.①R2 - 031

中国版本图书馆 CIP 数据核字（2018）第 263995 号

中国中医药出版社出版

北京市朝阳区北三环东路 28 号易亨大厦 16 层

邮政编码　100013

传真　010 - 64405750

保定市西城胶印有限公司印刷

各地新华书店经销

开本 787×1092　1/16　印张 14.5　字数 344 千字

2018 年 12 月第 1 版　2018 年 12 月第 1 次印刷

书号　ISBN 978 - 7 - 5132 - 5379 - 6

定价　59.00 元

网址　www. cptcm. com

社 长 热 线　010 - 64405720

购 书 热 线　010 - 89535836

维 权 打 假　010 - 64405753

微信服务号　zgzyycbs

微商城网址　https：//kdt. im/LIdUGr

官 方 微 博　http：//e. weibo. com/cptcm

天猫旗舰店网址　https：//zgzyycbs. tmall. com

如有印装质量问题请与本社出版部联系（010 - 64405510）

编写说明

  医师实践技能考试作为国家执业医师资格考试的首场考试，直接决定考生能否参加之后的医学综合笔试，因此历来被广大考生所重视。而医师实践技能考试三站如何设置，每一站具体考查什么内容，在历年考试大纲中均没有明确规定。因此，为了帮助全国考生更好地了解实践技能考试的考试形式、考试内容、考试重点、答题技巧和评分标准等，使考生能够在准备实践技能考试的时候能够有的放矢，事半功倍，中国中医药出版社特组织在国家执业医师考试培训一线的著名专家编写了本书。

  本书严格按照国家中医药管理局中医师资格认证中心、中医类别医师资格考试专家委员会2016年最新颁布的《中西医结合执业助理医师资格实践技能考试大纲（2016年版）》和《国家医师资格考试实践技能考试指导（中西医结合执业助理医师）》进行编写。我们在对2010年至2016年全国各地实践技能考试真题的大数据分析的基础上，针对考试的广度和深度，总结出近七年考试涉及的高频考点，编写了一定数量的模拟题，涵盖考试热点和难点，体现考试形式和特点。

  全书分两部分，第一部分是应试技巧，主要为读者讲解实践技能考试的形式，分析实践技能考试三站的内容和特点，以及每一站的具体要求和评分标准，以便读者更全面地了解实践技能考试，更好地适应考试，更有目的地准备考试。第二部分是模拟试题，完全模拟实践技能考试中三站的内容和出题形式，每一站分别设计了60号模拟题，这些考试题均是基于对历年考试真题大数据分析的基础上，从高频考点中抽取的，并且每一题后面由权威专家给出答案解析，供广大考生应试使用。本书的特别之处在于，重点突出了2016年实践技能考试各站的最新变化。如第一站病案分析由往年的一个病案分析改为两个病案分析，并且在答题要求中免去了主诉、现病史、体格检查等一系列内容的作答。第二站和第三站的部分项目的分值进行了调整。

  本书内容翔实，紧贴最新考试大纲，权威性强，适合参加国家执业医师资格考试的考生练习备考使用。

编者
2018 年 10 月

目　录

第一部分　应试技巧

第一站 病案分析

一、考试形式和分值分布

中西医结合实践技能考试的第一站是病案分析，也是技能考试的重点。一般每年本站设置 60 号题，2016 年每号题设置了两个病案分析，其中一个病案是中西医结合内科病案，另一个病案是中西医结合外科、妇科、儿科中的任意一个。要求考生分别根据题目提供的两个病案的临床表现、体格检查及辅助检查结果等临床资料，按照答题卡的要求，以笔答形式完成中医疾病诊断，中医证候诊断，西医诊断，西医诊断依据，中医治法，方剂名称，药物组成、剂量及煎服方法，西医治疗措施的书写。第一站所占分值是 40 分，每题 20 分，其中西医内容占 10 分，时间是 60 分钟。第一站各个项目及评分标准见下表。

第一站考试项目及评分标准

考试项目	考试分数
中医疾病诊断	2
中医证候诊断	2
西医诊断	2
西医诊断依据	4
中医治法	2
方剂名称	2
药物组成、剂量及煎服法	2
西医治疗措施	4
合计	20
西医内容分值	10
题量及合计	2 题，总计 40 分

二、试题举例

【病案（例）摘要1】

李某，男，63 岁，已婚，工人。2011 年 2 月 18 日初诊。

患者 2 天前早晨起床后发现左侧肢体无力，活动不利，在本单位医务室就诊，经输液治疗（用药不详），效果不明显，今日左侧肢体无力加重来诊。症见：左侧肢体瘫痪，头晕，耳鸣，目眩，口干，腰膝酸软，二便调，夜寐安。既往有高血压病史 5 年，平素性情急躁，嗜烟。

查体：T 36.7℃，P 80 次/分，R 18 次/分，BP 160/95mmHg。神志清楚，口角歪斜，流涎，主动脉瓣听诊区第二心音亢进。左上肢肌力 0 级，左下肢肌力 1 级，左巴氏征阳性。舌红，苔黄腻，脉弦细。

辅助检查： 头颅 CT 示右侧脑梗死。

【病案（例）摘要2】

宋某，女，25岁，已婚，职员。2015年8月21日初诊。

患者停经2个月，阴道少量出血伴小腹下坠1周，既往子宫肌瘤4年。末次月经：2015年6月21日。停经后无明显不适，近1周少量阴道出血，色暗红，质黏稠，小腹疼痛拒按。

查体： T 39.4℃，P 96 次/分，R 24 次/分，BP 100/80mmHg。舌暗红，舌边有瘀斑，脉弦滑。

辅助检查： B超示宫内妊娠，胚胎存在，子宫肌瘤（4.2cm×3.6cm）。

【答题要求】

根据上述摘要，在答题卡上完成书面分析。

时间： 60分钟。

【答案解析1】

中医疾病诊断： 中风（中经络）；**中医证候诊断：** 阴虚风动证。

西医诊断： 脑血栓形成。

西医诊断依据：

1. 老年男性，高血压病史5年。

2. 休息时起病，左侧肢体瘫痪，伴口角歪斜。

3. 头颅CT示：右侧脑梗死。

中医治法： 滋阴潜阳，镇肝息风。

方剂： 镇肝息风汤加减。

药物组成、剂量及煎服法：

怀牛膝30g，生赭石30g^(先煎)，生龙骨15g^(先煎)，生牡蛎15g^(先煎)，生龟甲15g^(先煎)，生杭芍15g，玄参15g，天冬15g，川楝子6g，生麦芽6g，茵陈6g，甘草4.5g。

五剂，水煎服。每日一剂，早晚分服。

西医治疗措施：

1. 卧床休息，吸氧。

2. 脱水降颅压，促进水肿吸收。

3. 溶栓，抗凝，合理控制血压。

4. 对症治疗。

【答案解析2】

中医疾病诊断： 胎动不安；**中医证候诊断：** 血瘀证。

西医诊断： 先兆流产。

西医诊断依据：

1. 有停经史2个月。

2. 阴道流血或伴腹痛。

3. B超示：宫内妊娠，胚胎存在，子宫肌瘤（4.2cm×3.6cm）。

中医治法：祛瘀消癥，固冲安胎。

方剂：桂枝茯苓丸合寿胎丸加减。

药物组成、剂量及煎服法：

桂枝 12g，茯苓 15g，桃仁 12g，赤芍 15g，丹皮 15g，菟丝子 30g，续断 15g，桑寄生 15g，党参 15g，当归 15g，熟地黄 15g，黄芪 30g，阿胶 12g$^{（烊化）}$。

三剂，水煎服。每日一剂，早晚分服。

西医治疗措施：

1. 卧床休息，减少活动，禁止性生活，避免不必要的阴道检查。

2. 黄体功能不全的患者，黄体酮肌注，每日或隔日 1 次，每次 10～20mg；绒毛膜促性腺激素肌肉注射，隔日 1 次，每次 3000U，也可口服维生素 E 保胎治疗。

3. 甲状腺功能低下者，可口服小剂量甲状腺片。

4. 经治疗症状不缓解或反而加重者，应进行 B 超及血 HCG 测定，根据情况给予相应处理。

第二站　操作技能

一、考试形式和分值分布

第二站是临床基本技能操作的考试，一般每年本站出 60 号考题，要求考生从中抽取一号考题，采取的是边操作边口述的形式进行，注意只口述不操作不给分。考试时间为 15 分钟。中西医结合类别考生本站所占分值是 30 分（注意：2016 年以前此站分值是 25 分）。每一号考题中包括不同的 4 个问题，具体考查的内容如下：

中医操作 1 题，体格检查 2 题，西医操作 1 题（注：2016 年西医操作由以往的 5 分改为 10 分，其余项目分值不变）。具体的考试项目及评分标准见下表。

第二站考试内容及评分标准

考试内容	考试分数	考试方法	考试时间
中医操作	10		
体格检查	5		
体格检查	5	实际操作	15 分钟
西医操作	10（2016 年新标准）		
题量及合计	4 题，总计 30 分		

二、试题举例

【题干】

1. 足三里、外关、至阴穴的定位

2. 凯尔尼格征

3. 水银血压计测血压

4. 戴无菌手套

【答题要求】

根据你所抽题号的要求，边操作边口述，时间 15 分钟。

【答案解析】

1. 足三里、外关、至阴穴的定位

足三里：犊鼻穴下 3 寸，胫骨前嵴外 1 横指。

外关：是手少阳三焦经的常用腧穴之一，位于前臂背侧，在前臂后区，当阳池与肘尖的连线上，腕背侧远端横纹上 2 寸，尺骨与桡骨间隙中点。

至阴：足小趾外侧趾甲角旁 0.1 寸。

2. 凯尔尼格征

被检者去枕仰卧，一腿伸直，检查者将另一下肢先屈髋、屈膝成直角，然后抬小腿伸直其膝部，正常人膝关节可伸达135°以上。如小于135°时就出现抵抗，且伴有疼痛及屈肌痉挛为阳性。以同样的方法再检查另一侧。

3. 水银血压计测血压

①患者休息至少5分钟。②采取坐位或仰卧位，裸露右上臂，伸直并外展45°，肘部置于与右心房同一水平（坐位平第4肋软骨，仰卧位平腋中线）。③让受检者脱下该侧衣袖，露出手臂，将袖带平展地缚于上臂，袖带下缘距肘横纹2～3cm，松紧适宜，检查者先于肘窝处触知肱动脉波动，再将听诊器体件置于肱动脉上，轻压听诊器体件。④用橡皮球将空气打入袖带，待动脉音消失，再将汞柱升高20～30mmHg后，开始缓慢（2～6mmHg/s）放气，听到第一个声音时所示的压力值是收缩压。⑤继续放气，声音消失时血压计上所示的压力值是舒张压（个别声音不消失者，可采用变音值作为舒张压并加以注明），测压时双眼平视汞柱表面，根据听诊结果读出血压值。

4. 戴无菌手套

（1）先穿无菌手术衣，检查无菌手套大小和包装是否完整，查看无菌手套保质期。

（2）用手套袋内无菌滑石粉包轻轻敷擦双手，使之光滑。

（3）用左手自手套袋内捏住两只手套的翻折部提出手套，使两只手套拇指相对向。

（4）先用右手插入右手手套内，再将戴好手套的右手2～5指插入左手手套的翻折部分，让左手插入左手套中，然后将手套翻折部翻回套压住手术衣袖口。

（5）用无菌盐水冲净手套外面的滑石粉。

（6）在手术开始前应将双手举于胸前，切勿任意下垂或高举。

第三站　临床答辩

一、考试形式和分值分布

第三站是临床答辩，一般每年本站出 60 号考题，要求考生从中抽取一号考题，采取的是现场答辩的方式进行。中西医结合类别考生本站所占分值是 30 分（注意：2016 年以前此站分值是 35 分）。时间是 15 分钟。每一号考题中分别包括不同的 4 个问题，具体内容为：

1. 中医问诊答辩（病史采集）。
2. 中医答辩。
3. 西医答辩。
4. 临床判读、医德医风。

考试项目及评分标准见下表（注意：2016 年西医答辩由以往的 8 分改为 5 分，临床判读由以往的 7 分改为 5 分，其余项目分值不变）。

第三站考试内容和评分标准

考试内容	考试分数	考试方法	考试时间
中医问诊	10	现场口述	15 分钟
中医答辩	10		
西医答辩	5		
临床判读	5		
题量及合计	4 题，总计 30 分		

二、试题举例

【题干】

1. 小儿急性腮腺炎问诊
2. 肩髃、肾俞主治
3. 胃溃疡的常见并发症
4. 心电图房颤

【答题要求】

根据你抽取题号的要求，进行口头答辩，时间 15 分钟。

【答案解析】

1. 小儿急性腮腺炎问诊

（1）现病史

1）主症的时间、程度：发热和腮部肿胀疼痛时间？有无规律？跟进食是否有关？有无急性腮腺炎病人接触史？

2）伴随症状：发热时是否有恶寒表现？有无汗出？有无口渴？有无头痛、呕吐、四肢抽搐和颈项僵直？神志是否清楚？男孩有无睾丸肿痛？女孩有无一侧少腹（附件）疼痛？

3）诊疗经过：确诊急性腮腺炎否？口服抗病毒西药或中药否？治疗效果如何？

（2）其他病史：既往史：有无异常？个人史：有无异常？家族史：有无异常？过敏史：有无异常？

（3）预防接种情况如何？是否全程接种？尤其是麻风腮疫苗是否接种过？

2. 肩髃、肾俞主治

肩髃：①肩臂挛痛、上肢不遂等肩、上肢病证。②特殊主治：瘾疹。

肾俞：①头晕、耳鸣、耳聋、腰酸痛等肾虚病证。②遗尿、遗精、阳痿、早泄、不育等生殖泌尿系疾患。③月经不调、带下、不孕等妇科病证。

3. 胃溃疡的常见并发症

幽门梗阻、溃疡出血、溃疡癌变、溃疡穿孔。

4. 心电图房颤

（1）P波消失，代之以一系列大小不等、间距不均、形态各异的心房颤动波（f波），其频率为350~600次/分。

（2）R－R间距绝对不匀齐。

（3）QRS波群形态一般正常。

第二部分 模拟试题

第一站 病案分析

001 号题

【病案（例）摘要1】

李某，男，63岁，已婚，工人。2011年2月18日初诊。

患者2天前早晨起床后发现左侧肢体无力，活动不利，在本单位医务室就诊，经输液治疗（用药不详），效果不明显，今日左侧肢体无力加重来诊。症见：左侧肢体瘫痪，头晕，耳鸣，目眩，口干，腰膝酸软，二便调，夜寐安。既往有高血压病史5年，平素性情急躁，嗜烟。

查体： T 36.7℃，P 80次/分，R 18次/分，BP 160/95mmHg。神志清楚，口角歪斜，流涎，主动脉瓣听诊区第二心音亢进。左上肢肌力0级，左下肢肌力1级，左巴氏征阳性。舌红，苔黄腻，脉弦细。

辅助检查： 头颅CT示右侧脑梗死。

【病案（例）摘要2】

宋某，女，25岁，已婚，职员。2015年8月21日初诊。

患者停经2个月，阴道少量出血伴小腹下坠1周，既往子宫肌瘤4年。末次月经：2015年6月21日。停经后无明显不适，近1周少量阴道出血，色暗红，质黏稠，小腹疼痛拒按。

查体： T 39.4℃，P 96次/分，R 24次/分，BP 100/80mmHg。舌暗红，舌边有瘀斑，脉弦滑。

辅助检查： B超示宫内妊娠，胚胎存在，子宫肌瘤（4.2cm×3.6cm）。

【答题要求】

根据上述摘要，在答题卡上完成书面分析。

时间：60分钟。

【答案解析1】

中医疾病诊断： 中风（中经络）；**中医证候诊断：** 阴虚风动证。

西医诊断： 脑血栓形成。

西医诊断依据：

1. 老年男性，高血压病史5年。

2. 休息时起病，左侧肢体瘫痪，伴口角歪斜。

3. 头颅CT示：右侧脑梗死。

中医治法： 滋阴潜阳，镇肝息风。

方剂： 镇肝息风汤加减。

药物组成、剂量及煎服法：

怀牛膝30g，生赭石30g^{（先煎）}，生龙骨15g^{（先煎）}，生牡蛎15g^{（先煎）}，生龟甲15g^{（先煎）}，

生杭芍 15g，玄参 15g，天冬 15g，川楝子 6g，生麦芽 6g，茵陈 6g，甘草 4.5g。

五剂，水煎服。每日一剂，早晚分服。

西医治疗措施：

1. 卧床休息，吸氧。

2. 脱水降颅压，促进水肿吸收。

3. 溶栓，抗凝，合理控制血压。

4. 对症治疗。

【答案解析2】

中医疾病诊断： 胎动不安；**中医证候诊断：** 血瘀证。

西医诊断： 先兆流产。

西医诊断依据：

1. 有停经史 2 个月。

2. 阴道流血或伴腹痛。

3. B 超示：宫内妊娠，胚胎存在，子宫肌瘤（4.2cm×3.6cm）。

中医治法： 祛瘀消癥，固冲安胎。

方剂： 桂枝茯苓丸合寿胎丸加减。

药物组成、剂量及煎服法：

桂枝 12g，茯苓 15g，桃仁 12g，赤芍 15g，丹皮 15g，菟丝子 30g，续断 15g，桑寄生 15g，党参 15g，当归 15g，熟地黄 15g，黄芪 30g，阿胶 12g^(烊化)。

三剂，水煎服。每日一剂，早晚分服。

西医治疗措施：

1. 卧床休息，减少活动，禁止性生活，避免不必要的阴道检查。

2. 黄体功能不全的患者，黄体酮肌注每日或隔日 1 次，每次 10~20mg；绒毛膜促性腺激素肌肉注射隔日 1 次，每次 3000U，也可口服维生素 E 保胎治疗。

3. 甲状腺功能低下者，可口服小剂量甲状腺片。

4. 经治疗症状不缓解或反而加重者，应进行 B 超及血 HCG 测定，根据情况给予相应处理。

002 号题

【病案（例）摘要1】

张某，女，33 岁，已婚，干部。2013 年 6 月 24 日初诊。

患者于 1 个月前分娩后，出现大便干结，4~5 天一行，虽经服用"蜜水""菜汁""香油"仍效果不显，因在哺乳期，未曾服用"泻药"，希望寻求中医治疗，故来就诊。现症见：大便已 4 日未下，面色无华，头晕目眩，心悸气短，口唇色淡，眼睑结膜苍白，食少纳呆，小便正常，无发热恶寒及异常汗出。追问病史，此女属首次分娩，产程较长，失血较多。既往体健，无肝炎、结核病病史及药物过敏史。

查体： T 36.5℃，P 70 次/分，R 16 次/分，BP 100/70mmHg。营养欠佳，表情疲惫。舌质淡，苔薄白，脉细。睑结膜苍白，肠鸣音正常，为每分钟 4 次，余未见异常。

辅助检查： 血常规 WBC $5.5×10^9$/L，Hb 100g/L，RBC $3×10^{12}$/L，N% 62%，L%

37%，E% 1%。尿常规：未见异常。大便常规：未见异常。肝、胆、脾、胰、双肾、膀胱、子宫B超未见异常。心电图正常。

【病案（例）摘要2】

周某，女，32岁，已婚。2016年8月30日就诊。

患者2小时前因与爱人吵架出现左下腹撕裂样剧痛，伴肛门坠胀，恶心呕吐。末次月经是2016年7月16日。既往月经正常。

体格检查：T36℃，P96次/分，R22次/分，BP80/50mmHg，患者烦躁不安，面色苍白，四肢厥逆，左下腹压痛、反跳痛明显，有移动性浊音。脉微欲绝。

实验室检查：尿妊娠试验阳性。阴道后穹隆穿刺为不凝固暗红色血液。

妇科检查：阴道有少量出血，双合诊检查子宫有漂浮感。

【答题要求】

根据上述摘要，在答题卡上完成书面分析。

时间：60分钟。

【答案解析1】

中医疾病诊断：便秘；**中医证候诊断：**血虚证。

西医诊断：①功能性便秘。②失血性贫血。

西医诊断依据：

1. 患者分娩时产程较长，失血较多。

2. 临床症状：大便干结，面色无华，头晕目眩，心悸气短，口唇色淡。

3. 查体：睑结膜苍白，肠鸣音正常，为每分钟4次。

4. 血常规：RBC 3×10^{12}/L，Hb 100g/L均低于正常值。

中医治法：养血润燥。

方剂：润肠丸加减。

药物组成、剂量及煎服法：

当归20g，生地黄10g，麻仁15g，桃仁9g，枳壳9g，生首乌15g。

三剂，水煎服。每日一剂，早晚分服。

西医治疗措施：

1. 营养支持，鼓励多渣饮食，适当食用富含纤维素食物，鼓励适度运动。

2. 促进胃肠动力药物。

3. 纠正贫血。

【答案解析2】

中医疾病诊断：异位妊娠；**中医证候诊断：**已破损期，休克型。

西医诊断：异位妊娠。

西医诊断依据：

1. 既往月经正常，目前停经45天。

2. 突发左下腹撕裂样剧痛，伴肛门坠胀，恶心呕吐。

3. 体格检查：血压下降，面色苍白。四肢厥逆，左下腹压痛、反跳痛明显，有移动性浊音。

4. 尿妊娠实验：阳性。阴道后穹隆穿刺：不凝固暗红色血液。

5. 妇科检查：阴道有少量出血，双合诊检查子宫有漂浮感。

中医治法： 益气固脱，活血祛瘀。

方剂： 生脉散合宫外孕Ⅰ号方。

药物组成、剂量及煎服法：

丹参20g，桃仁12g，人参15g，麦冬15g，五味子15g。

五剂，水煎服。立即灌服，后每日一剂，早晚分服。

西医治疗措施：

1. 手术治疗。

2. 对症治疗。抗休克，必要时输血。

003 号题

【病案（例）摘要1】

田某，女，54岁。患者高血压病史21年，长期服用降压药，反复头痛2年，头痛时多伴有血压升高，近1周来因工作劳累，睡眠较少，头痛又发，伴眩晕耳鸣，腰膝酸软，形寒肢冷，心悸气短，夜尿数次，大便溏薄。

查体： T 37℃，P 66次/分，R 20次/分，BP 150/96mmHg。两肺呼吸音清，未及干湿啰音，心界饱满，$A_2 > P_2$，心律齐，各瓣膜区未闻及杂音，腹部无异常。舌淡胖，苔白滑，脉沉弱。

辅助检查： 左室高电压，伴劳损，逆时针转位，超声心动图示左室后壁厚12mm，室间隔13mm，查电解质示血 K^+ 4.2mmol/L。

【病案（例）摘要2】

患者，女，32岁，已婚。2016年8月30日就诊。

患者2天前行人工流产术，后出现下腹痛拒按、寒热往来，阴道分泌物增多，色黄、质稠、味臭秽。大便溏，小便短赤。

体格检查： T 39℃，P 96次/分，R 22次/分，BP 80/50mmHg（107/67KPa），呈急性病容，下腹部有压痛、反跳痛及肌紧张，伴有腹胀，肠鸣音减弱。

实验室检查： 血常规：WBC 11.8×10^9/L，中性粒细胞82%。

妇科检查： 阴道可见脓性臭味分泌物，宫颈充血、水肿，穹隆触痛明显，宫颈举痛，宫体稍大，有压痛，活动受限。舌红有瘀点，苔黄厚，脉弦滑。

【答题要求】

根据上述摘要，在答题卡上完成书面分析。

时间： 60分钟。

【答案解析1】

中医疾病诊断： 头痛；**中医证候诊断：** 肾虚头痛。

西医诊断： 高血压病1级。

西医诊断依据：

1. 反复头痛2年，加重1周。

2. BP 150/96mmHg 为血压增高。心界饱满，$A_2 > P_2$，心律齐，各瓣膜区未闻及杂音。

3. 左室高电压，伴劳损，逆时针转位，超声心动图示左室后壁厚 12mm，室间隔 13mm，查电解质示血 K^+ 4.2mmol/L 为正常。

中医治法：补肾填精。

方剂：大补元煎加减。

药物组成、剂量及煎服法：

人参 $10g^{(另煎)}$，炒山药 30g，熟地黄 15g，杜仲 9g，枸杞子 10g，当归 10g，山茱萸 10g，炙甘草 6g。

三剂，水煎服。日一剂，早晚分服。

西医治疗措施：

1. 一般治疗：减轻体重，低盐低脂饮食、戒烟戒酒等。

2. 对症治疗：氯沙坦钾、氨氯地平等降压药的应用。

【答案解析2】

中医疾病诊断：妇人腹痛；**中医证候诊断：**湿热瘀结证。

西医诊断：急性盆腔炎。

西医诊断依据：

1. 人工流产术史。

2. 发热，腹痛，带下量多臭秽。

3. 体温 39℃，呈急性病容，下腹有压痛，反跳痛，腹肌紧张。

4. 妇科检查：阴道可见脓性臭味分泌物，宫颈充血、水肿，穹隆触痛明显，宫颈举痛，宫体稍大，有压痛，活动受限。血常规检查：白细胞总数及中性白细胞增加。

中医治法：清热利湿，化瘀止痛。

方剂：仙方活命饮加薏苡仁、冬瓜仁。

药物组成、剂量及煎服法：

金银花 20g，甘草 9g，当归 20g，赤芍 20g，穿山甲 6g，皂角刺 9g，天花粉 12g，贝母 12g，防风 12g，白芷 9g，陈皮 9g，乳香 12g，没药 12g，薏苡仁 20g，冬瓜仁 15g。

五剂，水煎服。每日一剂，早晚分服。

西医治疗措施：

1. 药物治疗：使用抗生素。

2. 手术治疗：形成较大炎症包块或形成脓肿的，可手术治疗。

3. 物理疗法。

004 号题

【病案（例）摘要1】

王某，男，19岁，工人。2015 年 3 月 10 日就诊。

下腹疼痛 1 天，加重 3 小时。患者 1 天前无明显诱因出现下腹隐痛，脐周为主，纳差，无发热寒战，无恶心呕吐，无腹胀腹泻，未治疗。3 小时前症状加重，右下腹持续性疼痛，进行性加重，伴恶心纳差，发热，遂来诊。

查体：T 37.5℃，P 76 次/分，R 20 次/分，BP 110/70mmHg。神志清，下腹压痛，右下腹伴明显反跳痛，轻度肌紧张，未及明显结节及包块。墨菲征（－），肠鸣音正常。舌红苔黄腻，脉弦滑。

辅助检查：血常规 WBC $14.7 \times 10^9/L$，N% 78%，尿常规正常。

【病案（例）摘要2】

李某，女，28岁，职员。2015年4月25日初诊。

患者平素月经正常，现停经53天，阴道不规则出血3天。末次月经2015年3月，停经后有明显早孕反应，3天前阴道有少量出血，色淡红，质稀薄，曾服安络血效果不佳。现症：停经53天，阴道少量出血，小腹空坠隐痛，腰酸，神疲肢倦，心悸气短。

查体：T 36.6℃，P 86次/分，R 21次/分，BP 122/80mmHg。面色㿠白，舌淡苔白，脉细滑无力。

辅助检查：尿妊娠试验阳性。B超示：宫内妊娠，胚胎存活。

【答题要求】

根据上述摘要，在答题卡上完成书面分析。

时间：60分钟。

【答案解析1】

中医疾病诊断：肠痈；**中医证候诊断：**瘀滞证。

西医诊断：急性阑尾炎。

西医诊断依据：

1. 青年男性，急性起病。

2. 转移性右下腹痛。

3. 查体：下腹压痛，右下腹伴明显反跳痛，轻度肌紧张。

4. 辅助检查血常规：WBC $14.7 \times 10^9/L$，N% 78%，尿常规正常。

中医治法：行气活血，通腑泄热。

方剂：大黄牡丹汤合红藤煎剂加减。

药物组成、剂量及用法：

大黄6g，牡丹皮15g，桃仁15g，红藤15g，紫花地丁20g，青皮10g，枳实10g，厚朴10g，丹参10g，赤芍15g。

三剂，水煎服。日一剂，早晚服用。

西医治疗措施：

1. 抗感染治疗。

2. 必要时手术治疗。

【答案解析2】

中医疾病诊断：胎动不安；**中医证候诊断：**气血虚弱证。

西医诊断：先兆流产。

西医诊断依据：

1. 有停经史53天。

2. 有早孕反应，阴道流血或伴小腹空坠隐痛，腰酸。

3. 尿妊娠试验阳性，B超检查胚胎存活。

中医治法：益气养血，固肾安胎。

方剂：胎元饮加减。

药物组成、剂量及煎服方法：

人参9g，当归6g，杜仲6g，白芍6g，熟地黄9g，白术4.5g，陈皮3g，阿胶3g^(烊化)。五剂，水煎服。日一剂，早晚分服。

西医治疗措施：

1. 卧床休息，减少活动，禁止性生活，避免不必要的阴道检查。

2. 黄体功能不全的患者，黄体酮肌注每日或隔日1次，每次10～20mg；绒毛膜促性腺激素肌肉注射，隔日1次，每次3000U，也可口服维生素E保胎治疗。

3. 甲状腺功能低下者，可口服小剂量甲状腺片。

4. 经治疗症状不缓解或反而加重者，应进行B超及血HCG测定，根据情况给予相应处理。

005 号题

【案（例）摘要1】

白某，男，58岁，已婚，工人。2015年3月24日初诊。

患者平素急躁易怒，头晕目眩。昨日晨起有左侧肢体活动不利，今日下午加重而被家人送到医院。现症：左侧半身不遂伴感觉麻木，口眼歪斜，舌强语謇，躁动不安，头晕目眩。

查体： T 37.7℃，P 92次/分，R 18次/分，BP 135/85mmHg。意识模糊，躁动不安，语言不利，面色红赤，双瞳孔等大等圆，对光反射存在，左鼻唇沟变浅，口角右偏，双肺呼吸音粗，腹平软。左侧肢体肌力2级，皮肤痛觉减弱，左侧巴氏征（＋）。舌质红，苔黄，脉弦。

辅助检查： 急查颅脑CT：右侧内囊见低密度灶。心电图：正常心电图。

【病案（例）摘要2】

潘某，女，34岁，已婚。2016年8月19日初诊。

患者近年来情绪紧张或抑郁恼怒后即出现腹泻，腹痛即泻，泻后痛减。大便皆有脓血或黏液，伴有食少，胸胁胀痛，嗳气，神疲懒言。

体格检查： T 37.1℃，P 62次/分，R 16次/分，BP 120/80mmHg，腹软，左下腹有压痛，无反跳痛及肌紧张，未触及肿块，肠鸣音7次/分。舌质淡，苔白，脉弦或弦细。

实验室检查示： 白细胞12.2×10^9/L，中性粒细胞85%。肠镜示：乙状结肠、直肠黏膜血管纹理模糊、紊乱或消失，黏膜充血、水肿、易脆、出血和脓性分泌物附着，亦常见黏膜粗糙，呈细颗粒状。肠黏膜病理示：隐窝脓肿。

【答题要求】

根据上述摘要，在答题卡上完成书面分析。

时间：60分钟。

【答案解析1】

中医疾病诊断： 中风；**中医证候诊断：** 肝阳暴亢，风火上扰证。

西医诊断： 脑梗死。

西医诊断依据：

1. 起病较急，于安静状态下发病。

2. 无头痛、呕吐、昏迷等全脑症状。

3. 有左侧肢体活动不利，并逐渐加重。

4. 查体左鼻唇沟变浅，口角右偏，双肺呼吸音粗，腹平软。左侧肢体肌力2级，皮肤痛觉减弱，左侧巴氏征（＋）。

5. 头颅CT：右侧内囊见低密度灶（梗死灶）。

中医治法： 平肝潜阳，活血通络。

方剂： 天麻钩藤饮加减。

药物组成、剂量及煎服方法：

天麻15g，钩藤15g$^{(后下)}$，生石决明30g$^{(先煎)}$，川牛膝9g，桑寄生15g，杜仲15g，山栀12g，黄芩9g。

五剂，水煎服。日一剂，早晚分服。

西医治疗措施：

1. 一般治疗：包括维持生命功能、处理并发症等基础治疗。

（1）卧床休息，监测生命体征。

（2）维持呼吸道通畅及控制感染。

（3）进行心电监护。

（4）脑水肿高峰期适当选用脱水剂。

2. 抗凝治疗：可使用肝素100mg，溶于5%葡萄糖溶液或生理盐水500mL，静脉滴注。

3. 脑保护治疗。

4. 降纤治疗。

5. 抗血小板聚集治疗。

6. 手术治疗和介入治疗。

7. 高压氧治疗。

8. 康复治疗。

9. 预防性治疗。

【答案解析2】

中医疾病诊断： 泄泻；**中医证候诊断：** 肝郁脾虚证。

西医疾病诊断： 溃疡性结肠炎。

西医诊断依据：

1. 具有持续或反复发作腹泻和黏液脓血便及腹痛，伴有不同程度全身症状。

2. 白细胞12.2×10^9/L，中性粒细胞85%。

3. 结肠镜示：乙状结肠、直肠黏膜血管纹理模糊、紊乱或消失，黏膜充血、水肿、易脆、出血和脓性分泌物附着，亦常见黏膜粗糙，呈细颗粒状。

中医治法： 疏肝健脾。

方剂： 痛泻要方加味。

药物组成、剂量及煎服法：

白术 12g，白芍 12g，陈皮 9g，防风 9g，茯苓 12g，柴胡 6g，香附 6g，郁金 9g。

五剂，水煎服。每日一剂，早晚分服。

西医治疗措施：

1. 休息。

2. 营养治疗。

3. 药物治疗：①活动期：轻型可选用柳氮磺胺吡啶制剂，中型可加用糖皮质激素如泼尼松，重型加用激素及抗生素。②缓解期：可用氨基水杨酸维持至少 3 年。

006 号题

【病案（例）摘要1】

齐某，男，69 岁，已婚，退休工人。2015 年 11 月 6 日初诊。

患者反复眩晕 5 年，平素急躁易怒，曾多次测血压达 145～150/95～100mmHg，未系统诊疗。现症见：头痛头晕，口苦口干，面红目赤，烦躁易怒，大便秘结，小便黄赤。

查体：T 37.0℃，P 88 次/分，R 18 次/分，BP 160/110mmHg。神清，两肺呼吸音清，心界不大，心率 88 次/分，律齐。腹软，肝脾肋下未及。双下肢无水肿。舌红，苔薄黄，脉弦细有力。

辅助检查：尿常规正常。双肾上腺超声未见异常。血钾正常。心电图示：左室高电压。

【病案（例）摘要2】

曾某，女，10 个月。2015 年 9 月 4 日初诊。

患儿腹泻 3 天，大便日行 10 余次，为稀水样便，啼哭少泪，口渴多饮，无发热，无呕吐，乳食差，小便短少，口唇干。

查体：T 36.2℃，P 134 次/分，R 32 次/分。神志清，精神稍差，皮肤弹性差。目眶及前囟凹陷，心率 134 次/分，律齐。两肺未及啰音，腹软，无压痛，四肢尚温。舌红少津，苔少，指纹淡滞。

辅助检查：血常规：WBC 7.9×10^9/L，N% 31%，L% 61%。大便常规：镜检未见异常。

【答题要求】

根据上述摘要，在答题卡上完成书面分析。

时间：60 分钟。

【答案解析1】

中医疾病诊断：眩晕；**中医证候诊断：**肝阳上亢证。

西医诊断：高血压病。

西医诊断依据：

1. 平素头痛头晕。

2. 多次测血压达 145～150/95～100mmHg。

3. 心电图示：左室高电压。

中医治法：平肝潜阳。

方剂：天麻钩藤饮加减。

药物组成、剂量及煎服方法：

天麻 9g，钩藤 9g^(后下)，生石决明 15g^(先煎)，川牛膝 9g，桑寄生 15g，杜仲 15g，山栀 15g，黄芩 15g。

西医治疗措施：

1. 改善生活行为。

2. 降压药物的应用

（1）利尿剂：有噻嗪类、袢利尿剂和保钾利尿剂三类。

（2）钙通道阻滞剂：钙拮抗剂分为二氢吡啶类和非二氢吡啶类。

（3）血管紧张素转换酶抑制剂：常用的有卡托普利、依那普利、贝那普利等。

（4）血管紧张素Ⅱ受体拮抗剂：常用的有氯沙坦、缬沙坦、伊贝沙坦等。

（5）β受体阻滞剂：倍他乐克等。

（6）α受体阻滞剂。

【答案解析2】

中医疾病诊断：小儿泄泻；**中医证候诊断：**气阴两伤证。

西医诊断：小儿腹泻。

西医诊断依据：

1. 患儿以腹泻，大便日行 10 余次，为稀水样便为主要临床表现。

2. 血常规：WBC 7.9×10^9/L，N% 31%，L% 61%。

3. 大便常规：镜检未见异常。

中医治法：健脾益气，酸甘敛阴。

方剂：人参乌梅汤加减。

药物组成、剂量及煎服方法：

人参 10g^(另煎)，炙甘草 3g，乌梅 8g，木瓜 10g，莲子 8g，山药 10g。

西医治疗措施：

1. 饮食疗法：腹泻时应注意进行饮食调整，减轻胃肠道负担。

2. 液体疗法：口服给液，静脉补液。

3. 药物治疗：抗病毒治疗、微生态治疗、肠黏膜保护剂治疗、补锌治疗。

007 号题

【病案（例）摘要1】

白某，男，34 岁，已婚，工人。2011 年 4 月 8 日就诊。

患者昨日午餐过食辛辣厚味，并饮白酒半瓶，出现上腹部疼痛，并持续性加重，今日下午起用吗丁啉无效，遂来就诊。现症见：上腹绞痛，牵引肩背，脘腹胀满拒按，常有口苦口干，恶心呕吐，不欲进食，身目发黄，尿色黄，大便秘结或不畅。

查体：T 37.7℃，P 100 次/分，R 18 次/分，BP 120/80mmHg。面色红，腹部平软，上腹部压痛，无肌紧张及反跳痛，墨菲征（-），肝脾肋下未及。舌质红，苔黄腻，脉滑数。

辅助检查：血常规：白细胞 13.5×10^9/L，中性粒细胞百分比 78%。血淀粉酶 800U/L，尿淀粉酶 1500U/L。血糖 5.0mmol/L。B 超检查示：胰腺肿大。

【病案（例）摘要2】

孙某，女，45岁，已婚，干部。2015年9月18日初诊。

患者既往有右上腹反复疼痛病史。2天前又出现右上腹疼痛，逐渐加重，今晨起出现畏寒发热而前来就诊。现症：右上腹硬满灼痛，痛而拒按，不能进食，大便干燥，小便黄赤，四肢厥冷。

查体： T 39.5℃，P 108次/分，R 25次/分，BP 110/60mmHg。神情淡漠，巩膜及皮肤黄染，上腹饱满，右上腹压痛拒按，可触及肿大的胆囊，墨菲征阳性。舌质红绛，苔黄燥，脉弦数。

辅助检查： 血常规：白细胞21×10^9/L，中性粒细胞百分比90%。肝功能：血清总胆红素86μmol/L，间接胆红素36μmol/L，直接胆红素50μmol/L。B超：提示胆囊增大，胆囊壁增厚，不光滑，胆囊内多个强回声光团伴声影，胆总管扩张，远端梗阻。

【答题要求】

根据上述摘要，在答题卡上完成书面分析。

时间：60分钟。

【答案解析1】

中医疾病诊断： 腹痛；**中医证候诊断：** 肝胆湿热证。

西医诊断： 胆石症。

西医诊断依据：

1. 过食辛辣厚味及饮酒后出现上腹部持续绞痛。

2. 查体：T 37.7℃，为升高，腹部平软，上腹部压痛。

3. 辅助检查：白细胞13.5×10^9/L，为升高，中性粒细胞百分比78%，为升高。

4. 血淀粉酶800U/L，为升高，尿淀粉酶1500U/L，为升高。

5. B超检查示：胰腺肿大。

中医治法： 清热化湿，疏肝利胆。

方剂： 大柴胡汤加减。

药物组成、剂量及煎服法：

柴胡15g，黄芩9g，芍药9g，半夏9g，枳实9g，大黄6g[后下]，大枣4枚，生姜15g。

三剂，水煎服。每日一剂，早晚分服。

西医治疗措施：

1. 一般治疗：补液，解痉镇痛。

2. 减少胰腺分泌：禁食（必要时胃肠减压）；抑制胃酸分泌，可用H_2受体拮抗剂、质子泵抑制剂；应用生长抑素及其类似物。

3. 抑制胰酶活性：应用抑肽酶。

4. 抗感染，维持水、电解质平衡，抗休克，抗心律失常。

【答案解析2】

中医疾病诊断： 黄疸；**中医证候诊断：** 肝胆脓毒证。

西医诊断： 胆石症。

西医诊断依据：

1. 右上腹反复疼痛病史。

2. 查体：T 39.5℃，巩膜及皮肤黄染，上腹饱满，右上腹压痛拒按，可触及肿大的胆囊，墨菲征阳性。

3. 辅助检查：白细胞 21×10^9/L，中性粒细胞百分比 90%。

4. 肝功：血清总胆红素 186μmol/L，间接胆红素 36μmol/L，直接胆红素 50μmol/L。

5. B超：提示胆囊增大，胆囊壁增厚，不光滑，胆囊内多个强回声光团伴声影，胆总管扩张，远端梗阻。

中医治法： 泻火解毒，养阴利胆。

方剂： 茵陈蒿汤合黄连解毒汤加减。

药物组成、剂量及煎服法：

茵陈15g，栀子15g，大黄9g$^{(后下)}$，黄连6g，黄芩15g，黄柏15g，玄参20g，麦冬15g，石斛15g，人参9g$^{(另煎)}$，附子12g$^{(先煎)}$，龙骨30g$^{(先煎)}$，牡蛎30g$^{(先煎)}$。

三剂，水煎服。每日一剂，早晚分服。

西医治疗措施：

1. 解痉，止痛，消炎利胆，应用抗生素，纠正水、电解质紊乱及酸碱平衡失调等。

2. 手术治疗：胆总管切开取石、T管引流术，开腹或腹腔镜手术可同时行胆囊切除术。

008 号题

【病案（例）摘要1】

赵某，男，41岁，已婚，工人。2015年10月2日初诊。

患者于3天前出现发热，头痛，鼻塞，流涕，自服清热解毒口服液治疗，效果不明显。现症：发热，微恶风寒，汗少，鼻塞，口渴，咽干，手足心热，干咳少痰。

查体： T 37.6℃，P 76次/分，R 20次/分，BP 120/70mmHg。咽部充血，两肺呼吸音清，舌红少苔，脉细数。

辅助检查： 血常规：白细胞 10.2×10^9/L，中性粒细胞百分比 79%。胸部X线片示：未见异常。

【病案（例）摘要2】

黄某，女，38岁。2016年6月23日初诊。

患者3年来反复发作皮肤瘀斑瘀点。肌衄，斑色青紫，鼻衄，吐血，便血，血色紫暗，月经有血块，毛发枯黄无泽。

体格检查： T 37.1℃，P 82次/分，R 16次/分，BP 120/80mmHg，神清，精神可，面色黧黑，下睑色青。腹软，无压痛反跳痛，腹部未触及肿块。皮肤散在瘀斑瘀点，颜色紫红，舌质紫暗有瘀斑、瘀点，脉细涩。

辅助检查： 血小板计数 48×10^9/L，骨髓象：骨髓巨核细胞明显增加。PAIg 和 PAC3 阳性。

【答题要求】

根据上述摘要，在答题卡上完成书面分析。

时间：60分钟。

【答案解析1】

中医疾病诊断：感冒；**中医证候诊断**：阴虚感冒。

西医诊断：急性上呼吸道感染。

西医诊断依据

1. 具有发热，头痛，鼻塞，流涕等典型临床表现。

2. 查体：T 37.6℃，咽部充血，两肺呼吸音清。

3. 辅助检查：血常规：白细胞 10.2×10^9/L，中性粒细胞百分比79%。

4. 胸部X线片示：未见异常。

中医治法：滋阴解表。

方剂：加减葳蕤汤加减。

药物组成、剂量及煎服方法：

玉竹 3g，葱白 3g，桔梗 10g，白薇 10g，豆豉 10g，薄荷 10g$^{(后下)}$，沙参 10g，麦冬 10g。

三剂，水煎服。日一剂，早晚分服。

西医治疗措施：

1. 使用抗生素治疗。

2. 对症治疗。高热者服用解热镇痛药。咽痛充血的，可用草珊瑚含片、西瓜霜润喉片。

【答案解析2】

中医疾病诊断：血证，紫癜；**中医证候诊断**：瘀血内阻证。

西医诊断：特发性血小板减少性紫癜。

西医诊断依据：

1. 反复发作皮下瘀斑瘀点。

2. 血小板计数 48×10^9/L。

3. 骨髓象：骨髓巨核细胞明显增加。

4. PAIg 和 PAC3 阳性。

中医治法：活血化瘀止血。

方剂：桃红四物汤加减。

药物组成、剂量及煎服方法：

桃仁 12g，红花 12g，生地 12g，当归 15g，川芎 9g，赤芍 12g，茜草 12g。

五剂，水煎服，日一剂，早晚分服。

西医治疗措施：

1. 一般治疗：注意休息。

2. 糖皮质激素：常用泼尼松 30～60mg，分 3 次服用。血小板升至正常后逐步减量，每周 5mg 递减，最后每天 5～10mg 维持 3～6 个月。

3. 脾切除。糖皮质激素治疗无效者选用。

4. 免疫抑制剂。不作为首选治疗。

5. 其他治疗。

009 号题

【病案（例）摘要1】

王某，女，48 岁，退休工人。2015 年 7 月 8 日初诊。

患者 8 天前无明显诱因出现尿频、尿急、尿痛，小腹下坠胀满，伴腰膝酸软，尿灼热，自觉乏力，纳少，口干苦，多饮，无发热等症状，大便正常，遂来院就诊。

查体： T 36.4℃，P 90 次/分，R 19 次/分，P 125/75mmHg。膀胱区、双肋腰点、肋脊点压痛，双肾区叩击痛，舌质淡红，苔黄腻，脉弦数。余无异常。

实验室及其他检查： 尿常规：红细胞（＋＋），白细胞（＋＋＋），脓细胞（＋＋），上皮细胞少许。血常规：WBC 6.9×10^9/L，RBC 4.50×10^{12}/L，Hb 110g/L。便常规（－）。

【病案（例）摘要2】

张某，女，45 岁，干部。2015 年 3 月 18 日初诊。

患者有腹腔镜手术史。2 天前因过食辛辣厚味，开始腹痛腹胀，恶心呕吐，呕出物为胃内容物，口渴，小便黄赤，严重时谵语，无排气排便。月经史无异常。

查体： T 39.2℃，P 100 次/分，R 25 次/分，BP 100/75mmHg。痛苦面容，心肺（－）。腹部稍膨隆，未及包块，肝脾肋下未及。脐周压痛，拒按。舌质红，苔黄燥，脉洪数。

辅助检查： 血常规：白细胞 12×10^9/L，中性粒细胞百分比 82%。X 线检查：积气，有大小不等的阶梯状气液平面。

【答题要求】

根据上述摘要，在答题卡上完成书面分析。

时间：60 分钟。

【答案解析1】

中医疾病诊断： 淋证；**中医证候诊断：** 膀胱湿热证。

西医诊断： 尿路感染（急性肾盂肾炎）。

西医诊断依据：

1. 临床表现为尿频、尿急、尿痛，腰酸疼痛，尿灼热。

2. 查体：膀胱区压痛，双肋脊点、肋腰点压痛阳性，双肾区叩击痛。

3. 尿常规：红细胞（＋＋），白细胞（＋＋＋），脓细胞（＋＋），上皮细胞少许。

4. 血常规：WBC 6.9×10^9/L，RBC 4.50×10^{12}/L，Hb 110g/L。

中医治法： 清热利湿通淋。

方剂： 八正散加减。

药物组成、剂量及煎服法：

瞿麦 10g，通草 6g，甘草 6g，萹蓄 9g，灯心草 6g，熟大黄 6g，滑石 15g^{（包煎）}，车前子 24g^{（包煎）}，石韦 10g。

五剂，水煎服。日一剂，早晚分服。

西医治疗措施：

1. 一般治疗：休息，多饮水。

2. 控制感染：首选对革兰阴性杆菌有效的抗菌药物。初发者可选用复方磺胺甲噁唑（SMZ-TMP），或氟哌酸，或氧氟沙星，或左氧氟沙星，7～14天为一疗程。全身及泌尿道症状较重者，根据尿培养和药敏试验采用静脉给药。

3. 对症治疗：可用碳酸氢钠口服以碱化尿液。

【答案解析2】

中医疾病诊断： 肠结；**中医证候诊断：** 肠腑热结证。

西医诊断： 肠梗阻。

西医诊断依据：

1. 患者有腹腔镜手术史。

2. 具备典型肠梗阻的痛、呕、胀、闭四大症状。

3. 腹部膨隆。

4. 血常规：白细胞 12×10^9/L，中性粒细胞百分比82%。

5. X线检查：积气，有大小不等的阶梯状气液平面。

中医治法： 活血清热，通里攻下。

方剂： 复方大承气汤加减。

药物组成、剂量及煎服方法：

厚朴20g，炒莱菔子30g，枳壳15g，桃仁9g，赤芍15g，大黄9g^(后下)，芒硝15g^(冲服)。三剂，水煎服。日一剂，早晚分服。

西医治疗措施：

1. 非手术治疗：①禁食与胃肠减压。②纠正水、电解质和酸碱平衡紊乱。③防治感染和毒血症。④灌肠疗法。⑤颠簸疗法。⑥其他：如穴位注射阿托品，嵌顿疝的手法复位回纳，腹部推拿按摩等。

2. 手术治疗：①解除梗阻病因。②切除病变肠管行肠吻合术。③短路手术。④肠造口术或肠外置术。

010 号题

【病案（例）摘要1】

李某，女，19岁，学生。2010年10月7日初诊。

患者1个月前主因学习紧张、压力过重而致睡眠不佳，多梦易醒，白天精神不集中，记忆力明显下降，头晕，四肢倦怠，口淡乏味，不思饮食，故来院就诊。现症见：夜间入睡困难，一般一夜睡4～5小时，白天精神不集中，记忆力明显下降，头晕，面色少华，口淡乏味，不思饮食，四肢倦怠。既往体健，15岁月经初潮，经量少，经色淡，无药物过敏史。

查体： T 36.5℃，P 84次/分，R 20次/分，BP 116/70mmHg。其他及实验室检查均未见异常。舌淡苔薄白，脉细无力。

【病案（例）摘要2】

王某，男，35岁，干部。2015年3月18日初诊。

患者有暴饮暴食史，后腹痛阵阵加剧，肠鸣辘辘有声，腹胀拒按，恶心呕吐，口渴不欲饮，无排气排便，尿少。

查体： T 39.2℃，P 100次/分，R 25次/分，BP 100/75mmHg。痛苦面容，心肺（-）。

腹部稍膨隆，未及包块，肝脾肋下未及。脐周压痛，拒按。舌质淡红，苔白腻，脉弦缓。

辅助检查： 血常规：白细胞 13×10^9/L，中性粒细胞百分比 82%。X 线检查：积气，有大小不等的阶梯状气液平面。

【答题要求】

根据上述摘要，在答题卡上完成书面分析。

时间：60 分钟。

【答案解析1】

中医疾病诊断： 不寐；**中医证候诊断：** 心脾两虚证。

西医诊断： 神经衰弱。

西医诊断依据：

1. 睡眠不佳，多梦易醒，白天精神不集中，记忆力明显下降，头晕等。

2. 生命体征平稳无异常，营养稍差，精神疲倦。

3. 实验室检查：未见异常。

中医治法： 补益心脾，养血安神。

方剂： 归脾汤加减。

药物组成、剂量及煎服法：

人参 6g（另煎），白术 10g，黄芪 15g，当归 12g，甘草 6g，远志 10g，酸枣仁 30g，龙眼肉 12g，生姜 3 片，大枣 5 枚，茯神 10g，木香 10g。

三剂，水煎服。日一剂，早晚分服。

西医治疗措施：

1. 保持良好生活习惯，适度运动，心理疏导。

2. 夜间辅助催眠药物。

【答案解析2】

中医疾病诊断： 肠结；**中医证候诊断：** 水结湿阻证。

西医诊断： 肠梗阻。

西医诊断依据：

1. 患者有暴饮暴食史。

2. 具备典型肠梗阻的痛、呕、胀、闭四大症状。

3. 腹部膨隆，脐周压痛，拒按。

4. 血常规：白细胞 13×10^9/L，中性粒细胞百分比 82%。

5. X 线检查：积气，有大小不等的阶梯状气液平面。

中医治法： 理气通下，攻逐水饮。

方剂： 甘遂通结汤加减。

药物组成、剂量及煎服方法：

甘遂末 1g（冲服），桃仁 9g，木香 9g，生牛膝 9g，川朴 15g，赤芍 15g，大黄 15g（后下）。

三剂，水煎服。日一剂，早晚分服。

西医治疗措施：

1. 非手术治疗：①禁食与胃肠减压。②纠正水、电解质和酸碱平衡紊乱。③防治感染和毒血症。④灌肠疗法。⑤颠簸疗法。⑥其他：如穴位注射阿托品，嵌顿疝的手法复位回纳，腹部推拿按摩等。

2. 手术治疗：①解除梗阻病因。②切除病变肠管行肠吻合术。③短路手术。④肠造口术或肠外置术。

011 号题

【病案（例）摘要1】

贾某，男，49 岁，已婚，工人。2016 年 4 月 17 日初诊。

患者 3 年来常感肝区疼痛不适。1 周前因饮酒而肝区疼痛加重。遂来初诊。现症：右胁胀痛，脘腹满闷，恶心厌食，小便黄赤，大便黏滞臭秽。

查体：T 36.8℃，P 98 次/分，R20 次/分，BP 120/70mmHg。腹平软。肝肋下 2.5cm，质中，压痛（＋）。舌苔黄腻，脉弦滑数。

辅助检查：肝功能：丙氨酸氨基转移酶（ALT）67U/L，天门冬氨酸氨基转移酶（AST）89U/L，总肌红素 4.3μmol/L，HBsAg（＋），抗－HBe（＋），抗－HBc（＋）。B超：肝大，脾稍大。

【病案（例）摘要2】

崔某，女，31 岁，已婚，教师。2016 年 1 月 28 日初诊。

患者平素月经正常，喜食辛辣。末次月经 2015 年 11 月 20 日，停经后早孕反应明显，自测尿妊娠试验阳性。近 1 周少量阴道出血，色深红，腰腹部坠胀作痛，不喜温按，心烦少寐，渴喜冷饮，手足心热，便秘溲赤。

查体：T 36.2℃，P 80 次/分，R 21 次/分，BP 112/84mmHg。舌红苔黄，脉滑数。

辅助检查：B超示：宫内妊娠，胚胎存活。

【答题要求】

根据上述摘要，在答题卡上完成书面分析。

时间：60 分钟。

【答案解析1】

中医疾病诊断：胁痛；**中医证候诊断：**湿热中阻证。

西医诊断：慢性病毒性肝炎（乙肝小三阳）。

西医诊断依据：

1. 病毒性肝炎病史。

2. 右胁胀痛，肝肋下 2.5cm，质中，压痛（＋）。

3. 肝功能试验异常：丙氨酸氨基转移酶 67U/L，天门冬氨酸氨基转移酶 89U/L，总肌红素 4.3μmol/L。

4. HBsAg（＋），抗－HBe（＋），抗－HBc（＋）。

5. B超：肝大，脾稍大。

中医治法：清热利湿，凉血解毒。

方剂：甘露消毒丹合茵陈蒿汤加减。

药物组成、剂量及煎服方法：

滑石 25g^(包煎)，茵陈 15g，石菖蒲 6g，川乌 6g，木通 6g，黄芩 12g，藿香 6g，连翘 6g，白蔻仁6g，薄荷6g^(后下)，栀子12g，大黄9g^(后下)。

西医治疗措施：

1. 一般治疗。

（1）休息：代偿期宜适当减少活动，可参加轻工作，失代偿期应卧床休息。

（2）饮食：食用高热量、高蛋白、富含维生素、易消化食物，禁酒，避免食用粗糙、坚硬食物。肝功能严重损坏或有肝性脑病先兆者应限制或禁食蛋白。慎用巴比妥类镇静药，禁用损害肝脏药物。腹水者应少盐或无盐饮食。

（3）支持治疗。

2. 药物治疗。

（1）保护肝细胞的药物水飞蓟素等。

（2）维生素类药物。

（3）抗纤维化药物，可酌情使用 D–青霉胺、秋水仙碱。

3. 防治并发症。

【答案解析2】

中医疾病诊断：胎动不安；**中医证候诊断：**血热证。

西医诊断：先兆流产。

西医诊断依据：

1. 有停经史2个月余。

2. 阴道流血或伴腰腹部坠胀作痛。

3. 尿妊娠试验阳性。

4. B超示：宫内妊娠，胚胎存活。

中医治法：滋阴清热，养血安胎。

方剂：保阴煎加味。

药物组成、剂量及煎服法：

生地黄15g，熟地黄15g，黄芩12g，黄柏12g，白芍20g，山药15g，续断15g，甘草9g，桑寄生15g，苎麻根15g。

三剂，水煎服。每日一剂，早晚分服。

西医治疗措施：

1. 卧床休息，减少活动，禁止性生活，避免不必要的阴道检查。

2. 黄体功能不全的患者，黄体酮肌注每日或隔日1次，每次10~20mg；绒毛膜促性腺激素肌肉注射，隔日1次，每次3000U，也可口服维生素 E 保胎治疗。

3. 甲状腺功能低下者，可口服小剂量甲状腺片。

4. 经治疗症状不缓解或反而加重者，应进行 B 超及血 HCG 测定，根据情况给予相应处理。

012 号题

【病案（例）摘要1】

朱某，男，28岁，已婚，农民。2015年1月14日初诊。

患者反复发作喉中哮喘8年，3天前因气温骤降，喘息又作并逐渐加重，喉中痰鸣，胸膈满闷如塞，形寒肢冷，痰少稀白，面色晦滞带青，口不渴。

查体： T 37℃，P 120 次/分，R 28 次/分，BP 120/80mmHg。呼吸急促，双肺叩诊呈过清音，听诊满布哮鸣音，呼气延长，舌苔白腻，脉弦紧。

辅助检查： 血常规：白细胞 7.9×10^9/L，中性粒细胞百分比 65%。胸部 X 线片示：双肺透亮度增加，呼吸功能检查：支气管舒张试验阳性。

【病案（例）摘要2】

刘某，女性，39 岁。2016 年 3 月初诊。

患者于 2 个月前因工作紧张，烦躁性急，常因小事与人争吵，难以自控。发病以来饭量有所增加，体重却较前下降。睡眠不好，常需服用安眠药。成形大便每日增为 2 次，小便无改变，近 2 个月来月经较前量少。现症：颈前肿大，眼突，心悸汗多，手颤，易饥多食，消瘦，口干咽燥，五心烦热，急躁易怒，失眠多梦，月经不调。既往体健，无结核或肝炎病史，家族中无精神病或高血压患者。

体格检查： T 37.2℃，P 92 次/分，R 20 次/分，BP 130/70mmHg。发育营养可，神情稍激动，眼球略突出，眼裂增宽，瞬目减少。两叶甲状腺可及，轻度肿大、质地均匀，未扪及结节，无震颤和杂音，浅表淋巴结不大，心肺（－），腹软，肝脾未及。舌质红，舌苔少，脉细数。

【答题要求】

根据上述摘要，在答题卡上完成书面分析。

时间：60 分钟。

【答案解析1】

中医疾病诊断： 哮病；**中医证候诊断：** 寒哮证。

西医诊断： 支气管哮喘。

西医诊断依据：

1. 反复发作喉中哮喘 8 年，与气温骤降有关。

2. 发作时听诊双肺满布哮鸣音，伴有呼气延长。

3. 呼吸功能检查：支气管舒张试验阳性。

4. 血常规：白细胞 7.9×10^9/L，中性粒细胞百分比 65%。胸部 X 线片示：双肺透亮度增加。

中医治法： 温肺散寒，化痰平喘。

方剂： 射干麻黄汤加减。

药物组成、剂量及煎服法：

射干9g，麻黄12g，生姜12g，细辛9g，紫菀9g，款冬花9g，五味子3g，大枣7枚，半夏9 g。

三剂，水煎服。每日一剂，早晚分服。

西医治疗措施：

1. 急性发作的处理，取决于发作的严重程度以及对治疗的反应。治疗目的在于尽快缓解症状、解除气流受限和低氧血症。

2. 长期治疗方案，哮喘的治疗应以患者的病情严重程度为基础，根据其控制水平类别选择适当的治疗方案，本患者哮喘症状明显，直接选用第3级，如无效可以考虑升级。

第3级方案包括：哮喘教育、环境控制；按需使用短效 β₂ 受体激动剂；控制药物选用一种，低剂量 ICS（吸入糖皮质激素）加 LABA、中高剂量 ICS、低剂量 ICS 加白三烯调节剂、低剂量 ICS 加缓释茶碱。

【答案解析2】

中医疾病诊断： 瘿病；**中医证候诊断：** 阴虚火旺证。

西医诊断： 甲状腺功能亢进症（原发性）。

西医诊断依据：

1. 有心悸汗多，手颤，性情急躁。

2. 易饥多食，消瘦。

3. 甲状腺肿大，突眼。

4. 脉率加快，脉压增大。

中医治法： 滋阴降火，消瘿散结。

方剂： 天王补心丹加减。

药物组成、剂量及煎服法：

柏子仁12g，酸枣仁20g，天门冬12g，麦门冬12g，生地黄12g，当归20g，丹参12g，玄参12g，党参12g，桔梗9g，茯苓9g，远志9g。

五剂，水煎服，日一剂，早晚分服。

西医治疗原则：

1. 一般治疗：合理安排膳食，高热量，高蛋白，高维生素和低碘饮食。

2. 内科药物治疗：使用硫脲嘧啶类药物是目前治疗甲亢主要采取的治疗方法。

3. 必要时行甲状腺次全切除术。

4. 放射性¹³¹I 治疗。

5. 甲状腺介入栓塞治疗。

013 号题

【病案（例）摘要1】

苏某，男，40岁，已婚，工人。2015年6月17日初诊。

患者昨晚与朋友聚会饮酒后出现上腹部疼痛伴恶心、呕吐，呕吐物为胃内容物，自服药物未效，今日来诊。现症：上腹近两胁处胀痛、窜痛持续不断，阵阵加剧，按之痛重，恶心呕吐，大便不畅，发热，口苦纳呆。

查体： T 37.7℃，P 102 次/分，R 21 次/分，BP 130/80mmHg。神清，痛苦面容，心率102 次/分，律齐，未闻及杂音，上腹压痛，无肌紧张及反跳痛，肝脾未触及，墨菲征（－）。舌质淡红，苔薄，脉弦。

辅助检查： 血常规：白细胞 14.5×10^9/L，中性粒细胞百分比82%，血清淀粉酶800U/L，尿淀粉酶1800U/L。

【病案（例）摘要2】

某患儿，女，10个月。2014年12月13初诊。

患儿2天前进食较杂，夜卧不安，凌晨突然呕吐一次，为胃内容物，继而腹泻，大便多为水样，泻下急迫，至就诊时 4 小时已大便 6 次，量多，气味秽臭，无脓血，小便色黄，量少，大便前后哭闹。既往体健，无药物过敏史。

查体：T 37.8℃，P 132 次/分，R 36 次/分。神清，精神可，皮肤弹性可，前囟未闭 1.0cm×0.6cm。心肺听诊无异常，腹软，无压痛。舌质红，苔黄腻，指纹紫滞，现于风关。

辅助检查：血常规：WBC $7.9×10^9$/L，N% 39%，L% 61%。大便常规：水样便，镜检见脂肪球（＋＋）。

【答题要求】

根据上述摘要，在答题卡上完成书面分析。

时间：60 分钟。

【答案解析1】

中医疾病诊断：腹痛；**中医证候诊断：**肝郁气滞证。

西医诊断：急性胰腺炎。

西医诊断依据：

1. 过食辛辣厚味及饮酒后出现上腹部持续绞痛。

2. 查体：T 37.7℃，为升高，腹部平软，上腹部压痛。

3. 辅助检查：白细胞 $14.5×10^9$/L，为升高，中性粒细胞百分比82%，为升高。

4. 血淀粉酶 800U/L，为升高，尿淀粉酶 1800U/L，为升高。

中医治法：疏肝利胆解郁。

方剂：柴胡疏肝散合清胰汤加减。

药物组成、剂量及煎服方法：

柴胡9g，枳壳15g，香附6g，郁金15g，白芍15g，甘草9g，黄芩12g，黄连6g，元胡15g，芒硝9g（冲服），生大黄9g（后下）。

三剂，水煎服。每日一剂，早晚分服。

西医治疗措施：

1. 一般治疗：补液，解痉镇痛。

2. 减少胰腺分泌：禁食（必要时胃肠减压）；抑制胃酸分泌，可用 H_2 受体拮抗剂、质子泵抑制剂；应用生长抑素及其类似物。

3. 抑制胰酶活性：应用抑肽酶。

4. 抗感染，维持水、电解质平衡，抗休克，抗心律失常。

【答案解析2】

中医疾病诊断：小儿泄泻；**中医证候诊断：**湿热泻。

西医诊断：小儿腹泻。

西医诊断依据：

1. 泻下水样便 4 小时，量多，气味秽臭，无脓血。

2. 体温升高，全身皮肤弹性正常，无皮疹，前囟未闭 1.0cm×0.6cm，无塌陷。

3. 实验室检查：血 WBC $7.9×10^9$/L，N% 39%，L% 61%。大便常规：水样便，镜检见脂肪球（＋＋）。

中医治法：清热利湿。

方剂： 葛根芩连汤加减。

药物组成、剂量及煎服法：

葛根 5g，黄芩 5g，黄连 3g，厚朴 5g，芦根 3g，砂仁 1g$^{(后下)}$，麦芽 5g。

三剂，水煎服。每日一剂，早晚分服。

西医治疗措施：

1. 饮食疗法：腹泻时应注意进行饮食调整，减轻胃肠道负担。

2. 液体疗法：根据病情及脱水和电解质丢失情况，适当补充。

3. 微生态疗法。

014 号题

【病案（例）摘要1】

孙某，男，52岁，职员，已婚。2012年3月22日初诊。

发现 HBsAg 阳性史 10 年，因无不适症状，故未行进一步检查。1 个月前因与邻居吵架出现肝区隐痛，悠悠不休，遇劳加重，未予诊治。近 1 周来上述症状加重，自觉倦怠乏力，口干咽燥，烦热，头晕目眩，遂来诊。

查体： T 36.5℃，P 72 次/分，R 18 次/分，BP 120/70mmHg。神志清，中等体形，舌质红，苔少，脉弦细。肝区叩痛（＋），未见其他阳性体征。

辅助检查： 肝功能：谷丙转氨酶 52 U/L，谷草转氨酶 128 U/L，总胆红素 16μmol/L。乙肝病原学检查：HBsAg（＋），HBeAg（＋），抗 - HBc 抗体（＋）。

【病案（例）摘要2】

张某，女，50岁，已婚，职员。2016年1月12日初诊。

患者 9 个月前经期淋雨涉水后，连月来出现月经紊乱，经期 5～20 天，经量多少不一，经闭 3 个月后于 2016 年 1 月 1 日骤然而下，淋沥不断，色暗质稠，夹有血块，小腹刺痛，血块得下则小腹痛减。

查体： T 36.8℃，P 90 次/分，R 18 次/分，BP 120/80mmHg。舌紫暗，苔薄白，脉涩。

妇科检查： 宫颈光滑，宫腔内流出暗红色血液，子宫及双侧附件正常。

辅助检查： 血常规：血红蛋白 93g/L。B 超检查：子宫附件未见明显异常。经前子宫内膜诊刮病理提示：子宫内膜简单型增生过长。

【答题要求】

根据上述摘要，在答题卡上完成书面分析。

时间：60 分钟。

【答案解析1】

中医疾病诊断： 胁痛；**中医证候诊断：** 肝肾阴虚证。

西医诊断： 慢性病毒性肝炎（乙型）。

西医诊断依据：

1. 发现 HBsAg 阳性史 10 年。

2. 胁痛，乏力，头晕目眩，心烦，口干咽燥。

3. 肝功能：谷丙转氨酶 52U/L，谷草转氨酶 128 U/L，总胆红素 16μmol/L。

4. 乙肝病原学检查：HBsAg（＋），HBeAg（＋），抗－HBc 抗体（＋）。

中医治法：养血柔肝，滋阴补肾。

方剂：一贯煎加减。

药物组成、剂量及煎服法：

生地黄 15g，枸杞子 15g，北沙参 15g，麦冬 9g，川楝子 12g，山栀子 9g，当归 9g。

七剂，水煎服。日一剂，早晚分服。

西医治疗措施：

1. 一般治疗：适当休息，合理饮食，心理平衡。

2. 病原治疗：目的是抑制病毒复制，减少传染性；改善肝功能；减轻肝组织病变；提高生活质量；减少或延缓肝硬化和 HCC 的发生，可以使用干扰素、拉米夫定；免疫调节治疗。

3. 对症支持治疗。

【答案解析2】

中医疾病诊断：崩漏；**中医证候诊断：**血瘀证。

西医诊断：功能失调性子宫出血（无排卵型）。

西医诊断依据：

1. 既往月经紊乱病史。

2. 月经周期异常、行经期异常、经量多少不一。

3. 妇科检查：宫颈光滑，宫腔内流出暗红色血液。

4. 辅助检查：血常规：血红蛋白 93g/L。

5. B 超检查：子宫附件未见明显异常。经前子宫内膜诊刮病理提示：子宫内膜简单型增生过长。

中医治法：活血化瘀，止血调经。

方剂：桃红四物汤合失笑散。

药物组成、剂量及煎服法：

桃仁 15g，红花 15g，熟地黄 15g，当归尾 12g，白芍 15g，川芎 9g，蒲黄 15^{（包煎）}，五灵脂 15g。

三剂，水煎服。日一剂，早晚分服。

西医治疗措施：

1. 治疗原则：止血、调整周期。绝经过渡期患者以止血、调整周期、减少经量、防止子宫内膜病变为原则。

2. 一般治疗：患者贫血应补充铁剂、维生素 C、蛋白质。

3. 药物治疗是功血的一线治疗。常采用性激素止血和调整月经周期。出血期可辅用促进凝血和抗纤溶药物，促进止血。止血可以使用雄激素。调整月经周期：雌、孕激素联合法。

4. 手术治疗：①刮宫术。②子宫内膜切除术。③子宫切除术。

015 号题

【病案（例）摘要1】

汪某，女，20 岁，学生。2015 年 2 月 18 日初诊。

患者近 3 个月来，无明显原因出现活动后心悸、头晕，静卧则消失。同时伴有记忆力减退，夜晚失眠多梦。自以为学习紧张，进食补品 2 个月余，上症未减，现自觉乏力，纳可。平素月经量多。来本院就诊。

查体：T 36.4℃，P 80 次/分，R 19 次/分，BP 115/75mmHg。面色不华，睑结膜苍白，口唇色淡。舌质淡，苔薄白，脉细。余无异常。

辅助检查：血常规：血红蛋白 95g/L，红细胞平均体积 75fl，平均血红蛋白浓度 29%，白细胞 5.1×10^9/L，血小板 121×10^9/L。血清铁蛋白 10μg/L。心电图：正常。

【病案（例）摘要 2】

徐某，女，46 岁，已婚，教师。2015 年 10 月 22 日初诊。

患者既往月经正常，2 年前从外地移居本地后月经紊乱，周期 20～90 天，经期 5～20 天，经量多。末次月经：2015 年 10 月 15 日，量多，色鲜红，质黏稠，口渴烦热，小便黄，大便干燥。

查体：T 36.6℃，P 72 次/分，R 18 次/分，BP 110/78mmHg。舌红，苔黄，脉洪数。

辅助检查：血常规：血红蛋白 112g/L。B 超检查：子宫附件未见明显异常。经前子宫内膜诊刮病理提示：子宫内膜简单型增生过长。

【答题要求】

根据上述摘要，在答题卡上完成书面分析。

时间：60 分钟。

【答案解析 1】

中医疾病诊断：虚劳（血虚）；**中医证候诊断：**心脾两虚证。

西医诊断：缺铁性贫血。

西医诊断依据：

1. 活动后心悸、头晕 3 个月，平素月经量多。

2. 心悸、头晕，活动后尤甚，静卧则减；健忘，失眠多梦，面色不华，乏力。

3. 面色无华，睑结膜苍白，口唇色淡。

4. 血常规：血红蛋白 95g/L，红细胞平均体积 75fl，平均血红蛋白浓度 29%，白细胞 5.1×10^9/L，血小板 121×10^9/L，血清铁蛋白 10μg/L。心电图：正常。

中医治法：补益心脾，益气养血。

方剂：归脾汤加减。

药物组成、剂量及煎服法：

黄芪 18g，人参 9g^{（另煎）}，白术 15g，当归 12g，熟地黄 12g，龙眼肉 12g，茯苓 15g，远志 9g，酸枣仁 15g，木香 9g，炙甘草 30g。

三剂，水煎服。日一剂，早晚分服。

西医治疗措施：

1. 病因治疗。

2. 铁剂治疗：常用的有琥珀酸亚铁和富马酸亚铁等。

3. 辅助治疗：铁剂疗效不显者，加用维生素 E。

4. 适当补充高蛋白及含铁丰富的饮食。

【答案解析2】

中医疾病诊断：崩漏；**中医证候诊断：**血热证（实热证）。

西医诊断：无排卵型功能失调性子宫出血。

西医诊断依据：

1. 既往月经紊乱病史 2 年。

2. 月经周期异常、行经期异常、出血量多。

3. 血常规：血红蛋白 112g/L。

4. B 超检查：子宫附件未见明显异常。

5. 经前子宫内膜诊刮病理提示：子宫内膜简单型增生过长。

中医治法：清热凉血，止血调经。

方剂：清热固经汤。

药物组成、剂量及煎服法：

黄芩 15g，焦栀子 15g，生地黄 15g，地骨皮 12g，地榆 15g，生藕节 15g，阿胶 12g^{（烊化）}，陈棕炭 12g，龟甲 30g^{（先煎）}，牡蛎 30g^{（先煎）}，生甘草 9g。

三剂，水煎服。日一剂，早晚分服。

西医治疗措施：

1. 治疗原则：止血、调整周期。绝经过渡期患者以止血、调整周期、减少经量、防止子宫内膜病变为原则。

2. 一般治疗：患者贫血应补充铁剂、维生素 C、蛋白质。

3. 药物治疗是功血的一线治疗。常采用性激素止血和调整月经周期。出血期可辅用促进凝血和抗纤溶药物，促进止血。止血常使用雄激素，调整月经周期使用雌、孕激素联合法。

4. 手术治疗：①刮宫术。②子宫内膜切除术。③子宫切除术。

016 号题

【病案（例）摘要1】

乔某，女，28 岁。2016 年 3 月 18 日就诊。

昨日晨起受凉后发热，微恶寒，汗出，头痛，咽痛，喷嚏，流黄涕，轻咳无痰，口渴。未经治疗，遂来就诊。

查体：T 38.9℃，P 102 次/分，R 20 次/分，BP 110/70mmHg。发育正常，急性病容，咽部充血，双侧扁桃体无肿大，双肺呼吸音清，未闻及干湿啰音。舌尖红，苔薄黄，脉浮数。

辅助检查：白细胞 4.5×10^9/L，中性粒细胞百分比 42%，淋巴细胞百分比 56%。胸部 X 线片示：未见异常。

【病案（例）摘要2】

张某，女，48 岁，已婚，工程师。2014 年 6 月 22 日初诊。

患者既往月经正常，近期因工作压力大而导致月经紊乱，周期 20~90 天，经期 5~20 天，经量多。末次月经：2014 年 10 月 15 日，血色鲜红而质稠，烦躁，潮热，小便黄少，大便干结。

查体：T 36.6℃，P 72 次/分，R 18 次/分，BP110/78mmHg。苔薄黄，脉细数。

辅助检查：血常规：血红蛋白 92g/L。B 超检查：子宫附件未见明显异常。经前子宫内膜诊刮病理提示：子宫内膜简单型增生过长。

【答题要求】

根据上述摘要，在答题卡上完成书面分析。

时间：60 分钟。

【答案解析1】

中医疾病诊断：感冒；**中医证候诊断：**风热犯表证。

西医诊断：急性上呼吸道感染。

西医诊断依据：

1. 发热伴头痛，咽痛 1 天。

2. T 38.9℃，急性病容，咽部充血，双侧扁桃体无肿大。

3. 中性粒细胞百分比 42%，淋巴细胞百分比 56%。

中医治法：辛凉解表。

方剂：银翘散加减。

药物组成、剂量及煎服法：

金银花20g，连翘20g，豆豉15g，荆芥15g，薄荷10g（后下），桔梗10g，牛蒡子15g，甘草6g，竹叶10g，芦根10g。

三剂，水煎服。每日一剂，早晚分服。

西医治疗措施：

1. 一般治疗：休息、戒烟、多饮水、保持室内空气流通。

2. 对症治疗：对乙酰氨基酚、银翘解毒片等。

3. 抗病毒药物治疗：利巴韦林、奥司他韦等。

【答案解析2】

中医疾病诊断：崩漏；**中医证候诊断：**血热证（虚热证）。

西医诊断：功能失调性子宫出血（无排卵型）。

西医诊断依据：

1. 既往月经紊乱病史 2 年。

2. 月经周期异常、行经期异常、出血量多。

3. 血常规：血红蛋白 92g/L。

4. B 超检查：子宫附件未见明显异常。

5. 经前子宫内膜诊刮病理提示：子宫内膜简单型增生过长。

中医治法：滋阴清热，止血调经。

方剂：上下相资汤。

药物组成、剂量及煎服法：

人参9g（另煎），沙参15g，玄参15g，麦冬15g，玉竹15g，五味子12g，熟地黄15g，山萸肉12g，车前子12g（包煎），牛膝9g。

五剂，水煎服。每日一剂，早晚分服。

017 号题

【病案（例）摘要1】

杨某，男，50岁，已婚，农民。2015年2月13日初诊。

患者平素嗜酒。胃脘部疼痛15年，每因劳累、饮食不调发作或加重。先后服用吗丁啉、雷尼替丁、逍遥丸、三九胃泰等中西药治疗，效果不明显。7天前因劳累出现胃脘部隐痛，伴口燥咽干，五心烦热，大便干结，空腹时疼痛加重，进餐后疼痛消失或减轻，遂来诊。

查体： T 36.7℃，P 74次/分，R 18次/分，BP 115/75mmHg。神志清，体态偏瘦，舌质红，苔少，脉细。剑突下压痛。

辅助检查： 胃镜示：十二指肠球部发现一处0.3cm×0.8cm溃疡灶。

【病案（例）摘要2】

赵某，女，39岁，已婚，农民。2016年1月14日初诊。

患者于2个月前行人流术，术后出现发热，带下增多，两侧少腹部痛，时作时止。近1个月下腹部胀痛及肛门坠胀发作加重，遂来就诊。现症：带下量多，少腹胀痛，拒按，经行腹痛，情志抑郁，经前乳胀发作加重，喜太息。末次月经：2016年1月4日，持续6天，经来夹血块，血块得下则腹痛减。

查体： T 36.5℃，P 74次/分，R 20次/分，BP 100/70mmHg。下腹部无压痛，舌暗滞，有瘀点，苔薄，脉弦。

妇科检查： 外阴发育正常，宫颈举痛，阴道可见脓性臭味分泌物。

【答题要求】

根据上述摘要，在答题卡上完成书面分析。

时间： 60分钟。

【答案解析1】

中医疾病诊断： 胃痛；**中医证候诊断：** 胃阴不足证。

西医诊断： 消化性溃疡（十二指肠球部溃疡）。

西医诊断依据：

1. 有胃脘部隐痛症状，空腹时疼痛加重，进餐后疼痛消失或减轻。

2. 体格检查有剑突下压痛。

3. 胃镜：十二指肠球部发现一处0.3cm×0.8cm溃疡灶。

中医治法： 健脾养阴，益胃止痛。

方剂： 一贯煎合芍药甘草汤加减。

药物组成、剂量及煎服法：

北沙参10g，麦冬10g，当归10g，生地黄30g，枸杞子12g，芍药30g，甘草9g。

三剂，水煎服。每日一剂，早晚分服。

西医治疗措施：

1. 完善相关检查，规律饮食，忌食刺激性食物，戒酒，休息。

2. Hp（+）者行根除Hp治疗。

3. 抑制胃酸，保护胃黏膜，避免用引起溃疡的药物，如NSAIDs。

4. 必要时手术治疗。

【答案解析2】

中医疾病诊断： 带下病或妇人腹痛；**中医证候诊断：** 气滞血瘀证。

西医诊断： 盆腔炎性后遗症。

西医诊断依据：

1. 2个月前有人流术病史。

2. 典型临床表现：腹痛、带下量多异常。

3. 妇科检查：外阴发育正常，宫颈举痛，阴道可见脓性臭味分泌物。

中医治法： 理气活血，消癥散结。

方剂： 膈下逐瘀汤。

药物组成、剂量及煎服方法：

五灵脂6g$^{(炒)}$，当归9g，川芎6g，桃仁9g$^{(研泥)}$，丹皮6g，赤芍6g，乌药6g，元胡3g，甘草9g，香附4.5g，红花9g，枳壳4.5g。

五剂，水煎服。每日一剂，早晚分服。

西医治疗措施：

1. 药物治疗联合足量应用敏感抗生素。

2. 手术：有脓肿形成，用药物3天以上热不退，中毒症状加重。

3. 物理疗法：炎症后期，可用短波、超短波、离子透入、蜡疗等。

018 号题

【病案（例）摘要1】

周某，女，47岁，干部。2016年4月18日就诊。

患者于2年前因卧室潮湿，发现双腕、指关节及踝足关节肿胀，疼痛，未治疗。1年后出现四肢小关节畸形并僵硬，肌肉萎缩，关节活动受限，曾用激素治疗3个月无明显疗效，且病情逐渐加重，生活不能自理，关节疼痛剧烈，夜不安眠。近2个月来又恶风、自汗加重，故来诊。患者既往健康，否认肝炎、结核等传染病病史及密切接触史，无先天性心脏病、外伤手术史及食物过敏史。否认药物过敏史及长期服药史。无家族遗传染病及传染病史。

查体： T 36.5℃，P 80次/分，R 16次/分，BP 115/75mmHg。一般情况可，皮肤黏膜无黄染，未发现风湿结节。舌质淡，苔薄白，脉沉弱。四肢大小关节不同程度肿胀，双腕关节已强直，功能丧失，双手指关节呈梭状畸形，膝关节呈鹤膝样，四肢肌肉萎缩。余无明显阳性体征。

辅助检查： 血沉50mm/h，抗链"O"700U，类风湿因子（+）。X线示双手典型的类风湿关节炎改变。

【病（案）例摘要2】

刘某，女，30岁，已婚，演员。2015年3月16日初诊。

患者1年前人流手术后，逐渐出现白带增多，伴下腹痛，未经治疗。末次月经：2015年3月4日，持续6天。现症：带下量多，下腹疼痛，通连腰骶，经行加重，经量多，有块，精神不振，疲乏无力，食少纳呆。

查体： T 36.5℃，P 79次/分，R 18次/分，BP 120/80mmHg。下腹压痛，无肌紧张及反跳痛。舌体暗红，有瘀点，苔白，脉弦涩无力。

　　妇科检查：阴道分泌物量多，色白，子宫后倾，有压痛，活动不良，两侧附件增厚，压痛，子宫骶骨韧带压痛。

　　辅助检查：子宫两侧可见包块。

　　【答题要求】

　　根据上述摘要，在答题卡上完成书面分析。

　　时间：60分钟。

　　【答案解析1】

　　中医疾病诊断：痹证；**中医证候诊断**：肝肾亏损，邪痹筋骨证。

　　西医诊断：类风湿关节炎。

　　西医诊断依据：

　　1. 双腕、指关节及踝足关节肿胀疼痛2年余，四肢小关节畸形而僵硬，肌肉萎缩，关节活动受限1年，恶风、自汗加重2个月。

　　2. 四肢大小关节不同程度肿胀，双腕关节已强直，功能丧失；双手指关节呈梭状畸形，膝关节呈鹤膝样，四肢肌肉萎缩。

　　3. 血沉50mm/h，抗链"O"700U，类风湿因子（＋）。

　　4. X线示双手典型的类风湿关节炎改变。

　　中医治法：益肝肾，补气血，祛风湿，通经络。

　　方剂：独活寄生汤加减。

　　药物组成、剂量及煎服法：

　　独活9g，桑寄生6g，杜仲6g，牛膝6g，细辛3g，秦艽6g，茯苓6g，肉桂6g，防风6g，川芎6g，人参6g^{（另煎）}，甘草6g，当归6g，芍药6g，干地黄6g。

　　三服，水煎服。每日一剂，早晚分服。

　　西医治疗措施：

　　1. 非甾体抗炎剂（NSAIDs）：常用的有阿司匹林、消炎痛、丙酸衍生物、吡罗昔康以及肾上腺皮质激素。

　　2. 慢作用药物（SAARDs）：包括改善病情药（DMARDs）、细胞毒性药及雷公藤制剂。

　　3. 糖皮质激素。

　　4. 必要时外科手术。

　　【答案解析2】

　　中医疾病诊断：带下病或妇人腹痛；**中医证候诊断**：气虚血瘀证。

　　西医诊断：盆腔炎性后遗症。

　　西医诊断依据：

　　1. 1年前有人流术史。

　　2. 典型临床表现：腹痛连及腰骶部、带下量多异常。查体下腹压痛，无肌紧张及反跳痛。

　　3. 妇科检查：阴道分泌物量多，色白，子宫后倾，有压痛，活动不良，两侧附件增厚，压痛，子宫骶骨韧带压痛。

4. 辅助检查：子宫两侧可见包块。

中医治法：益气健脾，化癥散结。

方剂：理冲汤加减。

药物组成、剂量及煎服方法：

熟地黄 9g，白芍 9g，川芎 6g，人参 9g^(另煎)，当归 20g，生黄芪 20g，党参 6g，莪术 9g，三棱 9g。

西医治疗措施：

1. 药物治疗联合足量应用敏感抗生素。

2. 手术：有脓肿形成，用药物 3 天以上热不退，中毒症状加重。

3. 物理疗法：炎症后期，可用短波、超短波、离子透入、蜡疗等。

019 号题

【病案（例）摘要1】

郭某，男，44 岁，已婚，干部。2010 年 8 月 31 日初诊。

患者 2 天前劳累后出现恶心、呕吐，呕吐物为胃内容物，无咖啡样物，呕吐为非喷射状，伴胸闷腹胀，神疲畏寒，并出现全身皮肤及双眼黄染，遂前来就诊。现症见：全身皮肤及巩膜黄染，神疲乏力，伴恶心、呕吐，小便呈浓茶色，无腹痛、腹泻，无陶土便与黑便。既往体健，无肝炎、结核病病史及药物过敏史。

查体：T 37.2℃，P 85 次/分，R 20 次/分，BP 130/85mmHg。舌红，舌苔厚腻微黄，脉象濡数。右上腹轻压痛，无反跳痛。

辅助检查：血常规：WBC 5.5×10^9/L，N% 55.8%，L% 44.2%，RBC 5.5×10^{12}/L，Hb167g/L。肝功能：ALT 587U/L，TBIL 192.1μmol/L。

【病案（例）摘要2】

庞某，女，29 岁，已婚，干部。2015 年 12 月 31 日初诊。

患者平素月经正常，曾经多次流产，并有输卵管炎病史，素体虚弱。末次月经：2015 年 11 月 18 日。5 天前阴道少量出血，较平日月经量明显减少，色暗红，淋沥至今，自觉恶心欲呕，1 天劳累后出现右侧腹部隐痛。

查体：T 36.6℃，P 84 次/分，BP 110/80mmHg。右侧下腹部压痛（+），脉弦滑无力。

妇科检查：阴道可见暗红色分泌物，子宫体软、稍大，右侧附件区可触及软性包块，压痛（+）。

辅助检查：血 HCG 1790U/L。B 超：宫腔内未见孕囊，右侧附件区可见一大小约 3cm×3cm 包块。

【答题要求】

根据上述摘要，在答题卡上完成书面分析。

时间：60 分钟。

【答案解析1】

中医疾病诊断：黄疸（阳黄）。**中医证候诊断**：湿重于热证。

西医诊断：病毒性肝炎（急性黄疸型）。

西医诊断依据：

1. 年轻男性，急性起病。

2. 全身皮肤及巩膜黄染，小便呈浓茶色，神疲乏力，伴恶心、呕吐。

3. 查体：T37.2℃，全身皮肤及巩膜黄染，右上腹轻微压痛，无反跳痛。

4. 血常规：WBC 5.5×10^9/L，N% 55.8%，L% 44.2%，RBC 5.5×10^{12}/L，Hb 167g/L。肝功能：ALT 587U/L，TBIL 192.1μmol/L。

中医治法：利湿化浊运脾，佐以清热。

方剂：茵陈五苓散合甘露消毒丹加减。

药物组成、剂量及煎服法：

藿香12g，白豆蔻12g，陈皮12g，苍术15g，厚朴15g，半夏12g，茵陈蒿15g，车前子15g$^{(包煎)}$，茯苓12g，薏苡仁20g，黄芩12g。

三剂，水煎服。日一剂，早晚分服。

西医治疗措施：

1. 休息，营养支持。

2. 抗病毒，保肝利胆。

3. 抗感染，抗炎。

4. 调节免疫。

5. 对症治疗。

【答案解析2】

中医疾病诊断：癥瘕；**中医证候诊断：**未破损期。

西医诊断：异位妊娠。

西医诊断依据：

1. 曾经多次流产，并有输卵管炎病史。

2. 典型临床表现：停经、腹痛，阴道出血。

3. 妇科检查：阴道可见暗红色分泌物，子宫体软、稍大，右侧附件区可触及软性包块，压痛（＋）。

4. 辅助检查：血HCG 1790U/L。

5. B超：宫腔内未见孕囊，右侧附件区可见一大小约3cm×3cm包块。

中医治法：活血化瘀，消癥杀胚。

方剂：宫外孕Ⅱ号方。

药物组成、剂量及煎服方法：

丹参15g，赤芍15g，桃仁9g，三棱6g，莪术6g。

西医治疗措施：

1. 药物治疗：主要适用于早期输卵管妊娠、要求保留生育能力的年轻患者。可采用化学药物治疗或米非司酮治疗、中医中药治疗。若药物治疗后病情无改善甚至加重，应改用手术治疗。

2. 手术治疗：适用于已破裂期（腹腔内大量出血、出现休克），或不稳定型，或药物治疗失败者。

020 号题

【病案（例）摘要1】

丁某，女，49岁，已婚，农民。2015年12月17日初诊。

患者反复突发意识不清，伴四肢抽搐1年，发作时口中有声，口吐白沫，每次约5分钟意识恢复。近1个月发作频繁，收住院进一步治疗。现症：突发意识不清伴四肢抽搐时有发生。平时头晕目眩，两目干涩，心烦失眠，腰膝酸软。

查体：T 36℃，P 90次/分，R 20次/分，BP 110/70mmHg。发作时查体见意识不清，四肢抽搐，面唇发绀，瞳孔散大，对光反射消失，呼吸时有中断，双肺闻及痰鸣音，深、浅反射消失。舌红少苔，脉细数。

辅助检查：脑电图可见棘波、尖波。头颅CT：未见异常。

【病案（例）摘要2】

傅某，女，3岁。2010年12月10日初诊。

患儿5天前无明显诱因出现发热、咳嗽，经服"感冒药"治疗效果不明显。现患儿发热，咳嗽喘促，面赤气粗，口渴，鼻扇，唇红而干，喉间痰鸣，痰多而稠，舌质红，苔黄而腻，脉滑数。既往体健。

查体：T 39℃，急性病容，面色赤，神清，呼吸急促，唇红而干，精神欠佳，胸部对称，无畸形，两肺呼吸音粗，右下肺有少量细湿啰音，心尖冲动位置及心浊音界正常，P135次/分，心律齐，未闻及明显杂音，腹部平软，无压痛、反跳痛及包块。

辅助检查：X线检查示肺纹理增多、紊乱，肺部透亮度增强，可见小片状、斑片状阴影。血常规：WBC 7.5×10^9/L，N% 60.6%。

【答题要求】

根据上述摘要，在答题卡上完成书面分析。

时间：60分钟。

【答案解析1】

中医疾病诊断：痫证；**中医证候诊断**：肝肾阴虚证。

西医诊断：癫痫。

西医诊断依据：

1. 反复突发意识不清，伴四肢抽搐，发作时口中有声，口吐白沫，醒后如常。

2. 查体：深、浅反射消失。

3. 辅助检查：脑电图可见棘波、尖波。头颅CT：未见异常。

中医治法：补益肝肾，育阴息风。

方剂：左归丸加减。

药物组成、剂量及煎服法：

大怀熟地黄24g，山药12g(炒)，枸杞子12g，山茱萸12g，川牛膝12g(酒洗，蒸熟)，制菟丝子12g(敲碎，炒珠，烊化)，鹿胶12g(敲碎，炒珠，烊化)，龟胶12g(切碎，炒珠，烊化)。

七剂，水煎服。每日一剂，早晚分服。

西医治疗措施：

1. 药物治疗：强直阵挛发作首选药物为苯妥英钠、卡马西平。

2. 神经外科治疗：主要掌握手术治疗的适应证。

【答案解析2】

中医疾病诊断：肺炎喘嗽；**中医证候诊断**：痰热闭肺证。

西医诊断：小儿肺炎。

西医诊断依据：

1. 3 岁幼儿，急性起病，冬季发病。

2. 以发热、咳嗽、痰多、喘促、鼻扇为主症。

3. 肺部有细湿性啰音。

4. 血常规检查：白细胞总数及中性粒细胞不高，示病毒感染可能性大。

5. X 线检查：肺纹理增多、紊乱，肺部透亮度增强，可见小片状、斑片状阴影。

中医治法：清热宣肺，涤痰定喘。

方剂：五虎汤合葶苈大枣泻肺汤加减。

药物组成、剂量及煎服法：

炙麻黄 3g，生石膏 15g^{（先煎）}，杏仁 6g，前胡 6g，虎杖 6g，黄芩 6g，桑白皮 6g，苏子 6g，葶苈子 6g，制胆南星 5g，细辛 1.5g，生甘草 3g。

三剂，水煎服。每日一剂，早晚分服。

西医治疗措施：

1. 病因治疗：抗感染治疗，根据检验结果选择敏感抗生素或抗病毒药物。

2. 对症治疗：氧疗。保持呼吸道通畅，使用祛痰剂、支气管解痉剂。低钾血症时补钾。中毒性肠麻痹时，应禁食，胃肠减压，应用酚妥拉明。

3. 有适应证时应用糖皮质激素，可选用琥珀酸氢化可的松或地塞米松。

4. 治疗并发症。

021 号题

【病案（例）摘要1】

张某，男，34 岁，未婚。2010 年 8 月 19 日初诊。

近年来患者大便时有腹泻，迁延反复。近日由于饮食不慎诱发，现症：腹泻，腹痛喜温喜按，腹胀，腰酸膝软，食少，形寒肢冷，神疲懒言。

体格检查：T 37.1℃，P 62 次/分，R 16 次/分，BP 120/80mmHg，腹软，左下腹有压痛，无反跳痛及肌紧张，未触及肿块，肠鸣音 9 次/分。舌质淡有齿痕，苔白润，脉沉细尺弱。

实验室检查：白细胞 12.2×10^9/L，中性粒细胞 85%，肠镜示：乙状结肠、直肠黏膜血管纹理模糊、紊乱或消失，黏膜充血、水肿、易脆、出血和脓性分泌物附着，亦常见黏膜粗糙，呈细颗粒状。肠黏膜病理示：隐窝脓肿。

【病案（例）摘要2】

陈某，女，8 岁。2015 年 1 月 9 日初诊。

2 天前患儿出现发热，鼻塞流涕，偶咳，自服感冒冲剂效果不佳，1 天前出现头面部及胸背部皮疹，瘙痒，部分结痂。

查体：T 38.2℃，P 96 次/分，R 24 次/分。精神可，面红润，躯干部可见散在红色丘疹及疱疹，疱浆清亮，少许结痂，全身淋巴结无肿大，咽充血，双侧扁桃体Ⅰ度肿大，心肺未见异常，腹软，肝脾未触及。舌质淡，苔薄白，脉浮数。

辅助检查： 血常规：白细胞 $4.6 \times 10^9/L$，中性粒细胞百分比 45%，淋巴细胞百分比 53%。

【答题要求】

根据上述摘要，在答题卡上完成书面分析。

时间： 60 分钟。

【答案解析1】

中医疾病诊断： 泄泻；**中医证候诊断：** 脾肾阳虚证。

西医疾病诊断： 溃疡性结肠炎。

西医诊断依据：

1. 具有持续或反复发作腹泻和黏液脓血便及腹痛，伴有不同程度全身症状。

2. 白细胞 $12.2 \times 10^9/L$，中性粒细胞 85%。

3. 结肠镜示：乙状结肠、直肠黏膜血管纹理模糊、紊乱或消失，黏膜充血、水肿、易脆、出血和脓性分泌物附着，亦常见黏膜粗糙，呈细颗粒状。肠黏膜病理示：隐窝脓肿。

中医治法： 健脾温肾止泻。

方剂： 四神丸加减。

药物组成、剂量及煎服法：

补骨脂12g，吴茱萸6g，肉豆蔻12g，五味子12g，茯苓12g，泽泻9g，党参12g，白术12g。

五剂，水煎服。每日一剂，早晚分服。

西医治疗措施：

1. 休息。

2. 营养支持。

3. 药物治疗：①活动期：轻型可选用柳氮磺胺吡啶制剂，中型可加用糖皮质激素如泼尼松，重型加用激素及抗生素。②缓解期：可用氨基水杨酸维持至少3年。

【答案解析2】

中医疾病诊断： 水痘；**中医证候诊断：** 邪郁肺卫证。

西医诊断： 水痘。

西医诊断依据：

1. 冬春季发病，有水痘接触史。

2. 初起有发热、咳嗽、流涕等上呼吸道感染症状，其后颜面、躯干分批出现斑丘疹、水疱、结痂。

3. 周围血白细胞计数正常或稍低，淋巴细胞相对增高。

中医治法： 疏风清热，解毒利湿。

方剂： 银翘散加减。

药物组成、剂量及煎服方法：

连翘15g，金银花12g，苦桔梗9g，薄荷3g(后下)，竹叶9g，生甘草5g，芥穗9g，淡豆豉 9g，牛蒡子 9g。

三剂，水煎服。每日一剂，早晚分服。

西医治疗措施：

1. 对症治疗：皮肤瘙痒可应用含 0.25% 冰片的炉甘石洗剂或 5% 碳酸氢钠溶液局部涂擦。

2. 抗病毒治疗：对重症或有并发症或免疫功能受损的患者应及早使用抗病毒药。首选阿昔洛韦。

3. 继发皮肤细菌感染时加用抗菌药物。糖皮质激素对水痘病程有不利影响，可导致病毒播散，应禁用。

022 号题

【病案（例）摘要1】

孙某，男，40 岁，职员。2016 年 2 月 18 日初诊。

长期从事伏案工作，半年前出现颈项部僵硬疼痛及左上肢放射痛，每于受凉及劳累后加重。半月前因受凉，颈项、左上肢疼痛加重。现颈项部僵硬疼痛，转颈活动受限，左上肢放射痛。遇寒加重，热敷后疼痛减轻，睡眠差，饮食尚可，大小便正常。

查体：臂丛神经牵拉实验阳性，椎间孔挤压试验阳性。颈椎 X 线检查示：颈椎生理曲度变直，$C_{4\sim7}$ 椎体边缘增生，椎间隙变窄。舌淡红，苔白，脉弦紧。

【病案（例）摘要2】

患儿，女，3 岁。2010 年 11 月 26 日初诊。

患儿 3 天前无明显诱因出现发热，咳嗽流涕，近 1 天来，颜面、躯干发现斑丘疹、水疱，大小不一，大者如黄豆，小者如粟米，内含水液，晶莹明亮，浆液稀薄，分批出现，检查患儿头角发际皆有高粱米大之水痘，胸背部较多，四肢散在。皮疹瘙痒，分布稀疏，此起彼伏，舌尖微红，苔薄黄，脉滑数。既往体健。有水痘接触史。

查体：T 39.1℃，P 130 次/分。体重 15kg，发育正常，精神欠佳，呼吸稍促，皮肤稍红，颜面、躯干部可见粉红色斑丘疹、椭圆形小水疱，顶满无脐，晶莹明亮，浆液稀薄，大小不等。双肺呼吸音清，未闻及干湿啰音，心尖冲动位置及心浊音界正常，心率 130 次/分，心律齐，未闻及明显杂音。余无异常。

辅助检查：血常规：WBC 4.5×10^9/L，L% 55%。ELISA 检测：病毒抗体阳性。

【答题要求】

根据上述摘要，在答题卡上完成书面分析。

时间：60 分钟。

【答案解析1】

中医疾病诊断：痹证；**中医证候诊断：**风寒湿阻证。

西医诊断：颈椎病（神经根型）。

西医诊断依据：

1. 长期从事伏案工作，半年前出现颈项部僵硬疼痛及左上肢放射痛，每于受凉及劳累后加重。

2. 臂丛神经牵拉实验阳性，椎间孔挤压试验阳性。

3. X 线检查示：颈椎生理曲度变直，$C_{4\sim7}$椎体边缘增生，椎间隙变窄。

中医治法：祛风除湿，温经通络。

方剂：羌活胜湿汤加减。

药物组成、剂量及煎服方法：

羌活、独活、白芷、升麻、葛根、苍术、白术、白芍、防风各 10g，川芎 6g，蔓荆子、藁本各 12g，甘草 3g。

七剂，水煎服。日一剂，早晚分服。

西医治疗措施：

1. 可使用非甾体类抗炎药、肌肉松弛剂及镇静剂对症治疗。

2. 局部有固定且范围较小的压痛时，可局部封闭治疗。

3. 手术治疗。适应证：①各型颈椎病经严格的非手术治疗无效，症状严重者。②神经根与脊髓压迫症状逐渐加重或反复发作者。常用的术式：①前路椎间盘及骨刺切除、椎体间植骨融合术：主要适用于神经根型和脊髓型颈椎病。②侧方减压和椎间融合术：主要适用于椎动脉型和神经根型颈椎病。③颈椎后路减压术或椎管扩大术：适用于经前路手术后效果不佳，多节段椎管狭窄者。

【答案解析2】

中医疾病诊断：水痘；**中医证候诊断**：邪郁肺卫证。

西医诊断：水痘。

西医诊断依据：

1. 冬春季发病，有水痘接触史。

2. 初起有发热、咳嗽、流涕等上呼吸道感染症状，其后颜面、躯干分批出现斑丘疹、水疱、结痂。

3. 周围血白细胞计数正常或稍低，淋巴细胞相对增高。

4. ELISA 检测：病毒抗体阳性。

中医治法：疏风清热，利湿解毒。

方剂：银翘散加减。

药物组成、剂量及煎服法：

金银花 6g，连翘 6g，桑叶 10g，桔梗 5g，生薏苡仁 10g，板蓝根 6g，蝉蜕 3g，牛蒡子 6g，六一散 10g$^{(包煎)}$。

三剂，水煎服。每日一剂，早晚分服。

西医治疗措施：

1. 对症治疗：皮肤瘙痒可应用炉甘石洗剂或 5% 碳酸氢钠溶液局部涂擦。

2. 抗病毒治疗：首选阿昔洛韦。

3. 继发皮肤细菌感染时用抗菌药物。

023 号题

【病案（例）摘要1】

董某，男，45 岁，已婚，职员。2015 年 7 月 9 日初诊。

患者上腹疼痛反复发作 2 年，未系统治疗。现症：胃脘灼热胀痛，嘈杂，脘腹痞闷，口干口苦，渴不欲饮，不思饮食，身重肢倦，尿黄，大便不爽。

查体：T 36.5℃，P 80 次/分，R 19 次/分，BP 130/80mmHg。全腹软，剑突下压痛，无肌紧张及反跳痛，墨菲征（－），麦氏点无压痛。舌质红，苔黄腻，脉滑。

辅助检查：腹部 B 超示：未见异常。胃镜示：胃窦黏膜充血，水肿，红白相间，黏膜粗糙不平，可见小灶性糜烂，幽门螺杆菌检查（＋）。

【病案（例）摘要2】

孙某，女，5 岁。2014 年 1 月 19 日初诊。

患儿 4 天前受凉后出现喷嚏，流涕，咳嗽，家长未予重视，自服急支糖浆治疗，昨日起患儿咳嗽加重，出现发热、气喘，遂来就诊。现症：发热，咳嗽，气喘，喉间痰鸣，气急鼻扇，涕泪俱无，鼻孔干燥，面赤唇红，烦躁口渴，小便短黄，大便秘结。

查体：T 39.3℃，P 130 次/分，R 30 次/分。急性病容，口唇轻微发绀，咽部充血，扁桃体肿大Ⅱ度，双肺呼吸音粗，右下肺可闻及湿啰音，心率 130 次/分，律齐，腹部检查无明显异常。舌红而干，舌苔黄，脉滑数。

辅助检查：血常规：白细胞 16.5×10^9/L，中性粒细胞百分比 78%，淋巴细胞百分比 20%。胸部 X 线片示：右下肺可见斑片状阴影。

【答题要求】

根据上述摘要，在答题卡上完成书面分析。

时间：60 分钟。

【答案解析1】

中医疾病诊断：胃痛；**中医证候诊断**：脾胃湿热证。

西医诊断：慢性浅表性胃炎。

西医诊断依据：

1. 症状：胃脘灼热胀痛，嘈杂，脘腹痞闷反复发作。

2. 查体：剑突下压痛，无肌紧张及反跳痛，墨菲征（－），麦氏点无压痛。

3. 腹部 B 超示：未见异常。胃镜示：胃窦黏膜充血，水肿，红白相间，黏膜粗糙不平，可见小灶性糜烂，幽门螺杆菌检查（＋）。

中医治法：清利湿热，醒脾化浊。

方剂：三仁汤加减。

药物组成、剂量及煎服方法：

杏仁^(后下)、白蔻仁、通草、法半夏、竹茹、藿香各 10g，厚朴、薏苡仁、滑石^(包煎)各 15g。

西医治疗措施：

1. 一般治疗：包括饮食疗法和消除病因。

2. 药物治疗：

（1）根除幽门螺杆菌：若幽门螺杆菌阳性者可用三联疗法（克拉霉素、奥美拉唑、甲硝唑）等治疗。

（2）促胃动力药：多潘立酮（吗丁啉）10mg，每日 3 次，饭前 15~30 分钟口服。

【答案解析2】

中医疾病诊断：肺炎喘嗽；**中医证候诊断**：毒热闭肺证。

西医诊断：小儿肺炎。

西医诊断依据：

1. 根据临床有发热、咳嗽、气促或呼吸困难表现。

2. 双肺呼吸音粗，右下肺可闻及湿啰音。

3 血常规：白细胞 $16.5 \times 10^9/L$，中性粒细胞白分比78%，淋巴细胞白分比20%。

4. 胸部 X 线片示：右下肺可见斑片状阴影。

中医治法：清热解毒，泻肺开闭。

方剂：黄连解毒汤合麻杏石甘汤加减。

药物组成、剂量及煎服方法：

黄芩9g，黄连4.5g，黄柏9g，山栀6g，麻黄3g，石膏10g，杏仁3g，甘草6g。

三剂，水煎服。日一剂，早晚分服。

西医治疗措施：

1. 针对病原体选择敏感药物，肺炎球菌首选青霉素；金葡菌使用甲氧西林；流感嗜血杆菌选用阿莫西林加克拉维酸；大肠杆菌选用头孢曲松；肺炎支原体、衣原体选用红霉素、罗红霉素。

2. 对症：氧疗，维持呼吸道通畅，水电解质平衡。

024 号题

【病案（例）摘要1】

郭某，女，65岁，已婚，退休工人。2015年11月22日初诊。

患者10余年前于劳累后感觉心悸、胸胁满闷，并逐渐出现夜间卧位则心悸加重，需坐起后得以缓解。近日气温骤降，上述症状加重。症状：夜间不能平卧，心悸气短，倦怠乏力，活动后加重，下肢水肿，尿少，口唇青紫，胁下痞块。

查体：T 37.8℃，P 110 次/分，R 26 次/分，BP 130/70mmHg。慢性病容，半卧位，颈静脉怒张；两下肺闻及细湿啰音；心尖波动弥散；心浊音界向两侧扩大，以左下为主；心率110次/分，闻及早搏10次/分，各瓣膜听诊区未闻及杂音；肝肋下8cm；肝-颈静脉回流征阳性；下肢凹陷性水肿。舌紫暗，苔薄白，脉细涩。

辅助检查：心电图示窦性心动过速，频发房性早搏，T波低平。

胸部 X 线片：心影普遍增大，两肺明显淤血征象，肺动脉圆锥突出。

【病案（例）摘要2】

杨某，女，28岁。2016年6月23日初诊。

患者3年来反复发作皮肤瘀斑瘀点。今日紫斑增多，颜色紫红，下肢尤甚，伴有头晕目眩，耳鸣，低热颧红，心烦盗汗，齿衄鼻衄，月经量多。

体格检查：T 37.1℃，P 82 次/分，R 16 次/分，BP 120/80mmHg，神清，精神可，腹软，无压痛反跳痛，腹部未触及肿块。皮肤散在瘀斑瘀点，颜色紫红，下肢尤甚，舌红少津，脉细数。

辅助检查：血小板计数 $54 \times 10^9/L$，骨髓象：骨髓巨核细胞明显增加。PAIg 和 PAC3

阳性。血小板存活时间缩短。

【答题要求】

根据上述摘要，在答题卡上完成书面分析。

时间：60分钟。

【答案解析1】

中医疾病诊断：心悸；**中医证候诊断：**气虚血瘀证。

西医诊断：慢性全心衰。

西医诊断依据：

1. 既往有劳累后感觉心悸、胸胁满闷，并逐渐出现夜间卧位则心悸加重，需坐起后得以缓解病史。

2. 典型临床表现：夜间不能平卧，心悸气短，倦怠乏力，活动后加重，下肢水肿，尿少，口唇青紫，胁下痞块。

3. 静脉怒张；两下肺闻及细湿啰音；心尖波动弥散；心浊音界向两侧扩大，以左下为主；心率110次/分，闻及早搏10次/分，各瓣膜听诊区未闻及杂音；肝肋下8cm；肝-颈静脉回流征阳性；下肢凹陷性水肿。

4. 辅助检查：心电图示窦性心动过速，频发房性早搏，T波低平。

5. 胸部X线片：心影普遍增大，两肺明显淤血征象，肺动脉圆锥突出。

中医治法：益气活血，疏肝通络。

方剂：人参养荣汤合桃红四物汤加减。

药物组成、剂量及煎服方法：

人参6g，白术9g，茯苓6g，甘草5g$^{(炙)}$，陈皮6g，黄芪9g$^{(炙)}$，当归9g，白芍15g，熟地黄9g，五味子5g，桂心4.5g，远志6g。

西医治疗措施：

1. 一般治疗

（1）去除或缓解基本病因。

（2）去除诱发因素：控制感染，治疗心律失常，纠正贫血、电解质紊乱。

（3）改善生活方式，干预心血管损害的危险因素：控制高血脂、高血压、糖尿病，戒烟、戒酒，肥胖患者减轻体重。饮食宜低盐、低脂。预防感染。

（4）密切观察病情演变及定期随访。

2. 药物治疗：抑制神经内分泌激活，改善血流动力学，其他药物。

3. 非药物治疗：心脏再同步化治疗，埋藏式心律转复除颤器，手术治疗。

【答案解析2】

中医疾病诊断：血证，紫癜；**中医证候诊断：**阴虚火旺证。

西医诊断：特发性血小板减少性紫癜。

西医诊断依据：

1. 反复发作皮下瘀斑瘀点。

2. 血小板计数54×10^9/L。

3. 骨髓象：骨髓巨核细胞明显增加。

4. PAIg 和 PAC3 阳性。

5. 血小板存活时间缩短。

中医治法：滋阴降火，清热止血。

方剂：茜根散或玉女煎加减。

药物组成、剂量及煎服方法：

茜根 24g，黄芩 12g，栀子 12g，阿胶 12g（烊化），生石膏 30g（包煎），熟地黄 12g，麦冬 12g，知母 15g，牛膝 9g。

五剂，水煎服，日一剂，早晚分服。

西医治疗措施：

1. 一般治疗：注意休息。

2. 糖皮质激素：常用泼尼松 30～60mg，分 3 次服用。血小板升至正常后逐步减量，每周 5mg 递减，最后每天 5～10mg 维持 3～6 个月。

3. 脾切除。糖皮质激素治疗无效者选用。

4. 免疫抑制剂。不作为首选治疗。

5. 其他治疗。

025 号题

【病案（例）摘要1】

患儿，女，4 岁。2015 年 11 月 5 日初诊。

患儿 2 周前出现腹泻，每日 10 余次，呈稀水样，自服止泻药，症状略有缓解，现腹泻，每日 3～4 次，大便清稀，完谷不化，睡时露睛，胃寒，四肢欠温，小便正常。

查体：T 36.5℃，P 110 次/分，R 35 次/分。精神略差，面色㿠白，皮肤弹性可，未见异常，舌淡，苔白，脉细弱。

辅助检查：血常规：白细胞 8.5×10^9/L，中性粒细胞百分比 55%。大便常规正常。

【病案（例）摘要2】

徐某，男，27 岁，职员。2016 年 2 月 18 日初诊。

1 年前无明显诱因出现腰腿痛，经针灸、推拿好转。2 个月前因受凉腰痛加重，并放射至左小腿外侧及脚背，行走不便，每逢阴雨天气及受凉劳累后加重，热敷后可减轻，饮食尚可，睡眠一般，大小便正常。

检查：左侧腰 3～5 棘突旁肌肉紧张，压痛明显，并向左下肢放射，左侧直腿抬高试验 30°阳性。腰 CT 示"$L_{3～4}$、$L_{4～5}$ 椎间盘突出"。舌质淡红，苔白腻，脉沉。

【答题要求】

根据上述摘要，在答题卡上完成书面分析。

时间：60 分钟。

【答案解析1】

中医疾病诊断：小儿泄泻。**中医证候诊断：**脾肾阳虚证。

西医诊断：小儿泄泻。

西医诊断依据：

1. 大便泄泻，日 10 余次。

2. 血常规：白细胞 $8.5 \times 10^9/L$，中性粒细胞百分比 55%。大便常规正常。

中医治法：温补脾肾，固涩止泻。

方剂：附子理中丸合四神丸。

药物组成、剂量及煎服方法：

附子 3g[先煎]，人参 3g[另煎]，白术 6g，干姜 3g，补骨脂 6g，五味子 6g，肉豆蔻 6g，吴茱萸 6g，甘草 3g。

五剂，水煎服。日一剂，早晚分服。

西医治疗措施：

1. 原则：预防纠正脱水，调整饮食，合理用药，预防并发症。

2. 液体疗法：纠正水、电解质紊乱及酸碱失衡，口服补液盐或静脉补液。

3. 药物治疗：微生态疗法，两种以上菌制剂，双歧杆菌、嗜乳酸杆菌。

【答案解析2】

中医疾病诊断：腰痛；**中医证候诊断：**寒湿腰痛。

西医诊断：腰椎间盘突出症（神经根型）。

西医诊断依据：

1. 每逢阴雨天气及受凉劳累后加重，热敷后可减轻。

2. 检查：左侧腰 3~5 棘突旁肌肉紧张，压痛明显，并向左下肢放射，左侧直腿抬高试验 30° 阳性。

3. 腰 CT 示 "$L_{3\sim4}$、$L_{4\sim5}$ 椎间盘突出"。

中医治法：散寒行湿，温经通络。

方剂：大活络丹。

使用剂量及服用方法：

6g，每日 2 次，黄酒送服。

西医治疗措施：

1. 以手法治疗为主，施以理筋手法。

2. 牵引治疗。

3. 针灸治疗。

4. 封闭治疗。

026 号题

【病案（例）摘要1】

牟某，男性，69 岁。2016 年 5 月 4 日初诊。

6 年前因 "胆囊结石、胆囊炎" 行胆囊造瘘术，3 个月后切除胆囊，术后胆绞痛症状消失。3 年前开始出现右上腹绞痛，多于进食油腻后引起，无发热及黄疸。近两年腹痛发作频繁，偶有寒战、发热，无黄疸。半年前右上腹绞痛，伴轻度皮肤黄染，尿色深，经输液治疗后缓解。一天前突感右上腹绞痛，伴寒战、高烧，体温 39℃，且皮肤巩膜黄染，口苦咽干，恶心呕吐，不思饮食。急诊入院。既往无心脏、肝、肾疾患，无肝炎或结核史。

体格检查：T39℃，P88 次/分，BP100/70mmHg。神清合作，皮肤巩膜黄染，腹平坦，可见右肋缘下及上腹旁正中切口瘢痕，未见肠型及蠕动波，右上腹压痛，无肌紧张或反跳痛，未扪及肿物或肝脾，肠鸣音可闻。舌质红，苔黄腻，脉弦滑。

实验室检查：胆红素 30μmol/L，直接胆红素 14.9μmol/L，余肝功能、电解质均在正常范围，Hb150g/L，WBC29.7×10⁹/L，PLT246×10⁹/L。B超：肝大小形态正常，肝内胆管可见扩张，内径 0.7cm，胆总管内径 2.1cm，壁增厚，于其下端可探及一 1.6cm×1.2cm 结石。

【病案（例）摘要2】

患儿，女，5岁。2015年12月1日初诊。

患儿10天前无明显诱因出现发热，体温38℃左右，咳嗽，气促，就诊于附近诊所，静脉滴注抗生素8天，仍有咳嗽而来诊。现症见：咳嗽无力，动则汗出，喉中痰鸣，时有低热，食欲不振，大便溏。

查体：T 37.4℃，P 112 次/分，R 30 次/分。面白少华，左下肺可闻及少许湿啰音，舌质淡，舌苔薄白，脉细无力。

辅助检查：血常规：白细胞 12.6×10⁹/L，中性粒细胞百分比 73%。胸部 X 线片：双肺纹理增粗，左肺内带下都可见散在斑片影。

【答题要求】

根据上述摘要，在答题卡上完成书面分析。

时间：60 分钟。

【答案解析1】

中医疾病诊断：黄疸；**中医证候诊断**：肝胆湿热证。

西医诊断：①胆总管结石；②并发：化脓性胆管炎梗阻性黄疸。

西医诊断依据：

1. 反复发作右上腹绞痛，近期出现 Charcot 三联征。

2. 直接胆红素及白细胞升高。

3. 有胆囊结石二次手术史。

4. B超：肝大小形态正常，肝内胆管可见扩张，内径 0.7cm，胆总管内径 2.1cm，壁增厚，于其下端可探及一 1.6cm×1.2cm 结石。

中医治法：疏肝利胆，清热利湿。

方剂：茵陈蒿汤合大柴胡汤加减。

药物组成、剂量及煎服法：

茵陈12g，栀子12g，柴胡15g，黄芩9g，芍药9g，半夏9g，枳实9g，大黄6g^(后下)，大枣4枚，生姜15g。

五剂，水煎服。每日一剂，早晚分服。

西医治疗原则：

1. 抗感染措施。

2. 手术是治疗肝外胆管结石的主要方法，手术尽量取尽结石，解除梗阻。术后保持胆汁引流通畅。

【答案解析2】

中医疾病诊断：肺炎喘嗽；**中医证候诊断**：肺脾气虚证。

西医诊断：小儿肺炎。

西医诊断依据：

1. 5 岁幼儿，急性起病，冬季发病。

2. 以低热，咳嗽无力，气促，动则汗出，喉中痰鸣为主症。

3. 左下肺可闻及少许湿啰音。

4. 血常规：白细胞 $12.6 \times 10^9/L$，中性粒细胞百分比 73%。

5. 胸部 X 线片：双肺纹理增粗，左肺内带下都可见散在斑片影。

中医治法：补肺健脾，益气化痰。

方剂：人参五味子汤加减。

药物组成、剂量及煎服方法：

人参3g，白术4.5g，茯苓3g，五味子1.5g，麦冬3g，炙甘草2.4g。

五剂，水煎服。日一剂，早晚分服。

西医治疗措施：

1. 针对病原体选择敏感药物：肺炎球菌首选青霉素，金葡菌选甲氧西林，流感嗜血杆菌选阿莫西林加克拉维酸，大肠杆菌选头孢曲松，肺炎支原体、衣原体选红霉素、罗红霉素。

2. 对症治疗：氧疗，维持呼吸道通畅、水和电解质平衡。

027 号题

【病案（例）摘要1】

王某，男，32 岁，农民。2016 年 2 月 18 日初诊。

患者10年前无明显诱因出现双眼睑及双下肢水肿，遂到当地医院就诊。查尿：红细胞（＋＋），尿蛋白（＋＋＋），当地医院以"急性肾小球肾炎"收入院治疗30 余天。双眼睑及双下肢水肿消失。查尿红细胞（－），尿蛋白（＋）。遂出院。10 年来，上述症状反复发作，时轻时重，尿蛋白波动在（－～＋＋＋）。曾间断服用中西药（药名不详）控制症状。20 天前，患者因受凉致上述症状再次加重，并逐渐出现周身浮肿。现症：周身浮肿，腰以下为甚。伴脘腹胀满，面色萎黄，神倦肢冷，纳差，大便溏，小便尚可，舌质淡红，苔白腻，脉沉缓。患者平素体质较弱，经常感冒。否认肝炎、结核等传染病史。无先天性心脏病及外伤、手术史，无食物药物过敏史，家族中无传染病史及遗传病史。

查体：T 36.6℃，P 78 次/分，R 18 次/分，BP 130/80mmHg。一般情况可，咽部充血，舌质淡红，苔白腻，舌运动良好。双眼睑明显浮肿。心（－），肺（－），腹（－），双肾区叩击痛，桡动脉（寸口脉）：脉沉缓，双侧对称，无毛细管搏动征、水冲脉及枪击音。双下肢凹陷性浮肿，余无异常发现。

辅助检查：血常规、大便常规正常。尿蛋白（＋＋），红细胞（－）。血清总胆固醇11.2mmol/L，血清甘油三酯4.9mmol/L，血清总蛋白49.5g/L，白蛋白24.8g/L，球蛋白24.7g/L，余结果无异常。

【病案（例）摘要2】

白某，女，19岁，未婚，学生。2016年1月14日初诊。

患者14岁月经初潮，初潮后月经2个月一行，经期6天，1年前高考后出现月经紊乱，月经周期20~90天，经期7~20天，经量多。末次月经：2016年1月6日，量多，色淡暗，质清稀，面色晦暗，眼眶暗，小腹空坠，腰膝酸软。

查体： T 36.8℃，P 92次/分，BP 100/66mmHg。舌淡暗，苔白润，脉沉弱。

辅助检查： 血常规：血红蛋白86g/L。B超检查：子宫附件未见明显异常，基础体温升高。

【答题要求】

根据上述摘要，在答题卡上完成书面分析。

时间：60分钟。

【答案解析1】

中医疾病诊断： 水肿；**中医证候诊断：** 脾虚湿困证。

西医诊断： 肾病综合征。

西医诊断依据：

1. 青年男性，素体虚弱，经常感冒。

2. 双眼睑及双下肢浮肿反复发作10余年，加重20天；舌质淡红，苔白腻，脉沉缓。

3. BP130/80mmHg，一般情况可，咽部充血，双眼睑明显水肿，双下肢凹陷性水肿，双肾区叩击痛。

4. 尿蛋白（＋＋），红细胞（－）；血清总胆固醇11.2mmol/L，血清甘油三酯4.9mmol/L，血清总蛋白49.5g/L，白蛋白24.8g/L，球蛋白24.7g/L，余结果无异常。

中医治法： 温运脾阳，利水消肿。

方剂： 实脾饮加减。

药物组成、剂量及煎服法：

干姜9g，附子12g（先煎），草果10g，白术30g，茯苓10g，腹皮10g，木瓜10g，木香6g，厚朴10g，甘草9g。

三剂，水煎服。每日一剂，早晚分服。

西医治疗措施：

1. 一般治疗：休息，饮食治疗。

2. 对症治疗：利尿消肿，常用药物有噻嗪类利尿剂（氢氯噻嗪）、保钾利尿剂（氨苯蝶啶）、袢利尿剂（呋塞米）、渗透性利尿剂等；减少尿蛋白，应用血管紧张素转换酶抑制剂、血管紧张素Ⅱ受体拮抗剂、长效二氢吡啶类钙拮抗药等。

3. 免疫调节治疗：糖皮质激素、细胞毒药物、环孢素等。

【答案解析2】

中医疾病诊断： 月经过多；**中医证候诊断：** 肾虚证。

西医诊断： 功能失调性子宫出血（有排卵型）。

西医诊断依据：

1. 月经紊乱，月经周期20~90天，经期7~20天，经量多。

2. 血常规：血红蛋白 86g/L。

3. B 超检查：子宫附件未见明显异常，基础体温升高。

中医治法：温肾固冲，止血调经。

方剂：右归丸加减。

药物组成、剂量及煎服方法：

熟地黄 24g，山药 12g^(炒)，山茱萸 9g^(酒炙)，枸杞子 12g，菟丝子 12g^(制)，鹿角胶 12g^(烊化)，杜仲 12g^(盐炒)，肉桂 6g，当归 9g，附子（炮附片）6g^(先煎)。

西医治疗措施：

1. 治疗原则：止血、调整周期。绝经过渡期患者以止血、调整周期、减少经量、防止子宫内膜病变为原则。

2. 一般治疗：患者贫血应补充铁剂、维生素 C、蛋白质。

3. 药物治疗：有排卵型功血。

（1）黄体功能不全

1）促进卵泡发育：针对其发生原因，促进卵泡发育和排卵。卵泡期使用低剂量雌激素。可于月经第 5 天起每日服妊马雌酮 0.625mg 或 17β - 雌二醇 1mg，连续 5～7 天。氯米芬：可在月经第 5 天开始口服，50mg，每日 1 次，共 5 天。

2）促进 LH 峰形成：在监测到卵泡成熟时，使用 HCG 5000～10000U 一次或分两次肌注。

3）黄体功能刺激疗法：在基础体温上升后开始，隔日肌注 HCG 1000～2000U，共 5 次。

4）黄体功能替代疗法：一般选用天然黄体酮制剂，自排卵后开始每日肌肉注射黄体酮 10mg，共 10～14 天，以补充孕酮分泌的不足。

5）黄体功能不足合并高泌乳素血症的治疗：使用溴隐亭每日 2.5～5.0mg，可以使泌乳素水平下降，并促进垂体分泌促性腺激素及增加卵巢雌、孕激素分泌，从而改善黄体功能。

（2）子宫内膜不规则脱落

1）孕激素：自排卵后第 1～2 日或下次月经前 10～14 天开始，每日口服甲羟孕酮 10mg，连服 10 天。有生育要求者可注射黄体酮注射液。无生育要求者，可单服口服避孕药，从月经周期第 5 天起，每日 1 片，连服 21 天作为一周期。

2）绒促性素：用法同黄体功能不足，HCG 有促进黄体功能的作用。

028 号题

【病案（例）摘要1】

李某，男，54 岁，已婚，工人。2015 年 6 月 12 日初诊。

患者既往有慢性支气管炎病史，反复发作，气短、咳嗽、吐痰，每到冬季加重，天暖后减轻，近期无明显加重。现症：喘促短气，气怯声低，喉有痰声，咳声低微，自汗恶风，咳嗽，吐痰量少质黏。

查体：T 36.2℃，P 76 次/分，R 20 次/分，BP 130/80mmHg。桶状胸，触诊双侧语颤减弱，叩诊呈过清音，听诊呼吸音减弱，呼吸延长，两肺底可闻及湿性啰音。舌淡红少苔，脉细无力。

辅助检查：血常规：白细胞 9.8×10^9/L，中性粒细胞百分比 62%，淋巴细胞百分比 34%。胸部 X 线片：双肺野透亮度增加，纹理增粗。肺功能检查：吸入支气管舒张剂后 FEV_1/FVC 65%，舒张试验阴性，肺总量和残气量增高。

【病案（例）摘要2】

刘某，女，34 岁，已婚，教师。2016 年 1 月 28 日初诊。

患者平素月经正常。末次月经 2015 年 11 月 20 日，停经后早孕反应明显，自测尿妊娠试验阳性，近 1 周少量阴道出血，色淡红质稀，伴小腹空坠隐痛、腰酸，面色㿠白，心悸气短，神疲肢倦。

查体：T 36.2℃，P 80 次/分，R 21 次/分，BP 112/84mmHg。舌质淡，苔薄白，脉细滑无力。

辅助检查：B 超示：宫内妊娠，胚胎存活。

【答题要求】

根据上述摘要，在答题卡上完成书面分析。

时间：60 分钟。

【答案解析1】

中医疾病诊断：喘证。**中医证候诊断：**肺气虚耗证。

西医诊断：慢性阻塞性肺疾病。

西医诊断依据：

1. 既往有慢性支气管炎病史。

2. 反复发作，气短，咳嗽，吐痰，每到冬季加重，天暖后减轻。

3. 查体桶状胸，触诊双侧语颤减弱，叩诊呈过清音，听诊呼吸音减弱，呼吸延长，两肺底可闻及湿性啰音。

4. 血常规：白细胞 9.8×10^9/L，中性粒细胞百分比 62%，淋巴细胞百分比 34%。

5. 胸部 X 线片：双肺野透亮度增加，纹理增粗。

6. 肺功能检查：吸入支气管舒张剂后 FEV_1/FVC 65%，舒张试验阴性，肺总量和残气量增高。

中医治法：补肺益气养阴。

方剂：生脉散合补肺汤加减。

药物组成、剂量及煎服法：

西洋参 10g，麦冬 30g，五味子 10g，黄芪 30g，桑白皮 20g，防风 10g。

三剂，水煎服。每日一剂，早晚分服。

西医治疗措施：

1. 稳定期治疗

（1）教育劝导患者戒烟。使用支气管扩张剂；β_2 肾上腺素受体激动剂；抗胆碱能药；茶碱类。

（2）祛痰药。

（3）对重度和极重度患者（Ⅲ级和Ⅳ级）及反复加重的患者，长期吸入糖皮质激素与

长效 β_2 肾上腺素受体激动剂联合制剂。

2. 急性加重期治疗

（1）确定急性加重期的原因。

（2）支气管舒张剂。

（3）低流量吸氧。

（4）抗生素、莫西沙星，较重者可用第三代头孢菌素，如头孢曲松钠。

（5）糖皮质激素。

（6）长期家庭氧疗（LOTO）可提高生活质量和生存率。

【答案解析2】

中医疾病诊断：胎动不安。**中医证候诊断**：气血虚弱证。

西医诊断：先兆流产。

西医诊断依据：

1. 阴道少量出血，伴小腹空坠隐痛、腰酸。

2. 尿妊娠试验阳性。

3. B 超示：宫内妊娠，胚胎存活。

中医治法：益气养血，固肾安胎。

方剂：胎元饮加减。

药物组成、剂量及煎服方法：

人参9g，当归9g，杜仲9g，芍药9g，熟地黄9g，白术6g，炙甘草4.5g，陈皮3g。

五剂，水煎服。日一剂，早晚分服。

西医治疗措施：

1. 绝对卧床休息，避免体力劳动，减少精神压力。

2. 药物治疗：肌注黄体酮、HCG 或维生素 E 保胎。

3. 根据胎儿生命体征情况，酌情处理。

029 号题

【病案（例）摘要1】

患者，女，40 岁，职员。2016 年 2 月 18 日初诊。

患者近 2 年来突闻异声后时常心悸，虚烦不寐，触事易惊，终日惕惕，伴气短自汗，倦怠乏力，舌淡，脉弦细，饮食尚可，大小便未见异常。为明确诊断，前来就诊。既往体健。

查体：T 36.5℃，P 80 次/分，R 18 次/分，BP 110/80mmHg。神志清，精神尚可，营养适中，形体偏瘦，心肺检查（－），肝脾肋下未触及，腹平软，无压痛，肠鸣音 4 次/分，周身皮肤无出血点，生理反射未见异常，病理反射未引出，舌淡，脉弦细。

辅助检查：心电图：频发室性早搏。

【病案（例）摘要2】

张某，女，45 岁，干部。2015 年 3 月 18 日初诊。

患者有腹腔镜手术史。2 天前因暴饮暴食，开始腹痛阵作，胀满拒按，恶心呕吐，无排气排便。

查体：T 39.2℃，P 100 次/分，R 25 次/分，BP 100/75mmHg。痛苦面容，心肺（－）。腹部稍膨隆，未及包块，肝脾肋下未及。脐周压痛，拒按。舌质淡红，苔薄白，脉弦涩。

辅助检查：血常规：白细胞13.3×10^9/L，中性粒细胞百分比85%。X线检查：积气，有大小不等的阶梯状气液平面。

【答题要求】

根据上述摘要，在答题卡上完成书面分析。

时间：60 分钟。

【答案解析1】

中医疾病诊断：心悸；**中医证候诊断**：心神不宁证。

西医诊断：心律失常（室性早搏）。

西医诊断依据：

1. 心悸，虚烦不寐，触事易惊，终日惕惕，伴气短自汗，倦怠乏力。

2. 实验室检查：心电图显示频发室性早搏。

中医治法：镇惊定志，养心安神。

方药：安神定志丸加减。

远志 6g，石菖蒲 5g，茯神 15g，茯苓 15g，朱砂 2g$^{（冲服）}$，龙齿 25g$^{（先煎）}$，党参 9g。

三剂，水煎服。日一剂，早晚分服。

西医治疗措施：

1. 抗心律失常药物治疗：美西律、普罗帕酮等。

2. 非药物治疗：心脏电复律、导管射频消融术。

【答案解析2】

中医疾病诊断：肠结；**中医证候诊断**：气滞血瘀证。

西医诊断：肠梗阻。

西医诊断依据：

1. 患者有腹腔镜手术史。

2. 具备典型肠梗阻的痛、呕、胀、闭四大症状。

3. 腹部膨隆。

4. 血常规：白细胞 13.3×10^9/L，中性粒细胞百分比85%。

5. X线检查：积气，有大小不等的阶梯状气液平面。

中医治法：行气活血，通腑攻下。

方剂：桃仁承气汤加减。

药物组成、剂量及煎服方法：

大黄 12g$^{（后下）}$，芒硝 6g$^{（冲服）}$，桃仁 18 粒，当归 6g，芍药 6g，丹皮 6g。

西医治疗措施：

1. 非手术治疗：先行保守对症治疗，输液抗感染。

2. 手术治疗：如出现绞窄性肠梗阻特征，有腹膜刺激征，或保守治疗 6～8 小时，病情不见好转，及时手术。

3. 休息，营养支持。

030 号题

【病案（例）摘要1】

患者，男，40岁，工人。2015年11月12日初诊。

患者近3年来，反复发作性胸部疼痛、胸闷不适。昨日因高兴，过量饮食而诱发胸部疼痛，疼痛剧烈，胸闷如窒，痛引肩背，表情焦虑，同时伴有气喘短促，肢体沉重，休息5分钟后可缓解。病人形体肥胖，痰多，平素喜食肥甘厚味。

查体：T 36.7℃，P 115次/分，R 23次/分，BP 120/80mmHg。舌淡，苔浊腻，脉滑。心电图示：Ⅱ、Ⅲ、aVF S－T段下移，T波倒置。

【病案（例）摘要2】

张某，女，50岁，已婚，职员。2016年1月12日初诊。

患者9个月前经期淋雨涉水后，连月来出现月经紊乱，经期5～20天，经量多少不一，经闭3个月后于2016年1月1日经血非时暴下，继而淋沥不止，色淡，质稀，倦怠懒言，面色白。

查体：T 36.8℃，P 90次/分，R 18次/分，BP 120/80mmHg。舌淡，苔白，脉缓无力。

妇科检查：宫颈光滑，宫腔内流出暗红色血液，子宫及双侧附件正常。

辅助检查：血常规：血红蛋白93g/L。B超检查：子宫附件未见明显异常。经前子宫内膜诊刮病理提示：子宫内膜简单型增长过长。

【答题要求】

根据上述摘要，在答题卡上完成书面分析。

时间：60分钟。

【答案解析1】

中医疾病诊断：胸痹；**中医证候诊断**：痰浊壅塞证。

西医诊断：冠状动脉粥样硬化性心脏病（心绞痛）。

西医诊断依据：

1. 胸部疼痛反复发作，疼痛剧烈，常放射至肩背，持续时间短。

2. 疼痛可在休息后缓解。

3. 心电图示：Ⅱ、Ⅲ、aVF S－T段下移，T波倒置。

中医治法：通阳泄浊，豁痰开结。

方剂：瓜蒌薤白半夏汤加减。

药物组成及煎服法：

瓜蒌30g，薤白10g，半夏9g，陈皮15g，茯苓15g，甘草3g。

三剂，水煎服。日一剂，早晚分服。

西医治疗措施：

1. 休息：发作时立刻休息，一般患者在停止活动后症状即可消除。

2. 药物治疗：较重的发作，可使用作用较快的硝酸酯制剂，如硝酸甘油或硝酸异山梨酯。

3. 缓解期：可以服用β受体阻滞剂、钙通道阻滞剂、硝酸异山梨酯或者调脂药和抗血小板药。

【答案解析2】

中医疾病诊断：崩漏；**中医证候诊断：**脾虚证。

西医诊断：功能失调性子宫出血（无排卵型）。

西医诊断依据：

1. 既往月经紊乱病史。

2. 月经周期异常、行经期异常、经量多少不一。

3. 妇科检查：宫颈光滑，宫腔内流出暗红色血液。

4. 辅助检查：血常规：血红蛋白93g/L。

5. B超检查：子宫附件未见明显异常。经前子宫内膜诊刮病理提示：子宫内膜简单型增长过长。

中医治法：补气摄血，固冲调经。

方剂：固本止崩汤合举元煎。

药物组成、剂量及煎服方法：

生地黄9g，熟地黄9g，黄芪15g，炒白术9g，党参9g，炒荆芥6g，炒三仙各6g，炙甘草6g，升麻6g。

七剂，水煎服。日一剂，早晚分服。

西医治疗措施：

1. 治疗原则：止血、调整周期。绝经过渡期患者以止血、调整周期、减少经量、防止子宫内膜病变为原则。

2. 一般治疗：患者贫血应补充铁剂、维生素C、蛋白质。

3. 药物治疗：是功血的一线治疗。常采用性激素止血和调整月经周期。出血期可辅用促进凝血和抗纤溶药物，促进止血。止血：使用雄激素。调整月经周期：雌、孕激素联合法。

4. 手术治疗：①刮宫术。②子宫内膜切除术。③子宫切除术。

031 号题

【病案（例）摘要1】

患者，男，65岁，工人。2015年6月23日初诊。

32年前因骑跨伤致"下尿路狭窄"，后间断发作尿频、尿急、尿痛，有时伴腰痛、发热，经抗炎和对症治疗后好转，平均每年发作1~2次。患者2天前无明显诱因发热达38℃~39℃，无寒战，伴腰痛、尿频、尿急、尿痛，无肉眼血尿，无浮肿，自服氟哌酸无效，为进一步诊治入院。发病来饮食可，大便秘结，睡眠好，体重无明显变化。既往，47年前患"十二指肠溃疡"，经治疗已愈，无结核病密切接触史，无药物过敏史。

查体：T 38.9℃，P 120次/分，R 20次/分，BP 120/80mmHg。急性热病容，无皮疹，浅表淋巴结未触及，巩膜不黄，眼睑不肿，舌质红，苔薄黄腻，脉滑数。心肺无异常，腹平软，下腹部轻压痛，无肌紧张和反跳痛，肝脾未触及，双肾区叩痛（+），双下肢不肿。

辅助检查：血常规：血Hb132g/L，WDC 28.9×10⁹/L，中性分叶百分比86%，杆状百分比5%，淋巴百分比9%。尿常规：尿蛋白（+），WBC多数/高倍视野，可见脓细胞和白细胞管型，RBC 5~10 个/高倍视野。

【病案（例）摘要2】

徐某，女，18 个月。2015 年 12 月 10 日初诊。

患儿 1 天前夜间睡眠着凉，凌晨突然发热，呕吐 1 次，为胃内容物，继之腹泻，大便前后哭闹。大便清稀，夹有泡沫，臭气不甚，伴恶寒，鼻流清涕，咳嗽。

查体： T 38.2℃，P 132 次/分，R 36 次/分。神志清，精神可，皮肤弹性略差，眼窝凹陷，心肺听诊（－），腹软，无压痛，肠鸣音活跃，舌质淡，苔薄白，脉浮紧，指纹淡红。

辅助检查： 血常规：白细胞 7.9×10^9/L，中性粒细胞百分比 31%，淋巴细胞百分比 61%。大便常规：镜检未见异常。

【答题要求】

根据上述摘要，在答题卡上完成书面分析。

时间：60 分钟。

【答案解析1】

中医疾病诊断： 淋证；**中医证候诊断：** 膀胱湿热证。

西医诊断： 慢性肾盂肾炎急性发作。

西医诊断依据：

1. 反复发作的尿路刺激症状，伴腰痛、发热，病程迁延。本次发病急剧，有下尿路引流不畅因素。

2. 下腹部轻压痛，双肾区叩痛（＋）。

3. 血白细胞数和中性粒细胞比例均增高，尿蛋白（＋），尿白细胞多数，可见脓细胞和白细胞管型。

中医治法： 清热利湿通淋。

方剂： 八正散加减。

药物组成、剂量及煎服法：

木通 10g，车前子 10g$^{(包煎)}$，萹蓄 15g，瞿麦 15g，滑石 30g$^{(包煎)}$，甘草梢 10g，大黄 6g$^{(后下)}$，山栀 10g，银花 15g，金钱草 30g，海金沙 20g$^{(包煎)}$，川楝子 10g，川牛膝 15g。

三剂，水煎服。日一剂，早晚分服。

西医治疗措施：

1. 抗感染治疗：合理有效使用抗生素。

2. 去除诱因，防止复发。

【答案解析2】

中医疾病诊断： 小儿泄泻；**中医证候诊断：** 风寒泻。

西医诊断： 小儿腹泻。

西医诊断依据：

1. 以大便次数增多，夹有泡沫，大便前后哭闹为主症。

2. 查体：肠鸣音活跃。

3. 血常规：白细胞 7.9×10^9/L，中性粒细胞百分比 31%，淋巴细胞百分比 61%。

4. 大便常规：镜检未见异常。

中医治法：疏风散寒，化湿和中。

方剂：藿香正气散加减。

药物组成、剂量及煎服方法：

藿香4.5g，白芷、川芎、紫苏叶、半夏、苍术各3g，白术、白茯苓、陈皮、厚朴（姜制）各2.4g，甘草0.9g。

西医治疗措施：

1. 饮食疗法：腹泻时应注意进行饮食调整，减轻胃肠道负担。

2. 液体疗法：根据病情及脱水和电解质丢失情况，适当补充。

3. 微生态疗法。

032 号题

【病案（例）摘要1】

女性，26岁，已婚。2015年3月12日初诊。

患者于入院前24小时，在路边餐馆吃饭，半天后，出现腹部不适，呈阵发性并伴有恶心，自服654-2等对症治疗，未见好转，并出现呕吐胃内容物，发热及腹泻数次，为稀便，无脓血，体温37℃~38.5℃，来我院急诊，查便常规阴性，按"急性胃肠炎"予颠茄、黄连素等治疗，晚间，腹痛加重，伴发热38.6℃，腹痛由胃部移至右下腹部，仍有腹泻，夜里再来就诊，查血常规 WBC 21×10^9/L，遂来就诊。现症见：腹痛加剧，右下腹或全腹压痛、反跳痛，腹皮挛急，右下腹可扪及包块，壮热，恶心纳差，便秘或腹泻。

既往体健，无肝肾病史，无结核及疫水接触史，无药物过敏史。月经史13岁（1天/27~28天），末次月经2015年2月25日。

查体：T 38.7℃，P 120次/分，BP 100/70mmHg。发育营养正常，全身皮肤无黄染，无出血点及皮疹，浅表淋巴结不大，眼睑无浮肿，结膜无苍白，巩膜无黄染，颈软，甲状腺不大，心界大小正常，心率120次/分，律齐，未闻及杂音，双肺清，未闻干湿啰音，腹平，肝脾未及，无包块，全腹压痛，以右下腹麦氏点周围为著，无明显肌紧张，肠鸣音10~15次/分。舌红苔黄腻，脉弦数或滑数。

辅助检查：血常规：血红蛋白162g/L，白细胞 24.6×10^9/L，中性分叶百分比86%，杆状百分比8%。尿常规（-）。大便常规：稀水样便，白细胞3~5个/高倍视野，红细胞0~2个/高倍视野。肝功能正常。

【病案（例）摘要2】

患儿，女，5岁。2015年12月1日初诊。

患儿10天前无明显诱因出现发热，体温38℃左右，咳嗽，气促，就诊于附近诊所，静脉滴注抗生素8天，仍有咳嗽而来诊。现症见：咳嗽无力，动则汗出，喉中痰鸣，时有低热，食欲不振，大便溏。

查体：T 37.4℃，P 112次/分，R 30次/分。面白少华，左下肺可闻及少许湿啰音，舌质淡，舌苔薄白，脉细无力。

辅助检查：血常规：白细胞 12.6×10^9/L，中性粒细胞百分比73%。胸部X线片：双肺纹理增粗，左肺内带下都可见散在斑片影。

【答题要求】

根据上述摘要，在答题卡上完成书面分析。

时间： 60 分钟。

【答案解析1】

中医疾病诊断： 肠痈；**中医证候诊断：** 湿热证。

西医诊断： 急性阑尾炎。

西医诊断依据：

1. 转移性右下腹痛。

2. 右下腹固定压痛、反跳痛。

3. 发热，白细胞和中性粒细胞增高。

中医治法： 通腑泄热，利湿解毒。

方剂： 大黄牡丹汤合红藤煎剂加败酱草、白花蛇舌草、蒲公英。

药物组成及煎服法：

大黄 6g$^{(后下)}$，牡丹皮 15g，桃仁 15g，红藤 15g，紫花地丁 20g，青皮 10g，枳实 10g，厚朴 10g，丹参 10g，赤芍 15g，败酱草 20g，白花蛇舌草 20g，蒲公英 30g。

三剂，水煎服。日一剂，早晚服用。

西医治疗措施：

1. 抗感染治疗。

2. 开腹探查、阑尾切除术。

【答案解析2】

中医疾病诊断： 肺炎喘嗽；**中医证候诊断：** 肺脾气虚证。

西医诊断： 小儿肺炎。

西医诊断依据：

1. 典型临床表现：发热、咳嗽、气促、喉中痰鸣。

2. 查体：T 37.4℃，左下肺可闻及少许湿啰音。

3. 血常规：白细胞 12.6×10^9/L，中性粒细胞百分比 73%。

4. 胸部 X 线片：双肺纹理增粗，左肺内带下都可见散在斑片影。

中医治法： 补肺健脾，益气化痰。

方剂： 人参五味子汤加减。

药物组成、剂量及煎服方法：

人参 6g，白术 9g，茯苓 6g，五味子 6g，麦冬 6g，炙甘草 6g。

三剂，水煎服。日一剂，早晚分服。

西医治疗措施：

1. 针对病原体治疗：选择敏感药物。肺炎球菌首选青霉素；金葡菌选甲氧西林；流感嗜血杆菌选阿莫西林加克拉维酸；大肠杆菌选头孢曲松；肺炎支原体、衣原体选红霉素、罗红霉素；病毒选病毒唑。

2. 对症治疗：氧疗，维持呼吸道通畅，水及电解质平衡。

033 号题

【病案（例）摘要1】

朱某，男，28岁，已婚，农民。2015年1月14日初诊。

患者反复发作喉中哮喘8年，3天前因气温骤降，喘息又作并逐渐加重，气粗息涌，呛咳阵作，喉中哮鸣，胸高胁胀，烦闷不安，汗出，口渴喜饮，面赤口苦，咳痰色黄，黏浊稠厚，咳吐不利。

查体： T 37℃，P 120次/分，R 28次/分，BP 120/80mmHg。呼吸急促，双肺叩诊过清音，听诊满布哮鸣音，呼气延长，舌质红，苔黄腻，脉滑数。

辅助检查： 血常规：白细胞 7.9×10^9/L，中性粒细胞百分比65%，嗜酸性粒细胞百分比12%。胸部X线片示：双肺透亮度增加，呼吸功能检查支气管舒张试验阳性。

【病案（例）摘要2】

袁某，男，45岁，干部。2016年3月8日初诊。

患者有腹腔手术史。1天前因过度劳累，突然腹部剧烈疼痛，得热稍减，脘腹怕冷，四肢畏寒，伴恶心，呕吐，吐出物为胃内容物，无排气排便。

查体： T 36.2℃，P 80次/分，R 20次/分，BP 100/75mmHg。痛苦面容，心肺（－），腹胀，稍有膨隆，未及包块，肝脾肋下未及，脐周轻度压痛，拒按。舌质淡红，苔薄白，脉弦。

辅助检查： 血常规：白细胞 9×10^9/L，中性粒细胞百分比82%。X线检查，小肠扩张，有大小不等的阶梯状气液平面。

【答题要求】

根据上述摘要，在答题卡上完成书面分析。

时间：60分钟。

【答案解析1】

中医疾病诊断： 哮病；**中医证候诊断：** 热哮证。

西医诊断： 支气管哮喘。

西医诊断依据：

1. 反复发作喘息、气急、胸闷或咳嗽，多与接触冷空气有关。

2. 发作时在双肺可闻及散在或弥漫性以呼气相为主的哮鸣音，呼气相延长。

3. 辅助检查：血常规：白细胞 7.9×10^9/L，中性粒细胞百分比65%，嗜酸性粒细胞百分比12%。胸部X线片示：双肺透亮度增加，呼吸功能检查支气管舒张试验阳性。

中医治法： 清热宣肺，化痰定喘。

方剂： 麻杏石甘汤加减。

药物组成、剂量及煎服方法：

麻黄6g，石膏20g，甘草9g，杏仁9g$^{(后下)}$，桑白皮15g，黄芩9g。

三剂，水煎服。日一剂，早晚分服

西医治疗措施：

1. 急性发作的处理：取决于发作的严重程度以及对治疗的反应。治疗目的在于尽快缓解症状、解除气流受限和低氧血症。

2. 长期治疗方案：哮喘的治疗应以患者的病情严重程度为基础，根据其控制水平类别选择适当的治疗方案，本患者哮喘症状明显，直接选用第3级，如无效可以考虑升级。

第3级方案包括：哮喘教育、环境控制；按需使用短效β₂受体激动剂；控制药物选用一种，低剂量ICS（吸入糖皮质激素）加LABA、中高剂量ICS、低剂量ICS加白三烯调节剂、低剂量ICS加缓释茶碱。

【答案解析2】

中医疾病诊断：肠结；**中医证候诊断：**脏腑寒凝证。

西医诊断：肠梗阻。

西医诊断依据：

1. 患者有腹腔镜手术史。

2. 具备典型肠梗阻的痛、呕、胀、闭四大症状。

3. 腹部膨隆。

4. 血常规：白细胞 9×10^9/L，中性粒细胞百分比82%。

5. X线检查：积气，有大小不等的阶梯状气液平面。

中医治法：温中散寒，通里攻下。

方剂：温脾汤加减。

药物组成、剂量及煎服方法：

大黄15g⁽后下⁾，附子6g⁽先煎⁾，人参6g⁽另煎⁾，当归9g，甘草6g，干姜9g，芒硝6g⁽冲服⁾。

西医治疗措施：

1. 非手术治疗：先行保守对症治疗，输液解痉抗感染。

2. 手术治疗：如出现绞窄性肠梗阻特征，有腹膜刺激征，或保守治疗6~8小时病情不见好转，应及时手术。

3. 休息，营养支持。

034号题

【病案（例）摘要1】

李某，男，54岁，已婚，工人。2015年6月12日初诊。

患者既往有慢性支气管炎病史，反复发作，气短，咳嗽，吐痰，每到冬季加重，天暖后减轻，近期无明显加重。现症：喘而胸满闷塞，甚则胸盈仰息，咳嗽，痰多黏腻色白，咳吐不利，兼有呕恶，食少，口黏不渴。

查体：T 36.2℃，P 76次/分，R 20次/分，BP 130/80mmHg。桶状胸，触诊双侧语颤减弱，叩诊呈过清音，听诊呼吸音减弱，呼吸延长，两肺底可闻及湿性啰音。舌苔白腻，脉象滑。

辅助检查：血常规：白细胞 9.8×10^9/L，中性粒细胞百分比62%，淋巴细胞百分比34%。胸部X线片：双肺野透亮度增加，纹理增粗。肺功能检查吸入支气管舒张剂后 FEV_1/FVC 65%，舒张试验阴性，肺总量和残气量增高。

【病案（例）摘要2】

王某，女，29岁。2014年11月5日初诊。

患者平素月经规律，4~5 天/35 天，量多，无痛经，末次月经 2014 年 9 月 17 日，于 11 月 1 日开始阴道出血，量较少，色暗且淋沥不净，4 天来常感头晕、乏力及下腹痛，2 天前曾到某中医门诊诊治，服中药调经后阴道出血量增多，但仍少于平时月经量。今晨上班和下午 2 时有 2 次突感下腹剧痛，下坠，头晕，并昏倒，遂来急诊。月经 14 岁初潮，量中等，无痛经。25 岁结婚，孕 2 产 1，末次生产 4 年前，带环 3 年。既往体健，否认心、肝、肾等疾患。

体格检查： T 36℃，P 102 次/分，BP 80/50mmHg。急性病容，面色苍白，出冷汗，可平卧。心肺无异常。外阴有血迹，阴道畅，宫颈光滑，有举痛，子宫前位，正常大小，稍软，可活动，轻压痛，子宫左后方可及 8cm×6cm×6cm 不规则包块，压痛明显，右侧（－），后陷凹不饱满。脉微欲绝或细数无力。

辅助检查： 尿妊娠试验（±）。Hb 90g/L，WBC $10.8×10^9$/L，Plt $145×10^9$/L。B 超：可见宫内避孕环，子宫左后 7.8cm×6.6cm 囊性包块，形状欠规则，无包膜反射，后陷凹有液性暗区。

【答题要求】

根据上述摘要，在答题卡上完成书面分析。

时间：60 分钟。

【答案解析1】

中医疾病诊断： 喘证；**中医证候诊断：** 痰浊阻肺证。

西医诊断： 慢性阻塞性肺疾病。

西医诊断依据：

1. 既往有慢性支气管炎病史。

2. 反复发作，气短，咳嗽，吐痰，每到冬季加重，天暖后减轻。

3. 查体桶状胸，触诊双侧语颤减弱，叩诊呈过清音，听诊呼吸音减弱，呼吸延长，两肺底可闻及湿性啰音。

4. 血常规：白细胞 $9.8×10^9$/L，中性粒细胞百分比 62%，淋巴细胞百分比 34%。

5. 胸部 X 线片：双肺野透亮度增加，纹理增粗。

6. 肺功能检查吸入支气管舒张剂后 FEV_1/FVC 65%，舒张试验阴性，肺总量和残气量增高。

中医治法： 祛痰降逆，宣肺平喘。

方剂： 二陈汤合三子养亲汤加减。

药物组成、剂量及煎服方法：

法半夏 10g，陈皮 15g，茯苓 20g，苏子 10g，白芥子 6g，莱菔子 10g，炙甘草 5g。

七剂，水煎服。日一剂，早晚分服。

西医治疗措施：

1. 药物治疗：支气管扩张剂沙丁胺醇或氨茶碱控制症状。祛痰。严重时，使用激素治疗。

2. 支持治疗：保持呼吸道通畅，抗感染，纠正酸碱失衡。

3. 休息，吸氧，营养支持。

【答案解析2】

中医疾病诊断： 异位妊娠；**中医证候诊断：** 已破损（休克型）。

西医诊断： ①异位妊娠破裂出血。②急性失血性休克。

西医诊断依据：

1. 有突发下腹痛，伴有急性失血和休克表现。

2. 有停经史和阴道不规则出血史。

3. 宫颈举痛，子宫左后可触及包块。

4. B超可见囊性包块，后陷凹有液性暗区。

中医治法： 益气固脱，活血祛瘀。

方剂： 生脉散合宫外孕Ⅰ号方。

药物组成、剂量及煎服法：

赤芍20g，丹参15g，桃仁12g，人参30g^(另煎)，麦冬12g，五味子9g。

三剂，水煎服。每日一剂，早晚分服。

西医治疗措施：

1. 输液，必要时输血，抗休克。

2. 开腹探查，清洗腹腔，左输卵管切除。

035 号题

【病案（例）摘要1】

患者，女，32岁，教师。2016年10月21日初诊。

患者2个月前与家人生气后，感心慌，易饥，食量由原来的每日250g增至每日500g，同时怕热多汗，说话多，易怒，失眠，逐渐发现双眼突出，梳头困难，蹲下站起时困难，手足心热，咽干口燥，劳累后心慌、气短明显，夜间有时憋醒。病后大便每日2次，成形便，体重减轻8kg。既往体健，无药物过敏史，月经初潮14岁，4~6天/30天，近1年闭经，家中无类似患者。

查体： T 37℃，P 150次/分，R 26次/分，BP 110/60mmHg。发育正常，消瘦，自动体位，皮肤潮湿，浅表淋巴结不大，眼球突出，闭合障碍，唇无紫绀，甲状腺Ⅱ度肿大，质软，无结节，两上极可及震颤，可闻血管杂音，无颈静脉怒张，双肺正常，心界稍向左扩大，心率150次/分，律不齐，心尖部可闻及Ⅱ/6级收缩期杂音，腹软，无压痛，肝脾肋下未及，无移动性浊音，肠鸣音正常，双下肢不肿，双膝、跟腱反射亢进，双侧巴宾斯基征（-）。舌质红或淡红，舌苔少，脉细或细数无力。

辅助检查： 查 FT_3 18pmol/L，FT_4 30pmol/L，TSH 4.5mU/mL。

【病案（例）摘要2】

患者，男，50岁，IT行业。2015年10月15日初诊。

患者3个月前无明显诱因，餐后突然上腹痛，向后背、双肩部放射，较剧烈，伴发烧38℃左右，次日发现巩膜、皮肤黄染，于当地医院应用抗生素及利胆药物后，症状缓解。随后2个月又有类似发作2次，仍行消炎、利胆、保肝治疗，症状减轻。为求进一步明确诊断和治疗来我院。现症见：右上腹有持续性胀痛，多向右肩背部放射，伴高热，恶寒，口苦咽干，恶心呕吐，不思饮食，身目发黄。半年前因"慢性胆囊炎、胆囊结石"行胆囊切除术。无烟酒嗜好，无肝炎、结核病病史。

查体： 一般情况好，发育营养中等，神清，合作。巩膜、皮肤黄染，浅表淋巴结无肿大，头颈心肺无异常。腹平软，肝脾未触及，无压痛或反跳痛，墨菲征（－），肝区无叩痛，移动性浊音（－），肠鸣音正常。舌质红，苔黄腻，脉弦滑或弦数。

实验室检查： WBC 5.0×10^9/L，Hb 161g/L。尿胆红素（－），TBIL（总胆红素）29.8μmol/L（正常值1.7~20.0μmol/L），DBIL（直接胆红素）7.3μmol/L（正常值＜6.0μmol/L）。B超：肝脏大小形态正常，实质回声欠均匀，为脂肪肝之表现，胆总管内径约1.2cm，可疑扩大，未见结石影，但未探及十二指肠后段及末端胆总管。

【答题要求】

根据上述摘要，在答题卡上完成书面分析。

时间：60分钟。

【答案解析1】

中医疾病诊断： 瘿气；**中医证候诊断：** 气阴两伤证。

西医诊断： ①Graves病。②甲亢性心脏病：心脏大，心房纤颤，心功能Ⅲ级。

西医诊断依据：

1. Graves病：①病史：多食、多汗、消瘦、怕热、肌无力、闭经、易怒。②查体：心率快，脉压大，眼球突出，甲状腺肿大，有震颤及血管杂音。③曾有FT_3、FT_4增高和TSH升高。

2. 甲亢性心脏病：①有Graves病。②劳累后心慌、气短明显，夜间有憋醒。③心界稍向左大，心率150次/分，有脱落脉，提示心房纤颤。

中医治法： 益气养阴，消瘿散结。

方剂： 生脉散加减。

药物组成、剂量及煎服法：

沙参15g，麦冬15g，五味子12g，黄精15g，生地黄15g，丹皮15g。

三剂，水煎服。每日一剂，早晚分服。

西医治疗措施：

1. 一般治疗：高热量、高蛋白、高维生素、低碘饮食和对症处理。

2. 抗甲亢药物治疗，多用硫脲嘧啶类药物。

3. 手术治疗。

4. 放射性[131]I治疗。

5. 甲状腺介入栓塞治疗。

【答案解析2】

中医疾病诊断： 黄疸；**中医证候诊断：** 肝胆湿热证。

西医诊断： 胆总管结石。

西医诊断依据：

1. 间歇发作性腹痛，伴有黄疸、发烧。

2. 餐后发作上腹痛，向后背及肩部放射，为胆绞痛之表现。

3. 有胆囊结石病史。

4. 实验室检查有轻度黄疸所见。

5. B 超示胆总管可疑扩大。

中医治法：疏肝利胆，清热利湿。

方剂：茵陈蒿汤合大柴胡汤加减。

药物组成、剂量及煎服法：

茵陈蒿 18g，栀子 12g，大黄 6g，柴胡 15g，黄芩 9g，芍药 9g，半夏 9g，枳实 9g，大枣 4 枚，生姜 15g。

三剂，水煎服。每日一剂，早晚分服。

西医治疗措施：

1. 开腹探查，总胆管切开探查，引流。

2. EPT 手术（总胆管下端结石，经 ETP 切开取石）。

036 号题

【病案（例）摘要1】

单某，女，42 岁，已婚，干部。2015 年 5 月 11 日初诊。

患者 1 年前体检时发现镜下血尿和蛋白尿，未予重视。近 2 个月间断出现腰酸乏力，下肢水肿，晨起眼睑浮肿及头晕，血压 150/100mmHg，予以降压治疗。现症：腰酸乏力，眼睑及颜面、下肢轻度水肿，面色少华，纳呆，便溏，小便频数。

查体：T 36.8℃，P 78 次/分，R 16 次/分，BP 160/100mmHg。慢性病容，心肺（-），腹软，肝脾肋下未及，双肾叩击痛（-），双下肢水肿。舌质淡有齿痕，苔薄白，脉细。

辅助检查：尿常规：尿蛋白（++），镜检红细胞 20～30 个/高倍视野，可见颗粒管型。24 小时尿蛋白定量 1.5g/L。肾功能：血尿素氮 5.32mmol/L，血肌酐 89μmol/L。B 超示：双肾大小结构正常。

【病案（例）摘要2】

刘某，女性，39 岁。2016 年 3 月初诊。

患者于 2 个月前因工作紧张，烦躁性急，常因小事与人争吵，难以自控。着衣不多，仍感燥热多汗。现症：颈前肿胀，烦躁易怒，胸闷，两胁胀满，善太息，失眠，月经不调，腹胀便溏。既往体健，无结核或肝炎病史，家族中无精神病或高血压患者。

体格检查：T37.2℃，P92 次/分，R20 次/分，BP 130/70mmHg。发育营养可，神情稍激动，眼球略突出，眼裂增宽，瞬目减少。两叶甲状腺可及，轻度肿大、均匀，未扣及结节，无震颤和杂音，浅表淋巴结不大，心肺（-），腹软，肝脾未及。舌质淡红，舌苔白腻，脉弦滑。

【答题要求】

根据上述摘要，在答题卡上完成书面分析。

时间：60 分钟。

【答案解析1】

中医疾病诊断：水肿；**中医证候诊断**：脾肾气虚证。

西医诊断：慢性肾小球肾炎。

西医诊断依据：

1. 水肿、高血压史 1 年以上。

2. 尿化验异常（蛋白尿、血尿及管型尿）。

3. 晚期可有肾功能减退、贫血、电解质紊乱等情况出现。

中医治法：补气健脾益肾。

方剂：异功散加减。

药物组成、剂量及煎服方法：

白术 15g，甘草 15g^(炙)，茯苓 15g，人参 15g^(另煎)，杜仲 15g，川续断 15g，菟丝子 15g，陈皮 12g，生姜 15g。

七剂，水煎服。日一剂，早晚分服。

西医治疗措施：

1. 一般治疗：限制蛋白及盐的摄入量。

2. 药物治疗：控制高血压在 125/75mmHg 以下，选用 ACEI 类保护肾功能的降压药。应用血小板解聚药阿司匹林降低蛋白尿。糖皮质激素治疗。

3. 休息，营养支持。

【答案解析2】

中医疾病诊断：瘿病；**中医证候诊断**：气滞痰凝证。

西医诊断：甲状腺功能亢进症（原发性）。

西医诊断依据：

1. 有燥热多汗，性情急躁。

2. 甲状腺肿大，突眼。

3. 脉率加快，脉压增大。

中医治法：疏肝理气，化痰散结。

方剂：逍遥散合二陈汤加减。

药物组成、剂量及煎服法：

当归 20g，白芍 12g，柴胡 9g，茯苓 12g，白术 12g，炙甘草 9g，陈皮 12g，香附 6g，炮姜 6g，半夏 9g，乌梅 9g。

五剂，水煎服，日一剂，早晚分服。

西医治疗原则：

1. 一般治疗：合理安排膳食，高热量，高蛋白，高维生素和低碘饮食。

2. 内科药物治疗：使用硫脲嘧啶类药物是目前治疗甲亢主要采取的治疗方法。

3. 必要时行甲状腺次全切除术。

4. 放射性[131]I 治疗。

5. 甲状腺介入栓塞治疗。

037 号题

【病案（例）摘要1】

患者，男，35 岁。

头晕、乏力伴出血倾向半年，加重 1 周。半年前无诱因开始头晕、乏力，间断下肢皮肤出血点，刷牙出血，服过 20 多剂中药不见好转，1 周来加重。病后无鼻出血和黑便，二便正常，进食好，无挑食和偏食，无酱油色尿，睡眠可，体重无变化。既往体健，无放射线和毒物接触史，无药敏史。

查体： T 36℃，P 100 次/分，R 20 次/分，BP 120/70mmHg，贫血貌，双下肢散在出血点，浅表淋巴结未触及，巩膜不黄，舌乳头正常，胸骨无压痛，心肺无异常，肝脾未触及，下肢不肿。

实验室检查： 血红蛋白45g/L，红细胞 $1.5×10^{12}$/L，网织红细胞0.1%，白细胞 $3.0×10^{9}$/L，中性分叶占30%，淋巴细胞占65%，单核细胞占5%，血小板 $35×10^{9}$/L，中性粒细胞碱性磷酸酶（NAP）阳性率80%，积分200分，血清铁蛋白210μg/L，血清铁170μg/dL，总铁结合力280μg/dL，尿常规（－），尿 Rous 试验阴性。

【病案（例）摘要2】

赵某，男，41岁，已婚，工人。2015年10月2日初诊。

患者于3天前出现发热，头痛，鼻塞，流涕，自服清热解毒口服液治疗，效果不明显。现症：恶寒较甚，发热，无汗，身楚倦怠，气短懒言，反复易感，头痛鼻塞，咳嗽，咯痰无力。

查体： T 37.6℃，P 76 次/分，R 20 次/分，BP 120/70mmHg。咽部充血，两肺呼吸音清，舌淡苔白，脉浮无力。

辅助检查： 血常规：白细胞 $10×10^{9}$/L，中性粒细胞百分比40%，淋巴细胞百分比56%。胸部 X 线片示：未见异常。

【答题要求】

根据上述摘要，在答题卡上完成书面分析。

时间： 60分钟。

【答案解析1】

中医疾病诊断： 血证（齿衄，肌衄）；**中医证候诊断：** 气血两虚证。

西医诊断： ①全血细胞减少。②慢性再生障碍性贫血。

西医诊断依据：

1. 病史：半年多贫血症状和出血表现。

2. 体征：贫血貌，双下肢出血点，肝脾不大。

3. 血象：三系减少，网织红细胞减低，白细胞分类中淋巴细胞比例增高。

4. NAP 阳性率和积分均高于正常，血清铁蛋白和血清铁增高，而总铁结合力降低，尿 Rous 试验阴性。

中医治法： 补气养血摄血。

方剂： 八珍汤加减。

药物组成、剂量及煎服法：

人参9g^{（另煎）}，白术9g，白茯苓9g，当归9g，川芎9g，白芍药9g，熟地黄9g，炙甘草5g。

七剂，水煎服。每日一剂，早晚分服。

西医治疗措施：

1. 对症治疗：如成分输血，造血生长因子。

2. 针对发病机理给药：①针对干细胞：雄性激素，输脐带血，有条件可考虑骨髓移植。②改善微循环：654-2，一叶萩碱，硝酸士的宁（选一种）。③抑制免疫：强的松、左旋咪唑。

【答案解析2】

中医疾病诊断：感冒；**中医证候诊断**：气虚感冒证。

西医诊断：急性上呼吸道感染。

西医诊断依据：

1. 典型临床表现是发热，头痛，鼻塞，流涕等。

2. 查体：T 37.6℃，咽部充血，两肺呼吸音清。

3. 辅助检查：血常规：白细胞 $10 \times 10^9/L$，中性粒细胞百分比40%，淋巴细胞百分比56%。

4. 胸部 X 线片示：未见异常。

中医治法：益气解表。

方剂：参苏饮加减。

药物组成、剂量及煎服方法：

人参6g$^{（另煎）}$，半夏9g，茯苓9g，陈皮9g，甘草6g，枳壳9g，干葛9g，紫苏9g，前胡9g，木香6g，桔梗9g，生姜6g。

三剂，水煎服。日一剂，早晚分服。

西医治疗措施：

1. 抗病毒治疗：利巴韦林。

2. 对症治疗：使用解热镇痛药阿司匹林。

3. 抗感染治疗：如有继发感染，选择抗生素治疗。

4. 休息，营养支持。

038 号题

【病案（例）摘要1】

患者，男，34岁，未婚。2010年8月19日初诊。

近1年来有腹痛、腹泻的表现。1周前外出旅游进餐后出现腹痛、腹泻，日4~5次，里急后重，脓血便，自行口服抗生素无效，遂来就诊。现症：腹痛，腹泻，里急后重，脓血便，肛门灼热，尿赤。

查体：T 38.1℃，P 102 次/分，R 16 次/分，BP 120/80mmHg。舌红，苔黄腻，脉滑数。腹软，左下腹有压痛，无反跳痛及肌紧张，未触及肿块，肠鸣音7次/分。

实验室检查：白细胞 $11.2 \times 10^9/L$，中性粒细胞百分比87%。结肠镜示：乙状结肠、直肠黏膜血管纹理模糊、紊乱或消失，黏膜充血、水肿、易脆、出血和脓性分泌物附着，亦常见黏膜粗糙，呈细颗粒状。肠黏膜病示：隐窝脓肿。

【病案（例）摘要2】

张某，男性，25岁。腹痛2天急诊入院。

患者于48小时前突然发作腹痛，绕脐阵作，腹胀不甚，伴有肠鸣，多次呕吐，开始为绿色物，后呕吐蛔虫1条。两天来未进食，亦未排便排气，尿少，不觉发烧。

体格检查：T37.5℃，P 92 次/分，R20 次/分，BP 100/60mmHg，急性病容，神志清

楚，皮肤无黄染，干燥，弹性差。心肺正常，腹膨隆，腹部有条索状团块，广泛轻压痛，无反跳痛，未触及肿块，肝脾不大，肠鸣音高亢，有气过水音。舌质淡红，苔薄白，脉弦。

辅助检查： 血红蛋白 160g/L，白细胞 10.6×10^9/L，尿常规阴性。腹部透视有多个液平面。

【答题要求】

根据上述摘要，在答题卡上完成书面分析。

时间： 60 分钟。

【答案解析1】

中医疾病诊断： 痢疾；**中医证候诊断：** 湿热内蕴证。

西医诊断： 溃疡性结肠炎。

西医诊断依据：

1. 具有持续或反复发作腹泻和黏液脓血便及腹痛，伴有不同程度全身症状。

2. 白细胞 11.2×10^9/L，中性粒细胞百分比 87%。

3. 结肠镜示：乙状结肠、直肠黏膜血管纹理模糊、紊乱或消失，黏膜充血、水肿、易脆、出血和脓性分泌物附着，亦常见黏膜粗糙，呈细颗粒状。

中医治法： 清热利湿。

方剂： 白头翁汤加减。

药物组成、剂量及煎服法：

白头翁 20g，黄柏 10g，黄连 5g，秦皮 10g，丹皮 15g，赤芍 12g，金银花 15g。

三剂，水煎服。日一剂，早晚分服。

西医治疗措施：

1. 休息。

2. 营养治疗。

3. 药物治疗：①活动期：轻型可选用柳氮磺胺吡啶制剂，中型可加用糖皮质激素，如泼尼松。重型加用激素及抗生素。②缓解期：可用氨基水杨酸维持至少 3 年。

【答案解析2】

中医疾病诊断： 肠结；**中医证候诊断：** 虫积阻滞证。

西医诊断： 急性肠梗阻。

西医诊断依据：

1. 急性阵发性腹痛，伴肠鸣音亢进。

2. 腹胀，呕吐，停止排便与排气。

3. 有呕吐蛔虫史。

4. 腹透有多个液平面。

中医治法： 消导积滞，驱蛔杀虫。

方剂： 驱蛔承气汤加减。

药物组成、剂量及煎服法：

大黄 9g^(后下)，芒硝 6g^(冲服)，槟榔 12g，川楝子 12g，乌梅 12g，木香 6g，苦参 12g，川椒 6g。

五剂，水煎服，日一剂，早晚分服。

西医治疗原则：

1. 禁食，胃肠减压，抗生素。

2. 输液，纠正脱水及酸中毒。

3. 手术治疗。

039 号题

【病案（例）摘要1】

王某，男，78 岁。2016 年 3 月初诊。

20 年前开始常于寒冷天气咳嗽咳痰，10 年前开始逐渐加重，并伴喘促，2 天前因天气变化上述症状再加重，现症：喘息气粗，咳嗽，咳黄痰，身热，小便黄，大便秘结。

体格检查：T38.2℃，P110 次/分，R22 次/分，BP 120/80mmHg。精神尚可，口唇紫绀，桶状胸，双肺叩诊呈过清音，触诊双侧语颤减弱，听诊呼吸音减弱，呼吸延长，双肺可闻及湿啰音，心率 110 次/分，律齐，舌红，苔黄腻，脉滑数。

辅助检查：血常规：白细胞 13.2×10^9/L，中性粒细胞 88%；胸片：双肺通亮度增强，双肺纹理粗乱，肺动脉段突出等。

【病案（例）摘要2】

付某，男，34 岁，未婚。2010 年 8 月 19 日初诊。

近年来大便时溏时泻，迁延反复。2 天前因为饮食不慎出现大便溏泻，粪便带有黏液或脓血，伴有食少，腹胀，肢体倦怠，神疲懒言。

体格检查：T 36.1℃，P 62 次/分，R12 次/分，BP120/80mmHg，腹软，左下腹有压痛，无反跳痛及肌紧张，未触及肿块，肠鸣音 7 次/分。舌质淡胖边有齿痕，苔薄白，脉濡缓。

实验室检查：白细胞 11.2×10^9/L，中性粒细胞 87%，肠镜示：乙状结肠、直肠黏膜血管纹理模糊、紊乱或消失，黏膜充血、水肿、易脆、出血和脓性分泌物附着，亦常见黏膜粗糙，呈细颗粒状。肠黏膜病示：隐窝脓肿。

【答题要求】根据上述摘要，在答题卡上完成书面分析。

时间：60 分钟。

【答案解析1】

中医疾病诊断：喘证；**中医证候诊断：**痰热郁肺证。

西医诊断：慢性阻塞性肺疾患。

西医诊断依据：

1. 既往有慢性支气管炎病史。

2. 反复发作，气短，咳嗽、吐痰。

3. 查体桶状胸，触诊双侧语颤减弱，叩诊呈过清音，听诊呼吸音减弱，呼吸延长，两肺底可闻及湿啰音。

4. 血常规：白细胞 13.2×10^9/L，中性粒细胞 88%。

5. 胸部 X 线片：双肺野透亮度增加，纹理增粗。

中医治法： 清肺化痰，宣肺平喘。

方剂： 桑白皮汤加减。

药物组成及煎服方法：

桑白皮 12g，苏子 9g，半夏 12g，杏仁 6g$^{(后下)}$，贝母 12g，黄芩 12g，黄连 6g，栀子 12g，生姜 12g。

五剂，水煎服，日一剂，早晚分服。

西医治疗措施：

1. 药物治疗：支气管扩张剂沙丁胺醇或氨茶碱控制症状。祛痰。严重时，使用激素治疗。

2. 支持治疗：保持呼吸道通畅，抗感染，纠正酸碱失衡。

3. 休息，吸氧，营养支持。

【答案解析2】

中医疾病诊断： 泄泻；**中医证候诊断：** 脾胃虚弱证。

西医诊断： 溃疡性结肠炎。

西医诊断依据：

1. 大便时溏时泻，迁延反复。

2. 白细胞 11.2×10^9/L，中性粒细胞 87%。

3. 结肠镜示：乙状结肠、直肠黏膜血管纹理模糊、紊乱或消失，黏膜充血、水肿、易脆、出血和脓性分泌物附着，亦常见黏膜粗糙，呈细颗粒状。

中医治法： 健脾渗湿。

方剂： 参苓白术散加减。

药物组成、剂量及煎服方法：

党参 12g，茯苓 12g，白术 12g，薏苡仁 12g，砂仁 6g$^{(后下)}$，桔梗 6g，甘草 12g，怀山药 12g，白扁豆 12g，陈皮 12g。

五剂，水煎服，日一剂，早晚分服。

西医治疗措施：

1. 休息。

2. 营养支持。

3. 药物治疗：①活动期：轻型可选用柳氮磺胺吡啶制剂，中型可加用糖皮质激素如泼尼松。重型加用激素及抗生素。②缓解期：可用氨基水杨酸维持至少 3 年。

040 号题

【病案（例）摘要1】

丁某，女，49 岁，已婚，农民。2015 年 12 月 17 日初诊。

患者反复突发意识不清，伴四肢抽搐 1 年，发作时口中有声，口吐白沫，每次约 5 分钟意识恢复。近 1 个月发作频繁，收住入院进一步治疗。现症：突发意识不清伴四肢抽搐时有发生。平时头晕目眩，两目干涩，心烦失眠，腰膝酸软。

查体： T 36℃，P 90 次/分，R 20 次/分，BP 110/70mmHg。发作时查体见意识不清，四肢抽搐，面唇发绀，瞳孔散大，对光反射消失，呼吸时有中断，双肺闻及痰鸣音，深浅反射消失。舌红少苔，脉细数。

辅助检查：脑电图可见棘波、尖波。头颅 CT：未见异常。

【病案（例）摘要2】

患儿，男，4 个月。2015 年 3 月 23 日初诊。

患儿 35 天前无明显诱因咳嗽，无发热，静点头孢唑啉等治疗无效，12 天前咳嗽加重，伴有喘促，呈阵发性，用头孢哌酮、舒喘灵和洋地黄强心治疗，病情时轻时重，今日晨起突然面色苍白，口唇青紫，呼吸困难，额汗不温，四肢厥冷，烦躁不安。平素有夜惊、多汗史。既往体健，第 2 胎第 1 产，足月顺产，母乳喂养，未添加鱼肝油、钙剂及辅食。

查体：T 37.2℃，P 186 次/分，R 70 次/分，Bp 80/50mmHg，体重 8kg，身长 63cm，头围 40cm，胸围 39cm，前囟 2cm×2cm，发育正常，营养中等，急性重病容，烦躁，自动体位，皮肤略苍白，无黄染、皮疹及出血点，皮下脂肪充盈，分布均匀，全身浅表淋巴结未触及，头颅外形正常，枕秃（+），眼睑无浮肿，巩膜无黄染，咽充血，口周发绀，呼吸急促，鼻扇（+），三凹征（+），胸廓无畸形，双肺可闻及喘鸣音及中细湿啰音。皮肤无发花，心界不大，心率 186 次/分，律齐，腹平软，肝肋下 3cm，无压痛，脾及边，肠鸣音正常，双下肢轻度可凹性水肿，布氏征（-），双侧巴氏征（-）。舌质略紫，苔薄白，脉细弱而数，指纹青紫，可达命关。

辅助检查：血常规：Hb 91g/L，RBC 4.23×10^{12}/L，WBC 11.0×10^9/L，分叶占 65%，淋巴占 35%，Plt135×10^9/L。尿常规、便常规正常。

【答题要求】

根据上述摘要，在答题卡上完成书面分析。

时间：60 分钟。

【答案解析1】

中医疾病诊断：痫证；**中医证候诊断：**心肾亏虚证。

西医诊断：癫痫。

西医诊断依据：

1. 突发意识不清，伴四肢抽搐，发作时口中有声，口吐白沫，且反复发作，醒后如常。

2. 查体：发作时神志不清，四肢抽搐，瞳孔散大，对光反射消失，呼吸时有中断，双肺闻及痰鸣音，深浅反射消失。

3. 辅助检查：脑电图可见棘波、尖波。头颅 CT：未见异常。

中医治法：补益心肾，潜阳安神。

方剂：左归丸合天王补心丹加减。

药物组成、剂量及煎服方法：

山茱萸 12g，熟地黄 25g，山药 12g^(炒)，牛膝 9g，枸杞 12g，菟丝子 12g^(制)，鹿角胶 12g^(烊化)，龟甲胶 12g^(烊化)，玄参 15g，人参 15g，酸枣仁 30g，柏子仁 30g，天冬 30g，麦冬 30g，当归 30g，生地黄 12g，桔梗 15g，茯苓 15g，朱砂 6g^(冲服)，五味子 30g，远志 15g。

五剂，水煎服。日一剂，早晚分服。

西医治疗措施：

1. 药物治疗：首选苯妥英钠或卡马西平控制大发作，难治性考虑神经外科治疗，癫病持续状态首选安定治疗。

2. 支持治疗：保持呼吸道通畅，预防脑水肿、感染。

3. 休息，营养支持。

【答案解析2】

中医疾病诊断：肺炎喘嗽；**中医证候诊断**：心阳虚衰证。

西医诊断：①支气管肺炎。②心力衰竭。

西医诊断依据：

1. 先有上感表现咳嗽等，以喘憋、烦躁、呼吸急促、发热为主要表现。

2. 查体：口周发绀，鼻扇征（+），三凹征（+），两肺可闻及喘鸣音及湿啰音，有心衰体征，呼吸增快＞60次/分，心率明显增快（＞180次/分），心音低钝，肝大，双下肢水肿。

3. 化验血白细胞数及中性分叶粒细胞增高。

中医治法：温补心阳，救逆固脱。

方剂：参附龙牡救逆汤加减。

药物组成、剂量及煎服法：

人参9g$^{(另煎)}$，附子6g，龙骨15g$^{(先煎)}$，牡蛎15g$^{(先煎)}$，白芍9g，炙甘草6g。

三剂，水煎服。日一剂，早晚分服。

西医治疗措施：

1. 病原治疗：抗生素。

2. 心衰治疗：强心、利尿、扩血管剂。

3. 对症治疗：吸氧、祛痰、解痉平喘。

4. 糖皮质激素的应用：主要是平喘解痉。

041 号题

【病案（例）摘要1】

患者，男，15岁。2015年6月15日初诊。

患者2周前无明显诱因发热达38℃，无发冷和寒战，不咳嗽，但感全身不适、乏力、食欲减退、恶心、右上腹部不适，偶尔呕吐，曾按上感和胃病治疗无好转。1周前皮肤出现黄染，尿黄，色泽鲜明，恶心，厌油，纳呆，口干苦，头身困重，胸脘痞满，乏力，大便干。既往体健，无肝炎和胆石症史，无药物过敏史，无输血史，无疫区接触史。

查体：T 37.5℃，P 80次/分，R 20次/分，Bp 120/75mmHg。皮肤略黄，无出血点，浅表淋巴结未触及，巩膜黄染，咽（-），心肺（-），腹平软，肝肋下2cm，质软，轻压痛和叩击痛，脾侧位刚及，腹水征（-），下肢不肿。苔黄腻，脉弦滑数。

辅助检查：Hb 126g/L，WBC $5.2×10^9$/L，N% 65%，L% 30%，M% 5%，Plt $200×10^9$/L，网织红细胞1.0%，尿蛋白（-），尿胆红素（+），尿胆原（+），大便颜色加深，潜血（-）。

【病案（例）摘要2】

杨某，女，41岁，已婚，退休。2015年10月9日初诊。

患者近2年经常小便不畅，排尿时疼痛，时轻时重。近2周因劳累过度出现小腹坠胀，小便淋沥不已，尿热，尿痛，经治疗好转，现腰膝酸软，神疲乏力，食欲不振，少气懒言，口干不欲饮水。

查体：T 36.9℃，P 80 次/分，R 19 次/分，BP 130/80mmHg。面色无华，肾区疼痛（－）。舌淡，苔薄白，脉沉细。

辅助检查：血常规：白细胞 7.1×10^9/L，中性粒细胞百分比 75%。尿常规：白细胞 2～5 个/高倍视野，红细胞 2～6 个/高倍视野，尿蛋白（＋），尿潜血（＋）。尿培养：细菌数大于 10^5/mL。静脉肾盂造影见两肾大小不等，肾盂肾盏变形。

【答题要求】

根据上述摘要，在答题卡上完成书面分析。

时间：60 分钟。

【答案解析1】

中医疾病诊断：黄疸；**中医证候诊断**：阳黄证。

西医诊断：急性黄疸性肝炎。

西医诊断依据：

1. 发热、全身不适、乏力、食欲减退、恶心呕吐、右上腹不适等黄疸前期表现，1 周后出现黄疸。

2. 查体发现皮肤、巩膜黄染，肝脾肿大，肝区有压痛和叩击痛。

3. 验尿：胆红素及尿胆原均阳性。

中医治法：清热解毒，利湿退黄。

方剂：茵陈蒿汤合甘露消毒丹加减。

药物组成、剂量及煎服法：

茵陈蒿18g，栀子12g，大黄6g，黄芩12g，石菖蒲15g，藿香12g，白蔻15g^(后下)，薄荷9g^(后下)，滑石12g^(包煎)，木通6g，枳壳12g。

三剂，水煎服。日一剂，早晚分服。

西医治疗措施：

1. 一般治疗：休息、使用多种维生素、严禁饮酒等。

2. 抗病毒治疗：包括干扰素、拉咪夫定等。

3. 使用护肝药物。

【答案解析2】

中医疾病诊断：淋证；**中医证候诊断**：脾肾亏虚，湿热屡犯证。

西医诊断：尿路感染。

西医诊断依据：

1. 反复发作的尿频、尿急、尿痛。

2. 血常规：白细胞 7.1×10^9/L，中性粒细胞百分比 75%。

3. 尿常规：白细胞 2～5 个/高倍视野，红细胞 2～6 个/高倍视野，尿蛋白（＋），尿潜血（＋）。

4. 尿培养：细菌数人于 10^5/mL。

5. 静脉肾盂造影见两肾大小不等，肾盂肾盏变形。

中医治法：健脾补肾。

方剂：无比山药丸加减。

药物组成、剂量及煎服方法：

山茱萸 15g，泽泻 20g，熟地黄 20g，茯苓 15g，巴戟天 10g，牛膝 15g，赤石脂 10g，山药 25g，杜仲 15g，菟丝子 20g，肉苁蓉 15g。

五剂，水煎服。日一剂，早晚分服。

西医治疗措施：

1. 一般治疗：宜休息 3~5 天，多饮水，勤排尿。

2. 碱化尿液：可用碳酸氢钠 1.0g，每日 3 次，口服。

3. 抗菌治疗：一般首选对革兰阴性杆菌有效的抗菌药物。

042 号题

【病案（例）摘要1】

连某，男，65 岁，退休。2015 年 11 月 12 日初诊。

患者 5 天前晨起后自觉头晕，四肢乏力，随后左侧肢体乏力加重，自予降压药口服，症状可减轻，但仍头晕。2 小时前患者突然昏倒，不省人事，呼之不应，家人发现后呼 120 入院。平素饮食不节，嗜好烟酒。

体格检查：BP162/90mmHg，意识不清，喉中痰鸣，口噤不语，舌淡，苔白滑腻，脉沉。

辅助检查：头颅 CT：右侧枕颞皮质大片状密度降低。颈部血管彩超：右侧颈总动脉粥样硬化并狭窄。

【病案（例）摘要2】

宋某，女，25 岁，已婚，职员。2015 年 8 月 21 日初诊。

患者停经 2 个月，阴道少量出血伴有小腹下坠 1 周。末次月经：2015 年 6 月 21 日。停经后无明显不适，近一周少量阴道出血，色淡红质稀，伴小腹空坠隐痛、腰酸，面色㿠白，心悸气短，神疲肢倦。

查体：T 39.4℃，P 96 次/分，R 24 次/分，BP 100/80mmHg。舌质淡，苔薄白，脉细滑无力。

辅助检查：B 超示：宫内妊娠，胚胎存在。

【答题要求】

根据上述摘要，在答题卡上完成书面分析。

时间：60 分钟。

【答案解析1】

中医疾病诊断：中风（中脏腑）；**中医证候诊断**：痰湿壅闭心神证。

西医诊断：脑梗死。

西医诊断依据：

1. 自觉头晕，四肢乏力，随后左侧肢体乏力加重。

2. 突然昏倒，不省人事，呼之不应。

3. 查体血压增高，头颅 CT：右侧枕颞皮质大片状密度降低。颈部血管彩超：右侧颈总动脉粥样硬化并狭窄。

中医治法：辛温开窍，豁痰息风。

方剂：急用苏合香丸灌服，继用涤痰汤加减。

药物组成、剂量及煎服方法：

茯苓 12g，人参 6g，甘草 12g，橘红 12g，胆南星 6g，半夏 9g，竹茹 12g，枳实 9g，菖蒲 12g，生姜 12g，大枣 12g。

五剂，水煎服，日一剂，早晚分服。

西医治疗措施：

1. 卧床休息，吸氧。

2. 脱水降颅压，促进水肿吸收。

3. 溶栓，抗凝，合理控制血压。

4. 对症治疗。

【答案解析2】

中医疾病诊断：胎动不安；**中医证候诊断**：气血虚弱证。

西医诊断：先兆流产。

西医诊断依据：

1. 有停经史 2 个月。

2. 阴道流血或伴腹痛。

3. B 超示：宫内妊娠，胚胎存在。

中医治法：益气养血，固肾安胎。

方剂：胎元饮加减。

药物组成、剂量及煎服法：

人参 9g，当归 12g，杜仲 12g，熟地黄 9g，白术 12g，白芍 9g，炙甘草 12g，陈皮 6g。五剂，水煎服；每日一剂，早晚分服。

西医治疗措施：

1. 卧床休息，减少活动，禁止性生活，避免不必要的阴道检查。

2. 黄体功能不全的患者，黄体酮肌注每日或隔日 1 次，每次 10～20mg；绒毛膜促性腺激素肌肉注射隔日 1 次，每次 3000U，也可口服维生素 E 保胎治疗。

3. 甲状腺功能低下者，可口服小剂量甲状腺片。

4. 经治疗症状不缓解或反而加重者，应进行 B 超及血 HCG 测定，根据情况给予相应处理。

043 号题

【病案（例）摘要1】

李某，女，30 岁。2015 年 12 月 4 日初诊。

患者近 3 年来反复出现皮下瘀斑瘀点，过劳加重。今日晨起不慎磕碰后，破损处出血不止，遂来就诊。现症：皮下紫斑斑色暗淡，可伴神情倦怠，心悸，气短，头晕目眩，食欲不振。

体格检查：T 36.1℃，P 62 次/分，R 12 次/分，BP 120/80mmHg，神清，精神可，面色

苍白，腹软，无压痛反跳痛，腹部未触及肿块。皮肤散在瘀斑瘀点，舌质淡，苔白，脉弱。

辅助检查：血小板计数 50×10^9/L，骨髓象：骨髓巨核细胞显著增加。PAIg 和 PAC3 阳性。

【病案（例）摘要2】

马某，男，36岁，未婚，职员。2015年10月26日初诊。

患者上腹疼痛反复发作3年，空腹明显，进食后缓解。近2日出现胃脘灼热疼痛，泛酸，嗳气，口苦口干，胸胁胀满，烦躁易怒，大便秘结。

查体：T 36.8℃，P 98次/分，BP 110/80mmHg。腹软，剑突下偏右侧压痛，无反跳痛及肌紧张。舌红苔黄，脉弦数。

辅助检查：上消化道钡餐检查：十二指肠球部龛影，位于十二指肠轮廓之外，周围有环绕带。^{12}C 呼气试验示幽门螺杆菌（＋）。

【答题要求】

根据上述摘要，在答题卡上完成书面分析。

时间：60分钟。

【答案解析1】

中医疾病诊断：血证，紫斑；**中医证候诊断：**气不摄血证。

西医诊断：特发性血小板减少性紫癜。

西医诊断依据：

1. 反复发生的皮下瘀斑瘀点，且过劳加重。

2. 血小板计数 50×10^9/L。

3. 骨髓象：骨髓巨核细胞显著增加。

4. PAIg 和 PAC3 阳性。

中医治法：益气摄血，健脾养血。

方剂：归脾汤加减。

药物组成、剂量及煎服方法：

党参12g，白术12g，黄芪20g，当归15g，炙甘草12g，茯苓12g，远志12g，酸枣仁12g，木香6g，龙眼肉12g，生姜12g，大枣12g。

五剂，水煎服，日一剂，早晚分服。

西医治疗措施：

1. 一般治疗：注意休息。

2. 糖皮质激素：常用泼尼松30～60mg，分3次服用。血小板升至正常后逐步减量，每周5mg递减，最后每天5～10mg维持3～6个月。

3. 脾切除。糖皮质激素治疗无效者选用。

4. 免疫抑制剂。不作为首选治疗。

5. 其他治疗。

【答案解析2】

中医疾病诊断：胃脘痛；**中医证候诊断：**肝胃郁热证。

西医诊断：十二指肠球部溃疡。

西医诊断依据：

1. 长期反复发生的周期性、节律性、慢性上腹部疼痛。

2. 剑突下偏右侧压痛。

3. 消化道钡餐检查：十二指肠球部龛影，位于十二指肠轮廓之外，周围有环绕带。

4. ^{12}C 呼气试验示幽门螺杆菌（＋）。

中医治法： 清胃泄热，疏肝理气。

方剂： 化肝煎合左金丸加减。

药物组成、剂量及煎服方法：

青皮6g，陈皮6g，芍药6g，牡丹皮4.5g，栀子4.5g$^{(炒)}$，泽泻4.5g，土贝母6g，黄连18g，吴茱萸3g。

五剂，水煎服。日一剂，早晚分服

西医治疗措施：

1. 一般治疗：戒烟酒，少吃刺激性食品等。

2. 制酸治疗：雷尼替丁等。

3. 根除幽门螺杆菌：可用三联疗法（奥美拉唑、克拉霉素、甲硝唑）等。

4. 对症治疗。

044 号题

【病案（例）摘要1】

田某，男，20岁，大学生。2015年8月23初诊。

患者有颅脑外伤史，反复出现癫痫大发作，今日晨起猝然仆倒，不省人事，四肢抽搐，口中有声，口吐白沫，烦躁不安，气高息粗，痰鸣辘辘，口臭，便干，遂来诊治。

体格检查： T 36.1℃，P 62次/分，R 12次/分，BP 120/80mmHg，神清，精神可，面色苍白，腹软，无压痛反跳痛，腹部未触及肿块。舌暗红，苔黄腻，脉弦滑。

辅助检查： 脑电图可见棘波、尖波。

【病案（例）摘要2】

刘某，男，5岁。2016年3月23日初诊。

患者2周前曾患上呼吸道感染。今日晨起突然出现畏寒，寒战，发热，全身皮肤出现瘀斑瘀点，形状不一，大小不等，有的甚至互相融合成片，并伴有鼻出血，腹痛，大便色黑如漆。

体格检查： T 38.1℃，P 92次/分，R 16次/分，BP 120/80mmHg，神清，精神可，满面通红，腹软，无压痛反跳痛，腹部未触及肿块。皮肤散在瘀斑瘀点，形状不一，大小不等，有的甚至互相融合成片，舌质红，苔薄黄，脉弦数。

辅助检查： 血小板计数 18×10^9/L，骨髓象：骨髓巨核细胞轻度增加。PAIg 和 PAC3 阳性。血小板存活时间缩短。

【答题要求】

根据上述摘要，在答题卡上完成书面分析。

时间： 60分钟。

【答案解析1】

中医疾病诊断：痫证；**中医证候诊断**：痰热内扰证。

西医诊断：癫痫。

西医诊断依据：

1. 典型的猝然昏倒，不省人事，四肢抽搐，口吐涎沫。

2. 脑电图可见棘波、尖波。

中医治法：清热化痰，息风定痫。

方剂：黄连温胆汤加减。

药物组成、剂量及煎服方法：

黄连6g，竹茹12g，枳实12g，茯苓12g，半夏9g，陈皮12g，炙甘草12g。

五剂，水煎服，日一剂，早晚分服。

西医治疗措施：

1. 药物治疗：癫痫大发作首选药物是苯妥英钠，卡马西平。

2. 神经外科治疗。

【答案解析2】

中医疾病诊断：血证，紫癜；**中医证候诊断**：血热妄行证。

西医诊断：特发性血小板减少性紫癜。

西医诊断依据：

1. 2周前有上呼吸道感染病史，后出现皮下瘀斑瘀点和腹痛黑便。

2. 血小板计数 $18 \times 10^9/L$。

3. 骨髓象：骨髓巨核细胞轻度增加。

4. PAIg 和 PAC3 阳性。

5. 血小板存活时间缩短。

中医治法：清热凉血。

方剂：犀角地黄汤加减。

药物组成、剂量及煎服方法：

水牛角粉6g$^{(冲服)}$，生地黄24g，赤芍12g，丹皮12g。

三剂，水煎服，日一剂，早晚分服。

西医治疗措施：

1. 一般治疗：注意休息。

2. 糖皮质激素：常用泼尼松 30～60mg，分3次服用。血小板升至正常后逐步减量，每周5mg递减，最后每天5～10mg维持3～6个月。

3. 脾切除。糖皮质激素治疗无效者选用。

4. 免疫抑制剂。不作为首选治疗。

5. 其他治疗。

045 号题

【病案（例）摘要1】

崔某，男，44岁。2015年1月13日初诊。

病人 10 年前第一次出现抽搐症状，当时突然意识丧失，清醒后围观人告知其倒地抽搐 3 分钟左右，而他自己毫不知情，过了一周，又出现了相同的症状，到医院做脑电图后，被诊断为癫痫，此后口服卡马西平以控制发作。近 1 年癫痫发作的次数有增无减，并自觉记忆力明显减退，且精神不振，头晕目眩，两目干涩，心烦失眠，腰膝酸软。遂来求治。

查体： T 36.8℃，R 16 次/分，P 78 次/分，BP 135/75mmHg。病人两颧潮红，心肺（－）。腹软，肝脾未及，四肢辅助检查和神经系统（－）。舌质红少苔，脉细数。

辅助检查： 脑电图检查可见棘波、尖波或棘－慢、尖、慢波等痫性放电波形。神经影像学检查可见大脑结构性异常。

【病案（例）摘要2】

郑某，男，76 岁，已婚，退休工人。2015 年 12 月初诊。

患者头晕反复出现 10 余年，确诊为高血压，未系统诊治。今日在活动中突然昏仆，不省人事，目合口张，鼻鼾息微，手撒肢冷，汗多，大小便自遗，肢体软瘫，急来就诊。

查体： T 36.7℃，P 80 次/分，R 18 次/分，BP 160/95mmHg。神志昏迷，口角歪斜，流涎，主动脉瓣听诊区第二心音亢进。左上肢肌力 0 级，左下肢肌力 1 级，左巴氏征阳性。舌痿，脉细弱。

辅助检查： 头颅 CT 检查示：右侧基底节区高密度影。

【答题要求】

根据上述摘要，在答题卡上完成书面分析。

时间： 60 分钟。

【答案解析1】

中医疾病诊断： 痫证；**中医证候诊断：** 肝肾阴虚证。

西医诊断： 癫痫。

西医诊断依据：

1. 反复发作病史。

2. 四肢抽搐时伴意识丧失，且醒后如常。

3. 脑电图检查可见棘波、尖波或棘－慢、尖、慢波等痫性放电波形。

4. 神经影像学检查可见大脑结构性异常。

中医治法： 补益肝肾，育阴息风。

方剂： 左归丸加减。

药物组成、剂量及煎服法：

熟地黄24g，山药15g，枸杞12g，山茱萸，牛膝12g，菟丝子15g，龟胶6g^(烊化)，生首乌15g，草决明15g，枳壳12g。

三剂，水煎服。日一剂，早晚分服。

西医治疗措施：

1. 药物治疗：药物选择苯妥英钠、卡马西平。

2. 神经外科治疗：主要掌握手术治疗的适应证。

【答案解析2】

中医疾病诊断： 中风（中脏腑）；**中医证候诊断：** 元气败脱，心神涣散证。

西医诊断： 脑出血。

西医诊断依据：

1. 老年男性，高血压病史 10 年。

2. 活动中突然昏仆，不省人事，目合口张，鼻鼾息微，手撒肢冷。

3. 头颅 CT 示：右侧基底节区高密度影。

中医治法： 益气回阳，救阴固脱。

方剂： 大剂参附汤合生脉散加减。

药物组成、剂量及煎服方法：

人参 15g$^{(另煎)}$，制附子 9g$^{(先煎)}$，麦冬 9g，五味子 9g。

三剂，水煎，立即灌服。

西医治疗措施：

1. 内科治疗：急性期的治疗原则是：保持安静，防止继续出血；积极抗脑水肿，降低颅内压；调整血压，改善循环；加强护理，防治并发症。

2. 手术治疗：目的在于清除血肿，解除脑疝，挽救生命和争取神经功能的恢复。

046 号题

【病案（例）摘要1】

郎某，男，56 岁。2016 年 3 月 18 日初诊。

患者 10 年前无明显诱因出现消瘦乏力，现在伴多食易饥，口渴多尿，形体消瘦，大便干燥。

体格检查： T36.7℃，P80 次/分，R20 次/分，BP130/80mmHg，体瘦，肝脾未触及，腹软，苔黄，脉滑实有力。

辅助检查： 空腹血糖 8.9mmol/L，餐后两小时血糖 12.2mmol/L，糖化血红蛋白 7.7%，尿蛋白（＋＋），24 小时尿蛋白定量 1.67g/24 小时。

【病案（例）摘要2】

关某，男，35 岁，已婚，职员。2015 年 12 月 19 日初诊。

患者近一年来经常出现上腹部胀满不适、疼痛，未系统治疗。现症：胃脘疼痛如针刺，痛有定处，拒按，入夜尤甚，有便血。

查体： T36.9℃，P 78 次/分，R 20 次/分，BP110/80mmHg，全腹软无包块，中上腹轻度压痛，无肌紧张及反跳痛，肝脾肋缘下未及，墨菲征（－）。舌暗红，脉弦涩。辅助检查：胃镜：胃黏膜淡红，间有灰色，黏膜变薄，部分黏膜下血管暴露。幽门螺旋杆菌（＋）。

【答题要求】

根据上述摘要，在答题卡上完成书面分析。

时间： 60 分钟。

【答案解析1】

中医疾病诊断： 消渴，中消；**中医证候诊断：** 胃热炽盛证。

西医诊断： 糖尿病。

西医诊断依据：

1. 患者有三多一少典型症状。

2. 空腹血糖、餐后两小时血糖、糖化血红蛋白均增高，尿蛋白阳性，24 小时尿蛋白定量增加。

中医治法： 清胃泻火，养阴增液。

方剂： 玉女煎加减。

药物组成及煎服方法：

生石膏 30g，熟地黄 12g，麦冬 12g，知母 15g，牛膝 9g。

五剂，水煎服，日一剂，早晚分服。

西医治疗措施：

1. 饮食治疗。

2. 口服降糖药，如二甲双胍或优降糖。

3. 胰岛素治疗。

【答案解析2】

中医疾病诊断： 胃痛。**中医证候诊断：** 胃络瘀阻证。

西医诊断： 慢性萎缩性胃炎。

西医诊断依据：

1. 反复发作的上腹部胀满不适、疼痛症状。

2. 胃镜：胃黏膜淡红，间有灰色，黏膜变薄，部分黏膜下血管暴露。

3. 幽门螺旋杆菌（＋）。

中医治法： 化瘀通络，和胃止痛。

方剂： 失笑散合丹参饮加减。

药物组成、剂量及煎服方法：

五灵脂 12g，生蒲黄 9g，丹参 20g，檀香 5g，砂仁 5g[后下]。

五剂，水煎服，日一剂，早晚分服。

西医治疗措施

1. 一般治疗：包括饮食疗法和消除病因。

2. 药物治疗：

（1）根除幽门螺杆菌：若幽门螺杆菌阳性者可用三联疗法（克拉霉素、奥美拉唑、甲硝唑）等治疗。

（2）促胃动力药：多潘立酮（吗叮啉）10mg，每日 3 次，饭前 15～30 分钟口服。

047 号题

【病案（例）摘要1】

患者，男，55 岁。2015 年 6 月 18 日初诊。

患者平日多有胸闷胸痛，自述两内臂后侧发麻，于 2 小时前搬重物时突然感到胸骨后疼痛，压榨性，有濒死感，休息与口含硝酸甘油均不能缓解，伴大汗、恶心，呕吐过 2 次，为胃内容物。现症见：胸痛剧烈，如割如刺，胸闷如窒，气短痰多，心悸不宁，腹胀纳呆。既往无高血压和心绞痛病史，无药物过敏史，吸烟 20 余年，每天 1 包。

查体： T 36.8℃，P 100 次/分，R 20 次/分，BP 100/60mmHg。急性痛苦病容，平卧位，无皮疹和紫绀，浅表淋巴结未触及，巩膜不黄，颈软，颈静脉无怒张，心界不大，心率 100 次/分，有期前收缩 5~6 次/分，心尖部有 S_4，肺清无啰音，腹平软，肝脾未触及，下肢不肿。舌苔浊腻，脉滑。

心电图示：S－T 段 V_1~V_5 升高，QRS V_1~V_5 呈 Qr 型，T 波倒置和室性早搏。

【病案（例）摘要2】

王某，女，29 岁，已婚。2016 年 3 月 9 日初诊。

患者 13 岁月经初潮，初潮后月经基本正常。近 1 年来，月经紊乱，经来无期，时而量多如注，时而量少淋沥不尽，色淡质清，畏寒肢冷，面色晦暗，腰肢酸软，小便清长。末次月经：2016 年 2 月 22 日，至今未净。

查体：T 36.8℃，P 90 次/分，R 18 次/分，BP 120/80mmHg。舌质淡，苔薄白，脉沉细。

妇科检查：宫颈光滑，宫腔内流出暗红色血液，子宫及双侧附件正常。

辅助检查：血常规：血红蛋白 83g/L。B 超检查：子宫附件未见明显异常。经前子宫内膜诊刮病理提示：子宫内膜简单型增长过长。

【答题要求】

根据上述摘要，在答题卡上完成书面分析。

时间：60 分钟。

【答案解析1】

中医疾病诊断：真心痛；**中医证候诊断**：痰瘀互结证。

西医诊断：①冠心病，急性心肌梗死。②心律失常（室性早搏）。

西医诊断依据：

1. 胸骨后疼痛，压榨性，有濒死感，休息与口含硝酸甘油均不能缓解。

2. 心电图示：S－T 段 V_1~V_5 升高，QRS V_1~V_5 呈 Qr 型，T 波倒置和室性早搏。

中医治法：豁痰活血，理气止痛。

方剂：瓜蒌薤白半夏汤合桃红四物汤加减。

药物组成、剂量及煎服法：

瓜蒌 20g，薤白 12g，半夏 12g，桃仁 15g，红花 15g，当归 20g，生地黄 15g，赤芍 12g，川芎 9g。

五剂，水煎服。日一剂，早晚分服。

西医治疗措施：

1. 吸氧，心电监护，止痛。

2. 溶栓治疗。

3. 介入治疗。

4. 纠正心律失常。

【答案解析2】

中医疾病诊断：崩漏；**中医证候诊断**：肾阳虚证。

西医诊断：功能失调性子宫出血（无排卵型）。

西医诊断依据：

1. 既往月经紊乱病史。

2. 月经周期异常、行经期异常、经量多少不一。

3. 妇科检查：宫颈光滑，宫腔内流出暗红色血液。

4. 辅助检查：血常规：血红蛋白 83g/L。

5. B 超检查：子宫附件未见明显异常。经前子宫内膜诊刮病理提示：子宫内膜简单型增长过长。

中医治法：温肾固冲，止血调经。

方剂：右归丸加减。

药物组成、剂量及煎服方法：

制附子 9g$^{（先煎）}$，肉桂 6g$^{（后下）}$，熟地黄 12g，山药 12g，山萸肉 9g，枸杞子 12g，鹿角胶 12g$^{（烊化）}$，当归 15g，杜仲 12g，菟丝子 12g，党参 12g，黄芪 15g，三七 3g$^{（冲服）}$。

七剂，水煎服。日一剂，早晚分服。

西医治疗措施：

1. 治疗原则：止血、调整周期。青春期及生育期无排卵型功血以止血、调整周期、促排卵为主。

2. 一般治疗：患者贫血应补充铁剂、维生素 C、蛋白质。

3. 药物治疗：是功血的一线治疗。常采用性激素止血和调整月经周期。出血期可辅用促进凝血和抗纤溶药物，促进止血。止血选用使用雄激素，调整月经周期，选用雌、孕激素序贯法，即人工周期，适于青春期功血或生育期功血内源性雌激素水平较低者。

4. 手术治疗：可用刮宫术。

048 号题

【病案（例）摘要1】

患者，男，56 岁。2015 年 6 月 13 初诊。

半年前无诱因开始头晕、乏力，间断下肢皮肤出血点，刷牙出血，服过 20 多剂中药不见好转，1 周来加重。病后无鼻出血和黑便，面色苍白，唇甲色淡，心悸乏力，颧红盗汗，手足心热，口渴思饮，腰膝酸软，便结。既往体健，无放射线和毒物接触史，无药敏史。

查体：T 36℃，P 100 次/分，R 20 次/分，BP 120/70mmHg。贫血貌，双下肢散在出血点，浅表淋巴结未触及，巩膜不黄，舌乳头正常，胸骨无压痛，心肺无异常，肝脾未触及，下肢不肿。舌质淡，舌苔薄，或舌红少苔，脉细数。

实验室检查：Hb 45g/L，RBC 1.5×10^{12}/L，网织红细胞 0.1%，WBC 3.0×10^{9}/L，中性分叶占 30%，淋巴细胞占 65%，单核细胞占 5%，Plt 35×10^{9}/L，中性粒细胞碱性磷酸酶（NAP）阳性率 80%，积分 200 分，血清铁蛋白 210μg/L，血清铁 170μg/dL，总铁结合力 280μg/dL，尿常规（－），尿 Rous 试验阴性。

【病案（例）摘要2】

高某，男，38 岁。2015 年 10 月 23 日初诊。

患者饮食稍有不节即皮肤瘙痒反复发作 2 个月，抓后糜烂渗出。伴纳少，腹胀便溏。

查体：T 36.5℃，P 79 次/分，R 18 次/分，BP 120/80mmHg。精神可，皮损潮红，丘疹，对称分布，可见鳞屑。舌淡胖，苔白腻，脉濡缓。

【答题要求】

根据上述摘要，在答题卡上完成书面分析。

时间：60 分钟。

【答案解析1】

中医疾病诊断： 血证（紫癜、齿衄）；**中医证候诊断：** 肾阴虚证。

西医诊断： 慢性再生障碍性贫血。

西医诊断依据：

1. 病史：半年多贫血症状和出血表现。

2. 体征：贫血貌，双下肢出血点，肝脾不大。

3. 血象：三系减少，网织红细胞减低，白细胞分类中淋巴细胞比例增高。

4. NAP 阳性率和积分均高于正常，血清铁蛋白和血清铁增高，而总铁结合力降低，尿 Rous 试验阴性。

中医治法： 滋阴补肾，益气养血。

方剂： 左归丸合当归补血汤加减。

药物组成、剂量及煎服法：

熟地黄 24g，山药 15g，枸杞 12g，山茱萸 12g，牛膝 12g，菟丝子 15g，龟胶 6g^{（烊化）}，生首乌 15g，草决明 12g，枳壳 12g，当归 20g，黄芪 30g。

三剂，水煎服，日一剂，早晚分服。

西医治疗措施：

1. 对症治疗：如成分输血，造血生长因子

2. 针对发病机理给药：①针对干细胞：雄性激素，输脐带血，有条件可考虑骨髓移植。②改善微循环：654－2、一叶萩碱、硝酸士的宁（选一种）。③抑制免疫：强的松、左旋咪唑。

【答案解析2】

中医疾病诊断： 湿疮；**中医证候诊断：** 脾虚湿蕴证。

西医诊断： 亚急性湿疹。

中医治法： 健脾利湿止痒。

方剂： 除湿胃苓汤加减。

药物组成、剂量及煎煮方法：

苍术 9g^{（炒）}，厚朴 9g^{（姜炒）}，陈皮 9g，猪苓 9g，泽泻 9g，赤茯苓 9g，炒白术 9g，滑石 9g，防风 9g，山栀子 9g^{（生研）}，木通各 9g，肉桂 3g，生甘草各 3g。

西医治疗措施：

1. 全身治疗

（1）抗组胺类药物：如扑尔敏、赛庚啶、息斯敏、西替利嗪、氯雷他定等，必要时可两种配合或交替使用。

（2）镇静剂：如 5% 溴化钠、冬眠灵等。

（3）非特异性脱敏疗法：急性或亚急性泛发性湿疹时，可静脉注 10% 葡萄糖酸钙或 10% 硫代硫酸钠，每日 1 次，每次 10mL，10 次为 1 个疗程。维生素 C 静脉注射，每日 1 次，每次 1g，或每次 500mg，口服，每日 3 次。

（4）普鲁卡因静脉注射。

（5）皮质类固醇激素。

（6）抗生素应用。

2. 局部治疗：亚急性湿疹炎症不显著或稍有溢液，宜用糊剂，如3% ~5%糠馏油糊剂或含有2% ~5%的硫黄煤焦油糊剂、3%黑豆馏油等。

049 号题

【病案（例）摘要1】

患者，女，59 岁。2014 年 10 月 12 日初诊。

间断咳嗽、咳痰 5 年，加重伴咯血 2 个月。患者 5 年前受凉后低热、咳嗽、咳白色黏痰，给予抗生素及祛痰治疗，1 个月后症状不见好转，体重逐渐下降，后拍胸片诊为"浸润型肺结核"，肌注链霉素 1 个月，口服利福平、雷米封 3 个月，症状逐渐减轻，遂自行停药，此后一直咳嗽，少量白痰，未再复查胸片。2 个月前劳累后咳嗽加重，少量咯血伴低热、盗汗、胸闷、乏力，故又来诊。病后伴有畏风怕冷，自汗，纳少神疲，便溏，面色白。既往体健，无药物过敏史。

查体： T 37.4℃，P 94 次/分，R 22 次/分，BP 130/80mmHg。无皮诊，浅表淋巴结未触及，巩膜不黄，气管居中，两上肺呼吸音稍减低，闻及少量湿啰音，叩诊心界不大，心率 94 次/分，律齐，无杂音，腹部平软，肝脾未触及，下肢不肿。舌质光淡，边有齿印，苔薄，脉细弱而数。

实验室检查： 血常规：Hb 110g/L，WBC 4.5×10^9/L，N% 53%，L% 47%，Plt 210×10^9/L，ESR 35mm/h。痰培养：结核杆菌（+）。

【病案（例）摘要2】

孙某，男，64 岁。2016 年 6 月 23 日初诊。

患者发作间断性尿痛尿频 5 年。抗生素治疗有效，近期反复，小便频数，滞涩疼痛，尿黄赤混浊，腰膝酸软，手足心热，头晕耳鸣，四肢乏力，口干口渴。

体格检查： T 36.7℃，P 80 次/分，R 20 次/分，BP 120/80mmHg，神志清楚，心肺（-），腹软，肝脾未触及，膀胱区叩击痛，舌质红少苔，脉细数。

辅助检查： 血常规：白细胞 6.6×10^9/L，中性粒细胞 78%。

【答题要求】

根据上述摘要，在答题卡完成书面分析。

时间：60 分钟。

【答案解析1】

中医疾病诊断： 肺痨；**中医证候诊断：** 气阴耗伤证。

西医诊断： 肺结核。

西医诊断依据：

1. 长期低热。

2. 咯血或痰中带血。

3. 两上肺呼吸音稍减低，并闻及少量湿啰音。

4. ESR 35mm/h，为增快。痰培养：结核杆菌（+）。胸片诊为"浸润型肺结核"。

中医治法： 益气养阴。

方剂：保真汤加减。

药物组成、剂量及煎服法：

当归9g，生地黄9g，白术9g，黄芪9g，人参9g^{（另煎）}，赤茯苓4.5g，陈皮4.5g，赤芍4.5g，甘草4.5g，厚朴3g，天冬3g，麦冬3g，白芍3g，知母3g，黄柏3g，五味子3g。

三剂，水煎服。日一剂，早晚分服。

西医治疗措施：

1. 抗结核化学药物治疗。治疗原则是：早期、联合、适量、规律和全程使用敏感药物。其中以联合和规律用药最为重要。

2. 重症患者使用糖皮质激素。

3. 对症治疗。

【答案解析2】

中医疾病诊断：淋证；**中医证候诊断：**肾阴不足，湿热留恋证。

西医诊断：尿路感染。

西医诊断依据：

1. 有尿频、尿痛、尿黄赤混浊症状。

2. 膀胱区叩击痛。

3. 血常规：白细胞6.6×10^9/L，中性粒细胞78%。

中医治法：滋阴益肾，清热通淋。

方剂：知柏地黄丸加减。

药物组成、剂量及煎服方法：

知母15g，黄柏15g，生地黄9g，山药9g，山茱萸9g，茯苓9g，泽泻9g，车前子9g^{（包煎）}木通6g，甘草6g。

五剂，水煎服，日一剂，早晚分服。

西医治疗措施：

1. 一般治疗：休息，多饮水。

2. 控制感染：首选对革兰阴性杆菌有效的抗菌药物。初发者可选用复方磺胺甲噁唑（SMZ-TMP），或氟哌酸，或氧氟沙星，或左氧氟沙星，7～14天为一疗程。全身及泌尿道症状较重者，根据尿培养和药敏试验采用静脉给药。

3. 对症治疗：可用碳酸氢钠口服以碱化尿液。

050 号题

【病案（例）摘要1】

患者，男，60岁。2015年11月15日初诊。

1周前开始在骑车上坡时感心前区痛，并向左肩放射，经休息可缓解，2天来走路快时亦有类似情况发作，每次持续3～5分钟，含硝酸甘油迅速缓解，为诊治来诊。发病以胸痛隐隐，遇劳则发，神疲乏力，气短懒言，心悸自汗。体重无明显变化。既往有高血压病史5年，血压150～180/90～100mmHg，无冠心病病史，无药物过敏史，吸烟十几年，1包/天，其父有高血压病史。

查体：T 36.5℃，P 84次/分，R 18次/分，Bp 180/100mmHg。一般情况好，无皮疹，

浅表淋巴结未触及，巩膜不黄，心界不大，心率84次/分，律齐，无杂音，肺叩清，无啰音，腹平软，肝脾未触及，下肢不肿。舌质淡暗，舌胖有齿痕，苔薄白，脉缓弱或结代。

辅助检查：心电图：ST-T段压低，T波倒置。

【病案（例）摘要2】

张某，女，43岁，已婚，教师。2015年10月22日初诊。

患者1年前出现双侧乳房疼痛伴肿块，逐渐加重。乳房肿块和疼痛每月于月经前加重，经后缓减。伴有腰酸之力，神疲倦怠，月经失调，量少色淡。

查体：双侧乳房多个象限内可触及片块样、结节样、条索样肿块，质地硬韧，表面光滑，活动度好，有压痛，舌淡，苔白，脉沉细。

辅助检查：B超显示为不均匀的低回声区以及无回声囊肿。

【答题要求】

根据上述摘要，在答题卡上完成书面分析。

时间：60分钟。

【答案解析1】

中医疾病诊断：胸痹；**中医证候诊断：**气虚血瘀证。

西医诊断：冠心病（心绞痛）。

西医诊断依据：

1. 劳累后出现心前区痛，并向左肩放射。

2. 发作时间持续短，3~5分钟，且含服硝酸甘油可以缓解。

3. 心电图：ST-T段压低，T波倒置。

中医治法：益气活血，通脉止痛。

方剂：补阳还五汤加减。

药物组成、剂量及煎服法：

黄芪30g，当归20g，芍药20g，地龙12g，川芎15g，红花15g，桃仁15g，甘草6g。三剂，水煎服。日一剂，早晚分服。

西医治疗措施：

1. 休息。

2. 药物治疗：常用硝酸酯类。

【答案解析2】

中医疾病诊断：乳癖；**中医证候诊断：**冲任失调证。

西医诊断：乳腺增生病。

西医诊断依据：

1. 双侧乳房疼痛伴肿块，逐渐加重。乳房肿块和疼痛每月于月经前加重，经后缓减。

2. 查体：双侧乳房多个象限内可触及片块样、结节样、条索样肿块，质地硬韧，表面光滑，活动度好，有压痛。

3. B超为不均匀的低回声区以及无回声囊肿。

中医治法：调摄冲任。

方剂：二仙汤加减。

药物组成、剂量及煎服方法：

仙灵脾 15g，仙茅 15g，巴戟天 15g，知母 9g，黄柏 9g，当归 9g。

七剂，水煎服。日一剂，早晚分服。

西医治疗措施

1. 药物治疗

（1）维生素类药物：可口服维生素 B_6 与维生素 E 或口服维生素 A。

（2）激素类药物：对软化肿块、减轻疼痛有一定疗效。

2. 手术治疗：对可疑病人应及时进行活体组织切片检查，如发现有癌变，应及时行乳癌根治手术。若病人有乳癌家族史，或切片检查发现上皮细胞增生活跃，宜及时施行单纯乳房切除手术。

051 号题

【病案（例）摘要1】

患者，女，61 岁。2014 年 6 月 23 日初诊。

1 个月前无明显诱因出现明显黄疸，皮肤瘙痒，伴有轻度腹痛，无明显发热，经对症治疗后即缓解，反复发作时尿色深黄，大便颜色变浅。现症见胁肋隐痛，绵绵不已，可向右肩背部放射，遇劳加重，口干咽燥，心中烦热，两目干涩，头晕目眩。6 年前曾因胆囊结石行胆囊切除术，术后恢复顺利。

查体：发育营养正常，巩膜、皮肤明显黄染，浅表淋巴结无肿大，心肺正常，上腹部可见手术瘢痕，腹平坦，未见肠型蠕动波，剑突下轻压痛，无反跳痛或肌紧张，肝脾未及，未扪及包块，Murphy 征（-），无移动性浊音，肠鸣正常。舌红少苔，脉弦细。

B 超：肝内胆管扩张，直径 0.4~0.6cm，肝总管直径 0.8cm，胆总管内未见结石。实验室检查：WBC 11.4×10^9/L，Hb 134g/L，N% 78%，尿胆红素 6mg/dL，GGT 252U/L，TBIL 233μmol/L，BDIL 141.2μmol/L。

【病案（例）摘要2】

李某，女，11 个月。2015 年 9 月 4 日初诊。

患儿腹泻 3 天，大便日行 4~5 次，大便稀溏，夹有乳凝块或食物残渣，气味酸臭，脘腹胀满，便前腹痛，腹痛拒按，泻后痛减，嗳气酸馊，不思乳食，夜卧不安。

查体：T 36.2℃，P 114 次/分，R 25 次/分。神志清，精神稍差，皮肤弹性尚可。目眶及前囟无凹陷，心率 114 次/分，律齐。两肺未及啰音，腹软，无压痛，四肢温。舌苔厚腻，脉滑实，指纹滞。

辅助检查：血常规：白细胞 7.9×10^9/L，中性粒细胞百分比 61%，淋巴细胞百分比 31%。大便常规：镜检见大量脂肪球。

【答题要求】

根据上述摘要，在答题卡上完成书面分析。

时间：60 分钟。

【答案解析1】

中医疾病诊断：黄疸；**中医证候诊断：**肝阴不足证。

西医诊断：①肝内胆管结石。②阻塞性黄疸。

中医治法：滋阴柔肝，养血通络。

方剂：一贯煎加减。

药物组成、剂量及煎服法：

沙参 12g，麦冬 12g，当归 12g，生地黄 20g，枸杞子 15g，川楝子 10g，女贞子 15g，酸枣仁 20g。

三剂，水煎服。日一剂，早晚分服。

西医治疗措施：

肝内胆管结石手术为主要治疗方法，包括胆管切开取石、胆肠吻合术和肝脏切除术，肝内胆管结石术后最常见的为残留结石，有 20% ~ 40%，因此对残留结石的后续治疗极为重要。治疗措施包括：术后经引流管窦道胆道镜取石，激光、超声、微爆破碎石，经引流管溶石，体外震波碎石和中药排石等方法。

【答案解析2】

中医疾病诊断：小儿泄泻；**中医证候诊断：**伤食泻。

西医诊断：小儿腹泻。

西医诊断依据：

1. 以大便次数增多，日泻 4 ~ 5 次，大便酸臭如败卵。
2. 大便常规：镜检见大量脂肪球。

中医治法：消食化滞，运脾和胃。

方剂：保和丸加减。

药物组成、剂量及煎服方法：

山楂 9g，神曲 6g，莱菔子 6g，半夏 3g，陈皮 6g，茯苓 6g，连翘 6g。

三剂，水煎服。日一剂，早晚分服。

西医治疗措施：

1. 饮食疗法：腹泻时应注意进行饮食调整，减轻胃肠道负担。
2. 液体疗法：根据病情及脱水和电解质丢失情况，适当补充。
3. 微生态疗法。

052 号题

【病案（例）摘要1】

胡某，女，67 岁，退休教师。2015 年 1 月 10 日就诊。

患者 1 年来常上腹部疼痛，未系统诊治。现症：胃脘隐痛，喜温喜按，食后胀满痞闷，纳呆，便溏，神疲乏力。

体格检查：T 36.7℃，P 80 次/分，R 20 次/分，BP 120/80mmHg，神志清楚，上腹部轻压痛，腹软无扣及包块，肝脾肋下未及，墨菲征（−），舌质淡红，苔薄白，脉沉细。

辅助检查：血常规：白细胞 4.5×10^9/L，中性粒细胞 64%，胃镜示：胃黏膜淡红色，黏膜变薄，血管暴露。

【病案（例）摘要2】

患者，女，26 岁，已婚。2015 年 3 月 12 日就诊。

患者于入院前 24 小时，因食后急行，出现腹部不适，呈阵发性并伴有恶心，并出现呕吐胃内容物，发热及腹泻数次，为稀便，无脓血，体温37℃～38.5℃，自行服用黄连素等治疗，晚间，腹痛加重，伴发热38.6℃，腹痛由胃部移至右下腹部，仍有腹泻，夜里再来就诊，查血象WBC 24×10⁹/L，遂来就诊。现症见腹痛剧烈，腹皮挛急，高热不退，恶心纳差，腹泻。

查体：T 39.7℃，P 120次/分，BP 100/70mmHg，发育营养正常，全身皮肤无黄染，无出血点及皮疹，浅表淋巴结不大，眼睑无浮肿，结膜无苍白，巩膜无黄染，颈软，甲状腺不大，心界大小正常，心率120次/分，律齐未闻及杂音，双肺清，未闻干湿啰音，腹平，肝脾未及，无包块，全腹压痛、反跳痛。舌红绛苔黄厚，脉洪数。

辅助检查：血常规：Hb162g/L，WBC 24.6×10⁹/L，中性分叶86%，杆状8%，尿常规（－），大便常规：稀水样便，WBC 3～5/HP，RBC 0～2/HP，肝功能：正常。

【答题要求】

根据上述摘要，在答题卡上完成书面分析。

时间：60分钟。

【答案解析1】

中医疾病诊断：胃痛；**中医证候诊断：**脾胃虚弱证。

西医诊断：慢性胃炎。

西医诊断依据：

1. 上腹部疼痛隐隐，食后胀满痞闷，纳呆便溏。

2. 上腹部轻压痛。

3. 胃镜示：胃黏膜淡红色，黏膜变薄，血管暴露。

中医治法：健脾益气，温中和胃。

方剂：四君子汤加减。

药物组成、剂量及煎服方法：

党参12g，茯苓12g，白术12g，炙甘草9g，薏苡仁9g，砂仁6g^{（后下）}，炒麦芽6g，焦槟榔9g，焦神曲6g。

五剂，水煎服，日一剂，早晚分服。

西医治疗措施：

1. 根除幽门螺杆菌。

2. 对症治疗。

3. 使用胃黏膜保护剂。

4. 必要时手术。

【答案解析2】

中医疾病诊断：肠痈；**中医证候诊断：**热毒证。

西医诊断：急性阑尾炎。

西医诊断依据：

1. 转移性右下腹痛。

2. 全腹压痛、反跳痛。

3. 发热，白细胞和中性粒细胞增高。

中医治法： 通腑排毒，养阴清热。

方剂： 大黄牡丹汤合透脓散加减。

药物组成及煎服法：

大黄6g^(后下)，牡丹皮15g，桃仁15g，生黄芪30g，川芎9g，当归15g，穿山甲6g，皂角刺12g。

三剂，水煎服，日一剂，早晚服用。

西医治疗措施：

1. 抗感染治疗。

2. 开腹探查、阑尾切除术。

053号题

【病案（例）摘要1】

患者，女，67岁，工人。2015年10月23日初诊。

5年前无明显诱因出现烦渴、多饮，饮水量每日达4000mL，伴尿量增多，主食由每日300g增至每日500g，体重在6个月内下降5kg，门诊查血糖12.5mmol/L，尿糖（＋＋＋），服用降糖药物治疗，病情不稳定。近半年来尿频量多，混浊如脂膏，尿有甜味，伴有腰膝酸软，乏力，头晕耳鸣，口干唇燥，皮肤干燥，瘙痒，遂来就诊。既往7年来有时血压偏高，无药物过敏史，个人史和家族史无特殊。

查体： T 36℃，P 78次/分，R 18次/分，BP 160/100mmHg。无皮疹，浅表淋巴结未触及，巩膜不黄，颈软，颈静脉无怒张，心肺无异常。腹平软，肝脾未触及，双下肢无浮肿，膝腱反射（－），Babinski征（－）。舌红少苔，脉细数。

辅助检查： 血常规 Hb 123g/L，WBC 6.5×10^9/L，N% 65%，L% 35%，Plt 235×10^9/L。尿糖（＋＋＋）。血糖13mmol/L。

【病案（例）摘要2】

张某，女，27岁。2014年11月5日初诊。

患者平素月经规律，4～5天/35天，量多，无痛经，末次月经2014年9月17日。于11月1日开始阴道出血，量较少，色暗且淋沥不净，4天来常感头晕、乏力及下腹痛，2天前曾到某中医门诊诊治，服中药调经后阴道出血量增多，但仍少于平时月经量。今晨上班和下午2时有2次突感下腹剧痛，下坠，头晕，并昏倒，遂来急诊。月经14岁初潮，量中等，无痛经。25岁结婚，孕2产1，末次生产4年前，带环3年。既往体健，否认心、肝、肾等疾患。

体格检查： T 36℃，P 102次/分，BP 80/50mmHg。急性病容，面色苍白，出冷汗，可平卧。心肺无异常。外阴有血迹，阴道畅，宫颈光滑，有举痛，子宫前位，正常大小，稍软，可活动，轻压痛，子宫左后方可及8cm×6cm×6cm不规则包块，压痛明显，右侧（－），后陷凹不饱满。脉微欲绝或细数无力。

辅助检查： 尿妊娠实验（±）。血常规：Hb 90g/L，WBC 10.8×10^9/L，Plt 145×10^9/L。B超：可见宫内避孕环，子宫左后7.8cm×6.6cm囊性包块，形状欠规则，无包膜反射，后陷凹有液性暗区。

【答题要求】

根据上述摘要，在答题卡上完成书面分析。

时间：60 分钟。

【答案解析1】

中医疾病诊断：消渴；**中医证候诊断：**肾阴虚证。

西医诊断：糖尿病。

西医诊断依据：

1. 典型临床表现三多一少。

2. 尿糖（＋＋＋），血糖 13mmol/L。

中医治法：滋阴固肾。

方剂：六味地黄丸加减。

药物组成、剂量及煎服法：

熟地黄 15g，山茱萸 15g$^{(制)}$，牡丹皮 20g，山药 15g，茯苓 12g，泽泻 12g。

三剂，水煎服。日一剂，早晚分服。

西医治疗措施：

1. 饮食治疗。

2. 口服降糖药，如二甲双胍或优降糖。

3. 胰岛素治疗。

【答案解析2】

中医疾病诊断：异位妊娠；**中医证候诊断：**已破损（休克型）。

西医诊断：①异位妊娠破裂出血。②急性失血性休克。

西医诊断依据：

1. 有突发下腹痛，伴有急性失血和休克表现。

2. 有停经史和阴道不规则出血史。

3. 宫颈举痛，子宫左后可触及包块。

4. B超可见囊性包块，后陷凹有液性暗区。

中医治法：益气固脱，活血祛瘀。

方剂：生脉散合宫外孕Ⅰ号方。

药物组成、剂量及煎服法：

赤芍 20g，丹参 15g，桃仁 12g，人参 30g$^{(另煎)}$，麦冬 12g，五味子 9g。

三剂，水煎服。每日一剂，早晚分服。

西医治疗措施：

1. 输液，必要时输血，抗休克。

2. 开腹探查，清洗腹腔，行左输卵管切除。

054 号题

【病案（例）摘要1】

李某，男，40 岁，农民。2014 年 4 月 7 日初诊。

患者于 1 年前不慎淋雨后，出现眼睑浮肿，未予以重视。近 3 周上述症状逐渐加重。

伴有双下肢浮肿。现症见：颜面及双下肢浮肿，按之凹陷，小便短少，身体困重，胸闷，纳呆，泛恶。

查体： T 36.5℃，P 90 次/分，R 18 次/分，BP 150/95mmHg。眼睑及双下肢浮肿。舌苔白腻，脉沉缓。

辅助检查： 血常规：白细胞 4.5×10^9/L，血红蛋白 95g/L。尿常规：尿蛋白（++），红细胞 10～15 个/高倍视野，颗粒管型 1～2 个/高倍视野。肾功能：尿素氮 6.8mmol/L，肌酐 102μmol/L。

【病案（例）摘要2】

姜某，男，65 岁。2016 年 5 月 18 日初诊。

患者 10 年前无明显诱因出现消瘦乏力，现在伴烦渴多饮，口干舌燥，尿频量多，多汗。

体格检查： T36.7℃，P80 次/分，R20 次/分，BP130/80mmHg，体瘦，肝脾未触及，腹软，舌边尖红，苔薄黄，脉洪数。

辅助检查： 空腹血糖 9mmol/L，餐后两小时血糖 12.6mmol/L，糖化血红蛋白 7.6%，尿蛋白（++），24 小时尿蛋白定量 2g/24 小时。

【答题要求】

根据上述摘要，在答题卡上完成书面分析。

时间： 60 分钟。

【答案解析1】

中医疾病诊断： 水肿（标实证）；**中医证候诊断：** 湿浊证。

西医诊断： 慢性肾小球肾炎。

西医诊断依据：

1. 眼睑及双下肢水肿 1 年。

2. 查体 BP 150/95mmHg，血压升高 1 年。

3. 尿常规：尿蛋白（++），红细胞 10～15 个/高倍视野，颗粒管型 1～2 个/高倍视野。

4. 肾功能：尿素氮 6.8mmol/L，肌酐 102μmol/L。

中医治法： 健脾化湿泄浊。

方剂： 胃苓汤加减。

药物组成、剂量及煎服法：

茯苓 15g，白术 10g，泽泻 6g，陈皮 10g，山楂 12g，甘草 3g。

三剂，水煎服。每日 1 剂，早晚分服。

西医治疗措施：

1. 限制食物中蛋白和磷的摄入。

2. 控制血压。

3 应用血小板解聚药。

4. 糖皮质激素和细胞毒药物。

5. 避免对肾脏有害的药物。

【答案解析2】

中医疾病诊断：消渴，上消；**中医证候诊断**：肺热津伤证。

西医诊断：糖尿病。

西医诊断依据：

1. 患者有三多一少典型症状。

2. 空腹血糖、餐后两小时血糖、糖化血红蛋白均增高，尿蛋白阳性，24小时尿蛋白定量增加。

中医治法：清热润肺，生津止渴。

方剂：消渴方加减。

药物组成及煎服方法：

黄连粉6g，天花粉12g，生地黄12g，黄芩9g，麦冬15g，葛根12g，石斛9g，白芍9g。

五剂，水煎服，日一剂，早晚分服。

西医治疗措施：

1. 饮食治疗。

2. 口服降糖药，如二甲双胍或优降糖。

3. 胰岛素治疗。

055 号题

【病案（例）摘要1】

患者，38岁，女。2014年11月6日初诊。

患者平素体虚，2天前汗出受风后出现恶寒、发热、鼻塞，自服抗生素后无效，遂就诊。现症：恶寒，发热，鼻塞，无汗，头痛，身楚倦怠，气短懒言，咳嗽，咯痰无力。舌淡，苔白，脉浮无力。

查体：T 38.5℃，P 80次/分，R 20次/分，BP 120/80mmHg。神清，巩膜无黄染，咽部红肿，心肺未见异常。肝脾未及，神经系统检查（－）。

辅助检查：血常规：白细胞$4.0×10^9$/L，中性白细胞百分比56%，淋巴细胞百分比0.44%。胸片无明显异常。

【病案（例）摘要2】

杨某，女，38岁，干部。2016年4月6日初诊。

患者双手遇热或肥皂水烫洗后则皮肤剧痒难忍，反复发作3年。伴有口干不欲饮，纳差，腹胀。月经史无异常。

查体：T 36.2℃，P 80次/分，R 21次/分，BP 112/84mmHg。查体：皮损色暗，粗糙肥厚，对称分布。舌淡，苔白，脉弦细。

辅助检查：血常规：白细胞$8.9×10^9$/L，嗜酸性粒细胞占10%。

【答题要求】

根据上述摘要，在答题卡上完成书面分析。

时间：60分钟。

【答案解析1】

中医疾病诊断：感冒；**中医证候诊断：**气虚感冒。

西医诊断：急性上呼吸道感染。

西医诊断依据：

1. 典型临床表现。

2. 查体：T38.5℃，咽部红肿。

3. 辅助检查：血常规：白细胞 4.0×10^9/L，中性白细胞百分比56%，淋巴细胞百分比0.44%。

中医治法：益气解表。

方剂：参苏饮加减。

药物组成、剂量及煎服法：

党参15g，苏叶6g，葛根6g，前胡5g，茯苓10g，半夏5g，陈皮5g，枳壳5g，桔梗5g，木香5g，甘草3g，大枣10g，生姜2片，煅龙骨15g^(先煎)，煅牡蛎15g^(先煎)。

三剂，水煎服。日一剂，早晚分服。

西医治疗措施：

1. 一般治疗，休息，多饮水。

2. 抗病毒治疗。

3. 对症处理。

【答案解析2】

中医疾病诊断：湿疮；**中医证候诊断：**血虚风燥证。

西医诊断：慢性湿疹。

西医诊断依据：

1. 双手遇热或肥皂水烫洗后则皮肤剧痒难忍，反复发作。

2. 血常规：白细胞分类计数中嗜酸性粒细胞比例占10%。

中医治法：养血润肤，祛风止痒。

方剂：当归饮子加减。

药物组成、剂量及煎服法：

荆芥10g，防风10g，白蒺藜15g，当归10g，川芎6g，赤芍、白芍各10g，生地黄15g，何首乌15g，黄芪15g，甘草6g。

七剂，水煎服。日一剂，早晚分服。

西医治疗措施：

以消炎止痒、镇静为主。

1. 全身治疗

（1）抗组胺类药物：如扑尔敏、赛庚啶、息斯敏、西替利嗪、氯雷他定等，必要时可两种配合或交替使用。

（2）镇静剂：如5%溴化钠、冬眠灵等。

（3）非特异性脱敏疗法：急性或亚急性泛发性湿疹时，可静脉注10%葡萄糖酸钙或10%硫代硫酸钠，每日1次，每次10mL，10次为1个疗程。维生素C静脉注射，每日1

次，每次 1g，或每次 500mg，口服，每日 3 次。

（4）普鲁卡因静脉注射。

（5）皮质类固醇激素。

（6）抗生素应用。

2. 局部治疗：慢性湿疹以止痒、抑制表皮细胞增生、促进真皮炎症浸润吸收为原则。常用药物有 5%~10% 复方松馏油软膏、10%~20% 黑豆馏油软膏、皮质类固醇激素乳剂等。

056 号题

【病案（例）摘要1】

患者，男，35 岁，出租车司机。2016 年 10 月 6 日就诊。

患者剑突下隐痛反复发作 1 年，近一周加重，自行服药物后不见缓解（药品不祥），来院就诊，症见胃脘灼热胀痛，嘈杂，腹脘痞闷，口干口苦，渴不欲饮，身重肢倦，尿黄。

查体： T 36.5℃，P 80 次/分，R 18 次/分，BP 120/80mmHg，神清，巩膜无黄染，咽部无红肿，心肺未见异常。上腹部可出现轻度压痛，肝脾未及，神经系统检查（-）。舌质红，苔黄腻，脉滑。

辅助检查： 胃镜下可见黏膜充血、色泽较红、边缘模糊，多为局限性，水肿与充血区共存，形成红白相间征象，黏膜粗糙不平，有出血点，可有小的糜烂。

【病案（例）摘要2】

朱某，男，48 岁，干部。2016 年 3 月 18 日初诊。

患者 1 周前过食辛辣刺激之物后，皮肤灼热，瘙痒无休，抓破渗液流脂水。伴心烦口渴，身热不扬，大便干，小便短赤。查体：皮损潮红、丘疱疹，对称分布。舌红，苔薄白，脉滑数。

血常规：白细胞分类计数中嗜酸性粒细胞比例增加。

【答题要求】

根据上述摘要，在答题卡上完成书面分析。

时间：60 分钟。

【答案解析1】

中医疾病诊断： 胃痛。**中医证候诊断：** 脾胃湿热证。

西医诊断： 慢性胃炎（浅表性胃炎）。

中医治法： 清利湿热，醒脾化浊。

方剂： 三仁汤加减。

药物组成、剂量及煎服法：

杏仁 12g^(后下)，白豆蔻 10g，薏苡仁 15g，竹叶 12g，滑石 15g^(包煎)，木通 6g，厚朴 10g，半夏 10g，莱菔子 12g，生甘草 12g。

三剂，水煎服，日一剂，早晚分服。

西医治疗措施：

1. 根除幽门螺杆菌。

2. 对症治疗。

3. 使用胃黏膜保护剂。

4. 必要时手术。

【答案解析2】

中医疾病诊断：湿疮；**中医证候诊断**：湿热浸淫证。

西医诊断：急性湿疹。

西医诊断依据：

1. 本病起病较快。皮损呈多形性，对称分布。

2. 皮肤灼热，瘙痒无休，抓破渗液流脂水。

3. 血常规：白细胞分类计数中嗜酸性粒细胞比例增加。

中医治法：清热利湿。

方剂：萆薢渗湿汤合三妙丸加减。

药物组成、剂量及煎服方法：

萆薢、薏苡仁各30g，赤茯苓、黄柏、丹皮、泽泻各15g，滑石30g，通草6g，苍术15g，牛膝12g。

五剂，水煎服。日一剂，早晚分服。

西医治疗措施：

西医治疗以消炎止痒、镇静为主。

1. 全身治疗

（1）抗组胺类药物：如扑尔敏、赛庚啶、息斯敏、西替利嗪、氯雷他定等，必要时可两种配合或交替使用。

（2）镇静剂：如5%溴化钠、冬眠灵等。

（3）非特异性脱敏疗法：急性或亚急性泛发性湿疹时，可静脉注射10%葡萄糖酸钙或10%硫代硫酸钠，每日1次，每次10mL，10次为1个疗程。维生素C静脉注射，每日1次，每次1g，或每次500mg，口服，每日3次。

（4）普鲁卡因静脉注射。

（5）皮质类固醇激素。

（6）抗生素应用。

2. 局部治疗：急性湿疹有急性红肿、有大量浆液或脓液、或多或少痂皮的糜烂面和溃破面时，宜用药湿敷，如醋酸铅、3%硼酸溶液、高锰酸钾溶液等。急性红肿，有丘疹、水疱，甚至脓疱疹，但无糜烂面或溢液，则采用干燥疗法，如用炉甘石洗剂或粉剂外搽。

057 号题

【病案（例）摘要1】

张某，女，38岁，已婚。2015年12月15日初诊。

患者1个月前减肥控制饮食后出现头晕、乏力症状，未予以重视，近1周头晕、乏力症状加重，遂来诊。现症见：面色萎黄，口唇色淡，头晕，疲乏无力，食少便溏。

查体：T 36.5℃，P 80次/分，R 18次/分，BP 120/80mmHg。神清，精神不振，眼结膜色淡，巩膜无黄染，咽部无红肿，心肺未见异常。肝脾未及，神经系统检查（－）。既往体健。舌质淡，苔薄白，脉细弱。

实验室检查：Hb 96g/L，MCV 70fl，CH 20pg，MCHC 23%，血清铁浓度6.9μmol/L，

总铁结合力 74.7μmol/L，转铁蛋白饱和度 10%，血清铁蛋白 9μg/L，骨髓铁染色显示，骨髓小粒可染铁消失，铁粒幼红细胞 11%，红细胞内游离原卟啉（FEP）1.2μmol/L。

【病案（例）摘要2】

张某，女，35 岁，已婚，教师。2015 年 9 月 2 日初诊。

患者乳房肿块伴疼痛半年，肿块和疼痛随喜怒消长，常伴有情绪抑郁，心烦易怒，失眠多梦，胸胁胀满等。月经史无异常。

查体： 双侧乳房外上象限触及片块，表面光滑，活动度好，有压痛，舌质淡红，苔薄白，脉细涩。

X 线钼靶摄片为边缘模糊不清的阴影或有条索状组织穿越其间。

【答题要求】

根据上述摘要，在答题卡上完成书面分析。

时间： 60 分钟。

【答案解析1】

中医疾病诊断： 虚劳（血虚）；**中医证候诊断：** 脾胃虚弱证。

西医诊断： 缺铁性贫血。

西医诊断依据：

1. 具有头晕、乏力、口唇眼睑色淡等症状和体征。

2. Hb 96g/L，MCV 70fl，CH 20pg，MCHC 23%，血清铁浓度 6.9μmol/L，总铁结合力 74.7μmol/L，转铁蛋白饱和度 10%，血清铁蛋白 9μg/L。

3. L 骨髓铁染色显示：骨髓小粒可染铁消失，铁粒幼红细胞 11%，红细胞内游离原卟啉 1.2μmol/L。

中医治法： 健脾和胃，益气养血。

方剂： 香砂六君子汤合当归补血汤加减。

药物组成、剂量及煎服法：

木香 10g，砂仁 6g（后下），陈皮 10g，半夏 9g，党参 12g，白术 10g，茯苓 15g，甘草 6g，当归 6g，黄芪 30g。

三剂，水煎服。日一剂，早晚分服。

西医治疗措施：

1. 病因治疗。

2. 铁剂治疗：一般用硫酸亚铁。

3. 辅助治疗。

【答案解析2】

中医疾病诊断： 乳癖；**中医证候诊断：** 肝郁气滞证。

西医诊断： 乳腺增生病。

西医诊断依据：

1. 患者多为中青年妇女，常伴有月经不调。

2. 乳房胀痛，有周期性，随情志的变化而加重或减轻。

3. 双侧或单侧乳房内有肿块，常为多发性，呈数目不等、大小不一、形态不规则的结节状，质韧而不硬，推之能移，有压痛。

4. X 线钼靶摄片为边缘模糊不清的阴影或有条索状组织穿越其间。

中医治法： 疏肝理气，散结止痛。

方剂： 逍遥散加减。

药物组成、剂量及煎服法：

柴胡9g，郁金12g，当归20g，白芍12g，茯苓15g，白术15g，瓜蒌20g，半夏9g，制南星9g。

五剂，水煎服。日一剂，早晚分服。

西医治疗措施：

1. 药物治疗

（1）维生素类药物：可口服维生素 B_6 与维生素 E 或口服维生素 A。

（2）激素类药物：对软化肿块、减轻疼痛有一定疗效。

2. 手术治疗：对可疑病人应及时进行活体组织切片检查，如发现有癌变，应及时行乳癌根治手术。若病人有乳癌家族史，或切片检查发现上皮细胞增生活跃，宜及时施行单纯乳房切除手术。

058 号题

【病案（例）摘要1】

邵某，女，35 岁，已婚，文秘。2015 年 6 月 3 日初诊。

患者 3 年来双手关节经常肿痛，阴雨天疼痛加重，得温则舒。晨起双手关节僵硬，活动后减轻，持续 1~2 小时。近 2 周症状加重，关节灼热肿痛，伴低热，乏力，形寒肢冷。

查体： T 37.5℃，P 84 次/分，R 18 次/分，BP 130/85mmHg。神清，形体略瘦，双手近端指间关节、掌指关节、腕关节肿胀。舌红，苔白，脉弦细。

辅助检查： 抗核抗体阳性，C 反应蛋白升高，类风湿因子阳性。血常规：白细胞 11.0×10^9/L，中性粒细胞百分比70%，血沉80mm/h。手 X 线片示：双手近端指间关节骨质疏松，关节间隙狭窄。

【病案（例）摘要2】

肖某，女，37 岁。2000 年 5 月 18 日初诊。

患者于 2000 年 5 月 11 日在其居住地附近一诊所换节育环，3 天后出现小腹疼痛，带下量增多，色黄，其气秽臭。自购洁尔阴外洗，未见效果。随即出现寒战高热，小腹疼痛加剧、拒按，并伴有食欲差，尿频，肛门坠胀，带下量仍多，呈黄绿色、质稠、臭秽。

查体： T 39.3℃，R 22 次/分，P 90 次/分，BP 120/85mmHg。神志清楚，呈急性病容，面色红，呼吸急促，下腹有压痛、反跳痛、腹肌紧张。

妇科检查： 阴道及宫颈充血，宫颈有举痛，子宫较软，稍增大，有压痛，宫旁组织稍增厚，有明显触痛，未触及包块。

血常规检查： 白细胞总数及中性粒细胞增加。

【答题要求】

根据上述摘要，在答题卡上完成书面分析。

时间： 60 分钟。

【答案解析1】

中医疾病诊断：痹证；**中医证候诊断**：寒热错杂证。

西医诊断：类风湿关节炎（活动期）。

西医诊断依据：

1. 关节疼痛≥4 个。

2. 晨僵＞30 分钟。

3. ESR≥30mm/h。

4. CRP 增高。

5. RF（＋）。

6. 有关节外表现，如发热、贫血、血管炎等。

7. 手 X 线片示：双手近端指间关节骨质疏松，关节间隙狭窄。

中医治法：祛风散寒，清热化湿。

方剂：桂枝芍药知母汤。

药物组成、剂量及煎服方法：

桂枝 12g，芍药 9g，甘草 6g，麻黄 12g，生姜 15g，白术 15g，知母 12g，防风 12g，制附子 10g$^{（先煎）}$。

七剂，水煎服。日一剂，早晚分服。

西医治疗措施：

1. 卧床休息，减少活动量。

2. 非甾体抗炎药（NSAIDs）治疗。

3. 慢作用抗风湿药物治疗。

4. 疼痛及关节功能严重受限者可应用激素治疗。

5. 药物疗效不满意者可考虑外科手术治疗，行滑膜切除术。

【答案解析2】

中医疾病诊断：妇人腹痛或带下病；**中医证候诊断**：热毒炽盛证。

西医诊断：急性盆腔炎。

西医诊断依据：

1. 节育环置换史。

2. 发热，腹痛，带下量多臭秽。

3. 体温 39.3℃，呈急性病容，下腹有压痛、反跳痛、腹肌紧张。

4. 妇科检查：阴道及宫颈充血，宫颈有举痛，子宫较软，稍增大，有压痛，宫旁组织稍增厚，有明显触痛，未触及包块。血常规检查：白细胞总数及中性粒细胞增加。

中医治法：清热解毒，利湿排脓。

方剂：五味消毒饮合大黄牡丹皮汤加减。

药物组成、剂量及煎服法：

金银花 30g，野菊花 30g，蒲公英 30g，紫花地丁 30g，紫背天葵 15g，大黄 15g$^{（后下）}$，牡丹皮 15g，桃仁 15g，冬瓜仁 30g，芒硝 15g$^{（冲服）}$。

三剂，水煎服。日一剂，早晚分服。

西医治疗措施：

1. 药物治疗：使用抗生素。

2. 手术治疗：形成较大炎症包块或形成脓肿的可行手术治疗。

3. 物理疗法。

059 号题

【病案（例）摘要1】

患者，女，35岁，农民。2014年10月3日初诊。

患者5岁患颅内感染后遗留癫痫，间断性发作突然昏倒，不省人事，四肢抽搐。服用抗癫痫药物，7天前因停药，频繁出现猝然仆倒，不省人事，四肢抽搐，口中有声，口吐白沫。烦躁不安，气高息粗，痰鸣辘辘，口臭，便干。遂来就诊。

查体： T 37.1℃，P 72次/分，R 16次/分，BP 120/80mmHg。神清，巩膜无黄染，舌暗红，苔黄腻，脉弦滑。心肺未见异常，肝脾未及，神经系统检查（－）。脑电图：见棘波、尖波。

【病案（例）摘要2】

钱某，女，7岁。2015年1月9日初诊。

4天前患儿出现发热，鼻塞流涕，偶咳，自服感冒冲剂效果不佳，3天前出现头面部及胸背部皮疹，瘙痒，部分结痂。现症见：壮热烦躁，口渴引饮，面赤唇红，口舌生疮，大便干结，小便黄赤。

查体： T 38.2℃，P 96次/分，R 24次/分。精神可，面红润，躯干部可见痘疹密布，疹色紫暗，疱浆混浊，少许结痂，全身淋巴结无肿大，咽充血，双侧扁桃体Ⅰ度肿大，心肺未见异常，腹软，肝脾未触及。舌质红绛，舌苔黄糙而干，脉洪数。

辅助检查： 血常规：白细胞$4.6×10^9$/L，中性粒细胞百分比45%，淋巴细胞百分比53%。

【答题要求】

根据上述摘要，在答题卡上完成书面分析。

时间： 60分钟。

【答案解析1】

中医疾病诊断： 痫证；**中医证候诊断：** 痰热内扰证。

西医诊断： 癫痫。

西医诊断依据：

1. 既往癫痫病史30年。

2. 典型临床表现：突然昏倒，不省人事，四肢抽搐，口中有声，口吐白沫。

3. 脑电图：见棘波、尖波。

中医治法： 清热化痰，息风定痫。

方剂： 黄连温胆汤加减。

药物组成、剂量及煎服法：

半夏12g，陈皮9g，茯苓12g，甘草6g，竹茹15g，枳实12g，黄连6g，香附12g，郁金12g，佛手9g，柴胡10g，龙骨30g（先煎），牡蛎30g（先煎）。

三剂，水煎服。日一剂，早晚分服。

西医治疗措施：

1. 药物治疗

（1）药物控制：药物的选择主要取决于发作类型。

（2）癫痫持续状态的处理：①地西泮（安定）为首选药物。②苯妥英钠。③苯巴比妥钠（鲁米那）肌注。④异戊巴比妥钠。⑤对症处理。

2. 神经外科治疗：主要掌握手术治疗的适应证。

【答案解析2】

中医疾病诊断：水痘；**中医证候诊断：**毒炽气营证。

西医诊断：水痘。

西医诊断依据：

1. 冬春季发病，有水痘接触史。

2. 初起有发热、咳嗽、流涕等上呼吸道感染症状，其后颜面、躯干分批出现斑丘疹、水疱，结痂。

3. 周围血白细胞计数正常或稍低，淋巴细胞相对增高。

中医治法：清气凉营，化湿解毒。

方剂：清胃解毒汤加减。

药物组成、剂量及煎服方法：

升麻6g，黄连3g，丹皮9g，生地黄9g，黄芩9g，石膏9g^（先煎）。

西医治疗措施：

1. 对症治疗：皮肤瘙痒可应用含0.25%冰片的炉甘石洗剂或5%碳酸氢钠溶液局部涂擦。

2. 抗病毒治疗：对重症或有并发症或免疫功能受损的患者应及早使用抗病毒药。首选阿昔洛韦。继发皮肤细菌感染时加用抗菌药物。糖皮质激素对水痘病程有不利影响，可导致病毒播散，应禁用。

060 号题

【病案（例）摘要1】

辛某，男，60岁，退休。2011年3月11日初诊。

该患者5年前因劳累后出现心悸、气短，逐渐出现不能平卧，伴上腹部饱胀，食欲差，尿少。近日上述症状加重，夜间不能平卧。现症见：心悸气短，咳吐泡沫样痰，面浮肢肿，尿少腹胀，腹胀纳差，畏寒肢冷，唇甲青紫。

查体：T 37.1℃，P 102次/分，R 22次/分，BP 120/80mmHg。神清，颜面浮肿，舌质暗淡，脉细促。双肺呼吸音粗，肺底可闻及中小水泡音，肝脏肋下3cm，肝-颈静脉回流征（+），双下肢水肿。

辅助检查：血BNP 485pg/mL，NT-pro-BNP 3000pg/mL，超声心动图测定左室射血分数LVEF<45%，X线胸片显示心脏增大。

【病案（例）摘要2】

钱某，男，69岁，已婚，退休工人。2011年11月9日就诊。

既往头痛20年，测血压150/100mmHg，现症见：头晕头痛，头重如裹，困倦乏力，胸闷，腹胀痞满，少食多寐，呕吐痰涎，肢体沉重。

体格检查：T37℃，P80 次/分，R18 次/分，BP150/100mmHg，神志清楚，面色潮红，心肺（−），腹软，肝脾未及，四肢脊柱无异常。舌胖苔腻，脉濡滑。

实验室检测：尿常规无异常；血钾正常；双肾 B 超正常；心电图示：左室高电压。

【答题要求】

根据上述摘要，在答题卡上完成书面分析。

时间：60 分钟。

【答案解析1】

中医疾病诊断：心悸；**中医证候诊断**：阳虚饮停证。

西医诊断：慢性全心衰竭。

西医诊断依据：

1. 有肺淤血、心排血量降低和体循环淤血的相关症状和体征。

2. 血 BNP 485pg/mL，NT − pro − BNP 3000pg/mL，超声心动图测定左室射血分数 LVEF＜45%，X 线胸片显示心脏增大。

中医治法：温肾助阳，利水消肿。

方剂：真武汤加减。

药物组成、剂量及煎服法：

茯苓 9g，芍药 9g，白术 9g，生姜 9g，附子 9g^(先煎)。

三剂，水煎服。日一剂，早晚分服。

西医治疗措施：

1. 一般治疗：去除病因，改变生活方式。

2. 抑制神经内分泌激活：可用血管紧张素转换酶抑制剂（ACEI）或 β 受体阻断剂。

3. 改善血流动力药：利尿剂和强心药。

4. 非药物治疗。

【答案解析2】

中医疾病诊断：眩晕；**中医证候诊断**：痰湿内盛证。

西医诊断：高血压病。

西医诊断依据：

1. 反复发作的头痛头晕。

2. 血压升高，150/100mmHg。

3. 心电图示：左室高电压。

中医治法：祛痰降浊。

方剂：半夏白术天麻汤加减。

药物组成、剂量及煎服方法：

半夏 9g，天麻 12g，白术 12g，茯苓 9g，橘红 9g，甘草 9g，生姜 12g，大枣 12g。

五剂，水煎服，日一剂，早晚分服。

西医治疗措施：

1. 一般治疗：减轻体重、低盐低脂饮食、戒烟戒酒等。

2. 对症治疗：应用氯沙坦钾、氨氯地平等降压药。

第二站 操作技能

001 号题

【题干】

1. 肾俞、合谷、命门的定位
2. 心脏各瓣膜听诊区
3. 甲状腺触诊
4. 脱隔离衣

【答题要求】

根据你所抽题号的要求，边操作边口述，时间 15 分钟。

【答案解析】

1. 肾俞、合谷、命门的定位

肾俞穴：在脊柱区，第 2 腰椎棘突下，后正中线旁开 1.5 寸。合谷穴：在手背，第 1、2 掌骨之间，当第 2 掌骨桡侧的中点处。简便取穴法：以一手的拇指指间关节横纹放在另一手拇、食指之间的指蹼缘上，当拇指尖下是穴。命门穴：在脊柱区第 2 腰椎棘突下凹陷中后正中线上。

2. 心脏各瓣膜听诊区

（1）二尖瓣区：一般位于第 5 肋间隙左锁骨中线内侧。

（2）主动脉瓣区：①主动脉瓣区：位于胸骨右缘第 2 肋间隙，主动脉瓣狭窄时的收缩期杂音在此区最响。②主动脉瓣第二听诊区：位于胸骨左缘第 3、4 肋间隙，主动脉瓣关闭不全时的舒张期杂音在此区最响。

（3）肺动脉瓣区：在胸骨左缘第 2 肋间隙。

（4）三尖瓣区：在胸骨体下端近剑突偏右或偏左处。

3. 甲状腺触诊

包括甲状腺峡部和甲状腺侧叶的检查。

（1）甲状腺峡部：甲状腺峡部位于环状软骨下方第二至第四气管环前面。站于受检者前面用拇指或站于受检者后面用食指从胸骨上切迹向上触摸，可感到气管前软组织，判断有无增厚，配合吞咽动作，判断有无增大和肿块。

（2）甲状腺侧叶：①前面触诊：一手拇指施压于一侧甲状软骨，将气管推向对侧，另一手食、中指在对侧胸锁乳突肌后缘向前推挤甲状腺侧叶，拇指在胸锁乳突肌前缘触诊，配合吞咽动作，重复检查，用同样方法检查另一侧甲状腺。②后面触诊：一手食、中指施压于一侧甲状软骨，将气管推向对侧，另一手拇指在对侧胸锁乳突肌后缘向前推挤甲状腺，食、中指在其前缘触诊甲状腺，配合吞咽动作重复检查，用同样方法检查另一侧甲状腺。③甲状腺肿大分为三度，不能看出肿大但能触及者为Ⅰ度，既可看出肿大又能触及，但在胸锁乳突肌以内区域者为Ⅱ度，肿大超出胸锁乳突肌外缘者为Ⅲ度。

④注意肿大甲状腺的大小，是否对称，硬度如何，有无压痛，是否光滑，有无结节、震颤和血管杂音。

4. 脱隔离衣

①解开腰带，在前面打一活结。②解开两袖口，在肘部将部分袖子套塞入袖内，便于消毒双手。③消毒清洗双手后，解开领扣，右手伸入左手腕部套袖内，拉下袖子过手，用遮盖着的左手握住右手隔离衣袖子的外面，将右侧袖子拉下，双手转换渐从袖管中退出。④用左手自衣内握住双肩肩缝撤右手，再用右手握住衣领外面反折，脱出左手。⑤左手握住领子，右手将隔离衣两边对齐，挂在衣钩上，若挂在半污染区，隔离衣的清洁面向外，挂在污染区，则污染面朝外。

002 号题

【题干】

1. 立滚法的操作

2. 左颌下淋巴结触诊

3. 振水音的检查

4. 肥皂水刷手法

【答题要求】

根据你所抽题号的要求，边操作边口述，时间 15 分钟。

【答案解析】

1. 立滚法的操作

[操作方法]

以第五掌指关节背侧为吸定点，以第四掌指关节至第五掌骨基底部与掌背尺侧缘形成的扇形区域为滚动着力面，腕关节略屈向尺侧，通过腕关节的屈伸运动和前臂的旋转运动，在施术部位上持续不断地来回滚动。

[动作要领]

（1）肩关节放松下垂，垂肘，肘关节自然屈曲 120°~140°，上臂中段距胸壁一拳左右，腕关节放松，手指自然弯曲，不能过度屈曲或挺直。

（2）操作过程中，腕关节屈伸幅度应在 120°左右，使掌背部分的 1/2 面积（尺侧）依次接触治疗部位。

（3）滚法对体表产生轻重交替的刺激，前滚和回滚时着力轻重之比为 3:1，即"滚三回一"。

（4）手法频率为每分钟 120~160 次。

2. 左颌下淋巴结触诊

检查左颌下淋巴结时，将左手置于被检查者头顶，使头微向左前倾斜，右手四指并拢，屈曲掌指及指间关节，沿下颌骨内缘向上滑动触摸。

3. 振水音的检查

①被检者取仰卧位，医师用耳凑近被检者上腹部或将听诊器体件放于此处，然后用稍弯曲的手指以冲击触诊法连续迅速冲击其上腹部，如听到胃内液体与气体相撞击的声音，称为振水音。②也可用双手左右摇晃患者上腹部以闻及振水音。③正常人餐后或饮入多量

液体时，上腹部可出现振水音。但若在空腹或餐后 6～8 小时以上仍有此音，则提示胃内有液体潴留，见于胃扩张、幽门梗阻及胃液分泌过多等。

4. 肥皂水刷手法

①按普通洗手方法将双手及前臂用肥皂和清水洗净。②用消毒毛刷蘸取消毒肥皂液交替刷洗双手及手臂，从指尖到肘上 10cm，刷手时尤应注意甲缘、甲沟、指蹼等处，刷完一遍，指尖朝上肘向下，用清水冲洗手臂上的肥皂水，然后，另换一消毒毛刷，同法进行第二、三遍刷洗，每一遍比上一遍低 2cm（分别为肘上 10cm、8cm、6cm），共约 10 分钟。③每侧用一块无菌毛巾从指尖至肘部擦干，擦过肘部的毛巾不可再擦手部，以免污染。④将双手及前臂浸泡在 75% 乙醇桶内 5 分钟，浸泡范围至肘上 6cm 处，若有乙醇过敏，可改用 0.1% 苯扎溴铵溶液浸泡，也可用 1∶5000 氯己定溶液浸泡 3 分钟。⑤浸泡消毒后，保持拱手姿势待干，双手不得下垂，不能接触未经消毒的物品。

003 号题

【题干】

1. 夹持进针法
2. 肺下界叩诊
3. 肝－颈静脉回流征
4. 填塞止血法

【答题要求】

根据你所抽题号的要求，边操作边口述，时间 15 分钟。

【答案解析】

1. 夹持进针法

夹持进针法又称骈指进针法。操作要点：①消毒：腧穴皮肤、医生双手常规消毒。②持针：押手拇、食指持消毒干棉球裹住针身下段，以针尖端露出 0.3～0.5cm 为宜，刺手拇、食、中三指指腹夹持针柄，使针身垂直。③刺入：将针尖固定在腧穴皮肤表面，刺手捻转针柄，押手下压，双手配合，同时用力，迅速将针刺入腧穴皮下。本法适用于长针的进针。

2. 肺下界叩诊

①被检者取坐位或仰卧位。检查者采用间接叩诊法，自上而下沿肋间进行叩诊。②正常成年人右肺下界在右侧锁骨中线、腋中线、肩胛线分别为 6、8、10 肋间。③左肺下界除在左锁骨中线上变动较大（有胃泡鼓音区）外，其余与右侧大致相同。

3. 肝－颈静脉回流征

令患者半卧位，观察平静呼吸时的颈静脉充盈度，然后手掌以固定的压力按压患者右上腹肝区部，如见患者颈静脉充盈度增加，称为肝－颈静脉回流征阳性，亦称为腹－颈静脉回流征阳性，提示肝脏淤血，是右心功能不全的重要早期征象之一。

4. 填塞止血法

用消毒纱布、敷料填塞在伤口内，再用敷料或其他洁净的毛巾、手绢、三角巾等覆盖伤口，加压包扎达到止血目的。

004 号题

【题干】

1. 下关、丰隆、地仓定位

2. 肾区叩击痛的检查

3. 胸廓扩张度检查

4. 女患者导尿术

【答题要求】

根据你所抽题号的要求，边操作边口述，时间 15 分钟。

【答案解析】

1. 下关、丰隆、地仓定位

下关穴：在面部，颧弓下缘中央与下颌切迹之间凹陷中。丰隆穴：在小腿外侧，外踝尖上 8 寸，胫骨前肌外缘，条口旁开 1 寸。地仓穴：在面部，口角旁开 0.4 寸（指寸）。

2. 肾区叩击痛的检查

检查时，被检者取坐位或侧卧位，医师将左手掌平放于患者肾区（肋脊角处），右手握拳用轻到中等力量叩击左手背部。正常时肾区无叩击痛。肾区叩击痛见于肾炎、肾盂肾炎、肾结石、肾周围炎及肾结核等。

3. 胸廓扩张度检查

被检查者采取坐位或仰卧位，检查者两手四指并拢与拇指分开，分别平置于被检者胸壁下部的对称部位，感受被检者胸廓两侧呼吸动度。正常人两侧呼吸动度相等，发生病变时可见一侧或局部胸廓扩张度减弱，而对侧或其他部位动度增强。

4. 女患者导尿术

（1）洗手，备齐用物，携至床旁，向患者说明目的，取得合作，注意保护患者隐私。

（2）能自理者，嘱其清洗外阴，不能起床者，协助其清洗外阴。

（3）操作者戴帽子口罩，站于患者右侧，协助患者脱去对侧裤腿，盖于近侧腿部，对侧腿部用盖被遮盖。患者屈膝仰卧，两腿稍外展，暴露外阴，垫治疗巾（或一次性尿布）于臀下。

（4）将治疗碗和弯盘置于外阴处，左手戴无菌手套，右手持止血钳夹消毒液棉球消毒阴阜和大阴唇，然后左手分开大阴唇，消毒小阴唇和尿道口，其原则是由上至下，由内向外。每个棉球只用一次，污棉球及用过的钳子置于床尾弯盘内。

（5）置导尿包于患者两腿之间，打开导尿包，倒入消毒液，戴无菌手套，铺洞巾，石蜡油润滑导尿管前端，以左手拇、食指分开大阴唇，右手持止血钳夹消毒棉球再次消毒尿道口。

（6）另换一止血钳持导尿管轻轻插入尿道 4～6cm，见尿后再插入 1～2cm。

（7）如需行尿培养，用无菌标本瓶或试管接取，盖好瓶盖，置合适处。

（8）治疗碗内尿液盛满后，用止血钳平导尿管末端，交于左手中指间，将尿液倒入便盆内。

（9）导尿毕，用纱布包裹导尿管，拔出，放入治疗碗内。擦净外阴，脱去手套，撤去洞巾，清理用物，协助患者穿裤，整理床单位，测量尿量并记录，标本送验。

005 号题

【题干】

1. 大鱼际揉法

2. 脊柱前后凸检查

3. 胆囊触诊

4. 口对鼻人工呼吸

【答题要求】

根据你所抽题号的要求，边操作边口述，时间 15 分钟。

【答案解析】

1. 大鱼际揉法

[操作方法]

沉肩，腕关节放松，呈微屈或水平状，大拇指内收，四指自然伸直，用大鱼际附着于施术部位上，以肘关节为支点，前臂做主动运动，带动腕关节摆动，使大鱼际在治疗部位上做轻缓柔和的上下、左右或轻度环旋揉动，并带动该处的皮下组织一起运动，频率每分钟 120～160 次。

[动作要领]

（1）所施压力要小。

（2）动作要灵活而有节律性。

（3）往返移动时应在吸定的基础上进行。

（4）大鱼际揉法前臂有推旋动作，腕部宜放松。

2. 脊柱前后凸检查

嘱被检查者取立位，侧面观察脊柱各部形态，了解有无前后凸畸形。正常人直立时，脊柱有四个生理弯曲。从侧面观察，颈段稍前凸，胸段稍后凸，腰椎明显前凸，骶椎明显后凸。

3. 胆囊触诊

医师将左手掌平放于患者右肋下部，先以左手拇指指腹用适度压力钩压右肋下缘下腹直肌外缘处，然后嘱患者缓慢深吸气。在深吸气时发炎的胆囊下移时碰到用力按压的拇指引起疼痛，患者因疼痛而突然屏气，为墨菲征阳性，又称胆囊触痛征阳性，见于急性胆囊炎。当胰头癌压迫胆总管导致阻塞，出现黄疸进行性加深，胆囊显著肿大，但无压痛，称为库瓦西耶征阳性，又称无痛性胆囊增大征阳性。

4. 口对鼻人工呼吸

施救者稍用力抬患者下颌，使口闭合，先深吸一口气，将口罩住患者鼻孔，将气体吹入患者鼻内，吹气时观察胸廓是否隆起。

006 号题

【题干】

1. 曲池、肺俞、支沟定位

2. 肝脏触诊

3. 霍夫曼征

4. 手术区的皮肤消毒

【答题要求】

根据你所抽题号的要求，边操作边口述，时间 15 分钟。

【答案解析】

1. 曲池、肺俞、支沟定位

曲池穴：在肘区，尺泽与肱骨外上髁连线的中点处。肺俞穴：在脊柱区，第 3 胸椎棘突下，后正中线旁开 1.5 寸。支沟穴：在前臂后区，腕背侧远端横纹上 3 寸，尺骨与桡骨间隙中点。

2. 肝脏触诊

①检查时被检者取仰卧位，双腿稍屈曲，使腹壁松弛，医师位于被检者右侧，将右手掌平放于被检者右侧腹壁上，腕关节自然伸直，四指并拢，掌指关节伸直，以食指前端的桡侧或食指与中指指端对着肋缘，自髂前上棘连线水平，分别沿右锁骨中线、前正中线自下而上触诊。②被检者吸气时，右手随腹壁隆起抬高，但上抬速度要慢于腹壁的隆起，并向季肋缘方向触探肝缘，呼气时，腹壁松弛并下陷，触诊手应及时向腹深部按压，如肝脏肿大，则可触及肝下缘从手指端滑过，若未触及，则反复进行，直至触及肝脏或肋缘。③为提高触诊效果，可用双手触诊法，检查者用左手掌托住被检者右后腰，左手拇指张开置于右肋缘，右手方法不变，检查肝左叶有无肿大，可在腹正中线上由脐平面开始自下而上进行触诊，如遇腹水患者，可用沉浮触诊法，在腹部某处触及肝下缘后，应自该处起向两侧延伸触诊，以了解整个肝脏和全部肝下缘的情况。

3. 霍夫曼征

检查者用左手托住被检者腕部，用右手食指和中指夹持被检者中指，稍向上提，使其腕部处于轻度过伸位，用拇指快速弹刮被检者中指指甲，此时，如其余四指出现轻度掌屈反应为阳性。

4. 手术区的皮肤消毒

（1）手术前皮肤准备：不同的手术对病人手术区域的皮肤准备不同，一般外科手术病人最好在手术前一天下午洗浴，并用肥皂清洗皮肤。皮肤上若有较多油脂或胶布粘贴的残迹，可先用松节油或 75% 酒精擦净。

（2）术区剃毛：主张当日术前剃毛，若毛发细小，可不剃，不宜在手术室内剃毛，最好采用专用粘布粘贴法除毛。

（3）消毒剂：目前国内普遍使用 0.5% 碘伏作为皮肤消毒剂，也可用 2.5% 碘酊消毒，待干后再用 75% 酒精涂擦 2~3 遍以脱碘，面部、口腔、肛门及外生殖器等处消毒，不可用碘酊。

（4）消毒方法：准备好消毒用品（卵圆钳、消毒剂、棉球或纱布），皮肤消毒先用碘伏（或 0.5% 安尔碘）棉球或小纱布团由手术区中心向四周涂擦，顺序涂擦 3 遍，第二、三遍都不能超出上一遍的范围，如为感染伤口或会阴、肛门等处手术，则应从外周向感染伤口或会阴肛门处涂擦，消毒范围应包括手术切口周围半径 15cm 的区域。

007 号题

【题干】

1. 中医脉诊的布指

2. 浮髌试验

3. 心脏叩诊

4. 仰头举颏法气道开放

【答题要求】

根据你所抽题号的要求，边操作边口述，时间15分钟。

【答案解析】

1. 中医脉诊的布指

①中指定关，医生先以中指按在掌后高骨内侧动脉处，然后食指按在关前（腕侧）定寸，无名指按在关后（肘侧）定尺。布指的疏密要与患者手臂长短与医生手指粗细相适应，如病人的手臂长或医者手指较细，布指宜疏，反之宜密。②定寸时可选取太渊穴所在位置（腕横纹上），定尺时可考虑按寸到关的距离确定关到尺的长度以明确尺的位置，寸关尺不是一个点，而是一段脉管的诊察范围。

2. 浮髌试验

①被检者取平卧位，下肢伸直放松。②检查者左手拇指和其余四指分别固定在患膝关节上方两侧，并加压压迫髌上囊，使关节液集中于髌骨底面，右手拇指和其余四指分别固定在患膝关节下方两侧，用右手食指连续垂直向下按压髌骨数次，压下时有髌骨与关节面的碰触感，松手时有髌骨随手浮起感，即为浮髌试验阳性。③见于风湿性关节炎、结核性关节炎等引起的膝关节腔积液。

3. 心脏叩诊

（1）先叩左界，从心尖搏动最强点外2～3cm处开始，沿肋间由外向内，叩诊音由清变浊时翻转板指，在板指中点相应的胸壁处用标记笔作一标记。如此自下而上，叩至第二肋间，分别标记。

（2）然后叩右界，先沿右锁骨中线，自上而下，叩诊音由清变浊时为肝上界。

（3）然后，于其上一肋间（一般为第四肋间）由外向内叩出浊音界，继续向上，分别于第三、第二肋间叩出浊音界，并标记。

（4）再标出前正中线和左锁骨中线，用直尺测量左锁骨中线与前正中线间的垂直距离，以及左右相对浊音界各标记点距前正中线的垂直距离，并记录。

（5）心脏叩诊时应根据被检者胖瘦程度，采取适当力度，用力要均匀，过强或过轻的叩诊均不能叩出心脏的正确大小。

4. 仰头举颏法气道开放

施救者将一手掌小鱼际（小拇指侧）置于患者前额，下压使其头部后仰，另一手的食指和中指置于靠近颏部的下颌骨下方，将颏部向前抬起，帮助头部后仰，气道开放，必要时拇指可轻牵下唇，使口微微张开。

008 号题

【题干】

1. 风池、委中、胃俞的定位

2. 麦氏点的压痛和反跳痛

3. 踝反射

4. 橡皮止血带止血

【答题要求】

根据你所抽题号的要求，边操作边口述，时间 15 分钟。

【答案解析】

1. 风池、委中、胃俞的定位

风池穴：在颈后区，枕骨之下，胸锁乳突肌上端与斜方肌上端之间的凹陷中。委中穴：在膝后区，腘横纹中点。胃俞穴：在脊柱区，第 12 胸椎棘突下，后正中线旁开 1.5 寸。

2. 麦氏点的压痛和反跳痛

阑尾点又称麦氏点，位于右髂前上棘与脐连线外 1/3 与中 1/3 交界处。触诊时，由浅入深进行按压，如发生疼痛，称为压痛。在检查到压痛后，食指、中指、无名指三指稍停片刻，使压痛感趋于稳定，然后将手突然抬起，此时如患者感觉腹痛骤然加剧，并有痛苦表情，称为反跳痛。阑尾病变时此处有压痛。

3. 踝反射

被检查者仰卧，下肢外旋外展，髋、膝关节稍屈曲，医师左手将被检查者足部背屈成直角，右手用叩诊锤叩击跟腱，正常为腓肠肌收缩，出现足向跖面屈曲，反射中枢在骶髓 1~2 节。

4. 橡皮止血带止血

（1）抬高患肢，将软布料、棉花等软织物衬垫于止血部位皮肤上。

（2）扎止血带时一手掌心向上，手背贴紧肢体，止血带一端用虎口夹住，留出长约 10cm 的一段，另一手拉较长的一端，适当拉紧拉长，绕肢体 2~3 圈，以前一手的食指和中指夹住橡皮带末端用力拉下，使之压在紧缠的橡皮带下面即可。

009 号题

【题干】

1. 掌按法的操作
2. 布鲁津斯基征
3. 腹水移动浊音叩诊
4. 戴无菌手套

【答题要求】

根据你所抽题号的要求，边操作边口述，时间 15 分钟。

【答案解析】

1. 掌按法的操作

[操作方法]

以单手或双手掌面置于施术部位，以肩关节为支点，利用身体上半部的重量，通过上、前臂传至手掌部，垂直向下按压，当按压力达到所需的力度后，要稍停片刻，然后松劲撤力，再做重复按压，使按压动作既平稳又有节奏性。

[动作要领]

（1）掌按法应以肩关节为支点，当肩关节成为支点后，身体上半部的重量很容易通过上、前臂传到手掌部，使操作者不易疲劳，用力又沉稳着实，如将肘关节作为支点，则须上、前臂用力，既容易使操作者疲乏，力度又难以控制。

（2）按压的用力方向多为垂直向下或与受力面相垂直。

（3）用力要由轻到重，稳而持续，使刺激充分达到肌体组织的深部。

（4）要有缓慢的节奏性。

2. 布鲁津斯基征

被检者去枕仰卧，双下肢自然伸直，检查者左手托患者枕部，右手置于患者胸前，使颈部前屈，如两膝关节和髋关节反射性屈曲为阳性。以同样的方法检查另一侧。

3. 腹水移动浊音叩诊

当腹腔内有较多游离液体（在 1000mL 以上）时，如患者仰卧位，液体因重力作用多积聚于腹腔低处，含气的肠管漂浮其上，故叩诊腹中部呈鼓音，腹部两侧呈浊音；在患者侧卧位时，液体随之流动，叩诊上侧腹部转为鼓音，下侧腹部呈浊音。这种因体位不同而出现浊音区变动的现象，称移动性浊音，为确诊腹腔有无积液的重要检查方法。

4. 戴无菌手套

①穿无菌手术衣、戴口罩后，选取合适手套号码并核对灭菌日期。②用手套袋内无菌滑石粉包轻轻敷擦双手，使之滑润。③左手捏住两只手套翻折部分，提出手套，使两只手套拇指相对向，右手先插入手套内，再用戴好手套的右手 2 ~ 5 指插入左手手套的翻折部内，帮助左手插入手套内，然后将手套翻折部翻回盖住手术衣袖口。④用无菌盐水冲净手套外面的滑石粉。⑤在手术开始前应将双手举于胸前，切勿任意下垂或高举。

010 号题

【题干】

1. 期门、肩髃、悬钟定位

2. 快速轮替动作

3. 脾脏触诊

4. 普通伤口换药

【答题要求】

根据你所抽题号的要求，边操作边口述，时间 15 分钟。

【答案解析】

1. 期门、肩髃、悬钟定位

期门穴：在胸部，第 6 肋间隙，前正中线旁开 4 寸。肩髃穴：在三角肌区，肩峰外侧缘前端与肱骨大结节两骨间凹陷中。简便取穴法：屈臂外展，肩峰外侧缘呈现前后两个凹陷，前下方的凹陷即本穴。悬钟穴：在小腿外侧，外踝尖上 3 寸，腓骨前缘。

2. 快速轮替动作

嘱被检查者伸直手掌，做快速旋前旋后动作，先睁眼，后闭眼，反复进行，观察动作的协调性。

3. 脾脏触诊

①脾脏明显肿大而位置较表浅时，用单手浅部触诊即可触及，如肿大的脾脏位置较深，则用双手触诊法进行检查。②被检者取仰卧位，双腿稍屈曲，医师左手绕过被检者腹

部前方，手掌置于其左腰部第 9 ~ 11 肋处，将脾从后向前托起。右手掌平放于上腹部与肋弓成垂直方向，以稍弯曲的手指末端轻压向腹部深处，随被检者腹式呼吸运动，由下向上逐渐移近左肋弓，直到触及脾缘或左肋缘。③脾脏轻度肿大而仰卧位不易触及时，可嘱被检者改为右侧卧位，右下肢伸直，左下肢屈髋、屈膝，用双手触诊较易触及。④触及脾脏后应注意其大小、质地、表面形态、有无压痛及摩擦感等。

4. 普通伤口换药

（1）去除敷料，先用手取下外层敷料（勿用镊子），再用 1 把镊子取下内层敷料。揭除内层敷料应轻巧，一般应沿伤口长轴方向揭除，若敷料干燥并粘贴在创面上则不可硬揭，应先用生理盐水浸湿后再揭去，以免创面出血。

（2）双手执镊，左手镊子从换药碗中夹无菌物品，并传递给右手镊子，两镊不可相碰。

（3）无感染伤口，用碘酊、75% 酒精棉球由内向外消毒伤口及周围皮肤，沿切口方向，范围距切口 3 ~ 5cm，擦拭 2 ~ 3 遍。如为感染伤口，则应从外周向感染伤口处涂擦。

（4）分泌物较多且创面较深时，宜用干棉球及生理盐水棉球擦拭并清除干净。

（5）高出皮肤表面或不健康的肉芽组织及较多坏死物质，可用剪刀剪平，再用等渗盐水擦拭。若肉芽组织有较明显水肿时，可用3% ~ 5%高渗盐水湿敷。

（6）一般创面可用消毒凡士林纱布覆盖，污染伤口或易出血伤口要用引流纱条，防止深部化脓性感染。

（7）无菌敷料覆盖伤口，距离切口边缘3cm以上，一般用8 ~ 10层纱布，胶布固定。贴胶布方向应与肢体或躯干长轴垂直。

011 号题

【题干】

1. 肩井拿法
2. 拉塞格征
3. 锁骨上淋巴结触诊
4. 有创伤口换药

【答题要求】

根据你所抽题号的要求，边操作边口述，时间 15 分钟。

【答案解析】

1. 肩井拿法

[肩井定位]

正坐位，在肩上，当大椎穴（督脉）与肩峰连线的中点取穴。

[操作方法]

以拇指和其余手指的指面相对用力，捏住施术部位肌肤并逐渐收紧、提起，腕关节放松，以拇指同其他手指的对合力进行轻重交替、连续不断地提捏并施以揉动。

[动作要领]

（1）用拇指和其余手指的指面着力，不能用指端内扣。

（2）捏提中宜含有揉动之力，实则拿法为一复合手法，含有捏、提、揉这三种成分。

（3）腕部要放松，使动作柔和灵活，连绵不断，且富有节奏性。

2．拉塞格征

（1）检查方法：被检者取仰卧位，两下肢伸直，检查者一手压在被检者一侧膝关节上，使下肢保持伸直，另一手将该下肢抬起，正常可抬高 70° 以上。如不到 30° 即出现由上而下的放射性疼痛为阳性，以同样的方法再检查另一侧。

（2）临床意义：见于坐骨神经痛、腰椎间盘突出或腰骶神经根炎等。

3．锁骨上淋巴结触诊

检查者面对患者（可取坐位或仰卧位），用右手检查患者的左锁骨上窝，用左手检查其右锁骨上窝。检查时将食指与中指屈曲并拢，在锁骨上窝进行触诊，并深入锁骨后深部。嘱患者要向检查侧偏头。检查时如发现有肿大的淋巴结，应记录其数目、大小、质地、移动度，表面是否光滑，有无红肿、压痛和波动，是否有瘢痕、溃疡和瘘管等。

4．有创伤口换药

①无菌手术切口，一般于术后 1~2 天更换敷料 1 次，更换敷料时用 75% 酒精棉球消毒后，无菌纱布覆盖伤口。②感染伤口，除去坏死组织，充分引流伤口内分泌物，浅部伤口放药物纱布引流，深部伤口用引流纱条引流，一般每天换药 1~2 次，外层敷料被分泌物浸湿后应及时更换敷料。

012 号题

【题干】

1．行针循法

2．肺部听诊

3．指鼻试验

4．口对口人工呼吸

【答题要求】

根据你所抽题号的要求，边操作边口述，时间 15 分钟。

【答案解析】

1．行针循法

①确定腧穴所在的经脉及其循行路线。②循按或拍叩，用拇指指腹，或第二、三、四指并拢后用第三指的指腹，沿腧穴所属经脉的循行路线或穴位的上下左右进行循按或拍叩。③反复操作数次，以穴周肌肉得以放松或出现针感或循经感传为度。

2．肺部听诊

被检者取坐位或卧位，嘱被检者微张口或均匀的呼吸，必要时可做较深呼吸或咳嗽数声后继续听诊，这样更有利于觉察呼吸音及附加音的变化，听诊顺序一般由肺尖开始，自上而下，分别检查前胸部、侧胸部和背部，注意上下左右对称部位进行对比。听诊时注意呼吸音的变化，是否有异常的附加音，如啰音、胸膜摩擦音等。

3．指鼻试验

医师嘱被检查者手臂外展伸直，再以食指触自己的鼻尖，由慢到快，先睁眼，后闭眼，反复进行，观察被检查者动作是否稳准。

4．口对口人工呼吸

（1）清理并通畅伤病者的呼吸道。

（2）用仰头举颏法保持气道通畅。

（3）施救者一只手的拇指和食指捏住患者鼻翼，用小鱼际肌按患者前额，另一只手固定患者下颌，开启口腔。

（4）施救者双唇严密包住患者口唇，平静状态下缓慢吹气，吹气时观察胸廓是否隆起，吹气时间每次不少于 1 秒，每次送气量 500～600mL，以胸廓抬起为有效。

（5）吹气完毕，松开患者口鼻，使患者的肺和胸廓自然回缩，将气体排出。重复吹气一次，与心脏按压交替进行，吹气按压比为 2：30。

013 号题

【题干】

1. 雀啄灸
2. 膝反射
3. 直接对光反射
4. 肥皂刷手法

【答题要求】

根据你所抽题号的要求，边操作边口述，时间 15 分钟。

【答案解析】

1. 雀啄灸

①选取适宜体位，充分暴露待灸腧穴。②点燃艾卷：选用纯艾卷，将其一端点燃。③术者手持艾卷的中上部，将艾卷燃烧端对准腧穴，像麻雀啄米样一上一下移动，使艾卷燃烧端与皮肤的距离远近不一，动作要匀速，起落幅度应大小一致。④燃艾施灸，如此反复操作，给予施灸局部以变量刺激。若遇到小儿或局部知觉减退者，术者应以食指和中指置于施灸部位两侧，通过医者的手指来测知患者局部受热程度，以便随时调节施灸时间和距离，防止烫伤。⑤把握灸量，灸至皮肤出现红晕，有温热感而无灼痛为度，一般灸 5～10 分钟。⑥灸毕熄灭艾火。

2. 膝反射

被检查者取坐位，小腿完全松弛下垂，或让被检查者取仰卧位，医师在其腘窝处托起下肢，使髋、膝关节屈曲，用叩诊锤叩击髌骨下方之股四头肌腱，正常时出现小腿伸展，反射中枢在腰髓 2～4 节。

3. 直接对光反射

用手电筒照射瞳孔，观察其前后的反应变化。直接对光反射，即电筒光直接照射一侧瞳孔立即缩小，移开光线后瞳孔迅速复原。

4. 肥皂刷手法

①按普通洗手方法将双手及前臂用肥皂和清水洗净。②用消毒毛刷蘸取消毒肥皂液交替刷洗双手及手臂，从指尖到肘上 10cm，刷手时尤应注意甲缘、甲沟、指蹼等处。刷完一遍，指尖朝上肘向下，用清水冲洗手臂上的肥皂水。然后，另换一消毒毛刷，同法进行第二、三遍刷洗。每一遍比上一遍低 2cm（分别为肘上 10cm、8cm、6cm），共约 10 分钟。③每侧用一块无菌毛巾从指尖至肘部擦十，擦过肘部的毛巾不可再擦手部，以免污染。④将双手及前臂浸泡在 75% 乙醇桶内 5 分钟，浸泡范围至肘上 6cm 处，若有乙醇过敏，可

改用 0.1% 苯扎溴铵溶液浸泡，也可用 1：5000 氯己定（洗必泰）溶液浸泡 3 分钟。⑤浸泡消毒后，保持拱手姿势待干，双手不得下垂，不能接触未经消毒的物品。

014 号题

【题干】

1. 大陵、太溪、大椎定位

2. 膝外翻检查

3. 肺部间接叩诊

4. 穿手术衣

【答题要求】

根据你所抽题号的要求，边操作边口述，时间 15 分钟。

【答案解析】

1. 大陵、太溪、大椎定位

大陵穴：在腕前区，腕掌侧远端横纹中，掌长肌腱与桡侧腕屈肌腱之间。太溪穴：在踝区，内踝尖与跟腱之间的凹陷中。大椎穴：在脊柱区，第 7 颈椎棘突下凹陷中，后正中线上。

2. 膝外翻检查

正常人双脚并拢站立时双膝和双踝均能靠拢。如果直立时，两膝关节并拢时，两踝部分离，称为膝外翻，或 "X 形腿"，见于佝偻病及大骨节病。

3. 肺部间接叩诊

①采用间接叩诊，以左中指的第一、二节作为叩诊板指，平紧贴于叩击部位表面，右手中指以右腕关节和指掌关节活动叩击左手中指第二指骨的前端。②被检者取坐位或仰卧位，一般先检查前胸部，再检查背部，自上而下，沿肋间隙逐一向下叩诊，两侧对称部位要对比叩诊，叩诊时应左右、上下、内外对比叩诊音的变化。

4. 穿手术衣

（1）从已打开的无菌衣包内取出无菌手术衣一件，选择较大的空间穿衣。

（2）提起手术衣两肩袖口处，轻轻将手术衣抖开，注意勿将手术衣外面对着自己。

（3）稍掷起手术衣，顺势将两手同时插入衣袖内并向前伸，将两手自袖腕口伸出，如双手未能完全伸出，可由巡回护士在后面拉紧衣带，双手即可伸出袖口。

（4）由巡回护士在身后系好颈带和肩带。

（5）双手在身前交叉提起腰带，由巡回护士协助将腰带绕至前腹部，由本人在前腹部系好腰带。

015 号题

【题干】

1. 行针刮法

2. 间接对光反射

3. 肱三头肌反射

4. 穿隔离衣

【答题要求】

根据你所抽题号的要求，边操作边口述，时间 15 分钟。

【答案解析】

1. 行针刮法

①毫针进针后刺入一定深度。②用拇指指腹或食指指腹轻轻抵住针尾。③用食指指甲或拇指指甲或中指指甲频频刮动针柄。可由针根部自下而上刮，也可由针尾部自上而下刮，使针身产生轻度震颤。④反复刮动数次。

2. 间接对光反射

正常人受照射光刺激后，双侧瞳孔立即缩小，移开照射光后双侧瞳孔随即复原。间接对光反射，即用手隔开双眼，电筒光照射一侧瞳孔后，另一侧瞳孔也立即缩小，移开光线后瞳孔迅速复原。

3. 肱三头肌反射

医师让检查者半屈肘关节，上臂稍外展，而后用左手托其肘部，右手用叩诊锤直接叩击尺骨鹰嘴突上方的肱三头肌肌腱附着处，正常时肱三头肌收缩，出现前臂伸展，反射中枢为颈髓 6~7 节。

4. 穿隔离衣

（1）戴好帽子及口罩，取下手表，卷袖过肘，洗手。

（2）手持衣领取下隔离衣，清洁面朝自己；将衣领两端向外折齐，对齐肩缝，露出袖子内口。

（3）右手持衣领，左手伸入袖内；右手将衣领向上拉，使左手套入后露出。

（4）换左手持衣领，右手伸入袖内；举双手将袖抖上，注意勿触及面部。

（5）两手持衣领，由领子中央顺着边缘向后将领扣扣好，再扎好袖口（此时手已污染），松腰带活结。

（6）将隔离衣一边约在腰下 5cm 处渐向前拉，直到见边缘，则捏住，同法捏住另一侧边缘，注意手勿触及衣内面，然后双手在背后将边缘对齐，向一侧折叠，一手按住折叠处，另一手至背后压住折叠处，将腰带在背后交叉，回到前面系好。

016 号题

【题干】

1. 听宫、列缺、公孙定位

2. 毛细血管搏动征

3. 胸膜摩擦感

4. 仰头托颈法气道开放

【答题要求】

根据你所抽题号的要求，边操作边口述，时间 15 分钟。

【答案解析】

1. 听宫、列缺、公孙定位

听宫穴：在面部，耳屏正中与下颌骨髁突之间的凹陷中。列缺穴：在前臂，腕掌侧远端横纹上 1.5 寸，拇短伸肌腱与拇长展肌腱之间，拇长展肌腱沟的凹陷中。简便取穴法：

两手虎口自然平直交叉，一手食指按在另一手桡骨茎突上，指尖下凹陷中是穴。公孙穴：在跖区，第1跖骨基底部的前下方赤白肉际处。

2. 毛细血管搏动征

用手指轻压被检者指甲床末端，或以干净玻片轻压被检者口唇黏膜，如见到红白交替的、与病人心搏一致的节律性微血管搏动现象，称为毛细血管搏动征阳性。

3. 胸膜摩擦感

检查者用手掌轻贴胸壁，令病人反复做深呼吸，此时若有皮革相互摩擦的感觉，即为胸膜摩擦感。见于急性胸膜炎，以患侧腋中线第5~7肋间隙最易触到。

4. 仰头托颈法气道开放

病人仰卧，抢救者一手抬起病人颈部，另一手以小鱼际侧下压患者前额，使其头后仰，气道开放。

017 号题

【题干】

1. 指按法
2. 直接叩诊法
3. 脊柱叩击痛
4. 胸椎腰椎骨折的搬运

【答题要求】

根据你所抽题号的要求，边操作边口述，时间15分钟。

【答案解析】

1. 指按法

［操作方法］

以拇指罗纹面着力于施术部位，余四指张开，置于相应位置以支撑助力，腕关节屈曲40°~60°。拇指主动用力，垂直向下按压。当按压力达到所需的力度后，要稍停片刻，然后松劲撤力，再做重复按压，使按压动作既平稳又有节奏性。

［动作要领］

（1）指按法宜悬腕，当腕关节悬屈40°~60°时，拇指易于发力，余四指也容易支撑助力。

（2）按压的用力方向多为垂直向下或与受力面相垂直。

（3）用力要由轻到重，稳而持续，使刺激充分达到肌体组织的深部。

（4）要有缓慢的节奏性。

2. 直接叩诊法

用右手拇指以外的四指掌面直接拍击被检查部位，根据拍击的音响和指下的震动感来判断病变情况的方法，称为直接叩诊法。本法适用于胸部或腹部面积较广泛的病变，如胸膜粘连或增厚、气胸、大量胸水或腹水等。

3. 脊柱叩击痛

检查叩击痛时，嘱被检查者取坐位，检查者可用中指或叩诊锤垂直叩击胸、腰椎棘突（颈椎位置深，一般不用此法），也可采用间接叩击法，具体方法是，检查者将左手掌置于被检者头部，右手半握拳，以小鱼际肌部位叩击左手背，了解检查者脊柱各部位有无疼痛。

4. 胸椎腰椎骨折的搬运

（1）在搬动时，尽可能减少不必要的活动，以免引起或加重脊髓损伤。

（2）正确的搬运，应由3人采用平卧式搬运法。伤员仰卧位，头部、颈部、躯干、骨盆应以中心直线位，脊柱不能屈曲或扭转，在脊柱无旋转外力的情况下，三人在伤员的同侧，动作一致地用手平托伤员的头、胸、腰、臀、腿部，平抬平放至硬质担架（木板）上，然后在伤员的身体两侧用枕头或衣物塞紧，用固定带将伤员绑在硬质担架（木板）上，保持脊柱伸直位。

（3）如只有软担架时，则宜取俯卧位，以保持脊柱的平直，防止脊柱屈曲。

（4）绝对禁止一人拖肩一人抬腿搬动伤员或一人背送伤员的错误搬运法。

018 号题

【题干】

1. 足三里、大陵、关元定位
2. 肾区叩击痛
3. 语音震颤
4. 紧急手术快速洗手法

【答题要求】

根据你所抽题号的要求，边操作边口述，时间15分钟。

【答案解析】

1. 足三里、大陵、关元定位

足三里穴：在小腿外侧，犊鼻下3寸，胫骨前嵴外一横指处，犊鼻与解溪连线上。大陵穴：在腕前区，腕掌侧远端横纹中，掌长肌腱与桡侧腕屈肌腱之间。关元穴：在下腹部，脐中下3寸，前正中线上。

2. 肾区叩击痛

检查时，被检者取坐位或侧卧位，医师将左手掌平放于患者肾区（肋脊角处），右手握拳用轻到中等力量叩击左手背部。正常时肾区无叩击痛。肾区叩击痛见于肾炎、肾盂肾炎、肾结石、肾周围炎及肾结核等。

3. 语音震颤

检查者将两手掌或手掌尺侧缘平置于患者胸壁的对称部位，嘱其用同样强度重复拉长音发"yi"音，自上而下、从内到外比较两侧相同部位语颤是否相同。

4. 紧急手术快速洗手法

当情况紧急，手术人员来不及行常规洗手消毒时，可先用普通肥皂洗去手和前臂的污垢，继用2%～3%碘酊涂擦双手及前臂，再用70%酒精拭净脱碘。戴无菌手套、穿手术衣后，再戴第二副无菌手套。

019 号题

【题干】

1. 刺血拔罐法

2. 腹壁反射

3. 气管检查

4. 肱骨骨折简易固定

【答题要求】

根据你所抽题号的要求，边操作边口述，时间 15 分钟。

【答案解析】

1. 刺血拔罐法

刺血拔罐法又称刺络拔罐法。操作方法：①选取适宜体位，充分暴露待拔腧穴。②选择大小适宜的玻璃罐备用。③消毒施术部位，刺络出血：医者戴消毒手套，用碘伏消毒施术部位，持三棱针（或一次性注射针头）点刺局部使之出血，或用皮肤针叩刺出血。④用闪火法留罐，留置 10～15 分钟后起罐。⑤起罐时不能迅猛，避免罐内污血喷射而污染周围环境。用消毒棉签清理皮肤上残存血液，清洗火罐后进行消毒处理。

2. 腹壁反射

（1）检查方法：嘱被检查者仰卧，两下肢稍屈曲，腹壁放松，医师用钝头竹签分别沿肋缘下（胸髓 7～8 节）、脐水平（胸髓 9～10 节）及腹股沟上（胸髓 11～12 节）的方向，由外向内轻划两侧腹壁皮肤（即上、中、下腹壁反射），正常人于受刺激部位出现腹肌收缩。

（2）临床意义：上腹壁或中腹壁或下腹壁反射减弱或消失，分别见于同侧胸髓 7～8 节、9～10 节、11～12 节病损；一侧上、中、下腹壁反射同时消失见于一侧锥体束病损；双侧上、中、下腹壁反射均消失见于昏迷和急性腹膜炎的患者；注意，肥胖者、老年人、经产妇由于腹壁过松也可出现腹壁反射减弱或消失。

3. 气管检查

让被检查者取坐位或仰卧位，头颈部保持自然正中位置。医师分别将右手的食指和无名指置于两侧胸锁关节上，中指在胸骨上切迹部位置于气管正中，观察中指是否在食指和无名指的中间。如中指与食指、无名指的距离不等，则表示有气管移位。也可将中指置于气管与两侧胸锁乳突肌之间的间隙内，根据两侧间隙是否相等来判断气管有无移位。

4. 肱骨骨折简易固定

（1）固定前应尽可能牵引伤肢以矫正明显的畸形，避免骨折断端对神经、血管、皮肤等周围组织的压迫，然后将伤肢放到适当位置固定。

（2）固定物与肢体之间要加衬垫（棉垫、毛巾、布料片等软物），骨突部位加垫棉花或布类保护，以防皮肤压伤。

（3）固定范围一般应包括骨折处上下两个关节。上臂骨折：夹板放在上臂的外侧，用绷带固定，再固定肩、肘关节，用三角巾悬吊前臂于胸前，另一条三角巾围绕患肢于健侧腋下打结。若无夹板，可用三角巾先将伤肢固定于胸廓，然后用三角巾将伤肢悬吊于胸前。

020 号题

【题干】

1. 隔盐灸

2. 凯尔尼格征

3. 间接叩诊法

4. 双手托颌法气道开放

【答题要求】

根据你所抽题号的要求，边操作边口述，时间 15 分钟。

【答案解析】

1. 隔盐灸

①选择体位，定取腧穴：宜取仰卧位，身体放松。②食盐填脐：取纯净干燥的食盐适量，将脐窝填平，也可于盐上再放置一姜片。③放置艾炷：将艾炷置于盐上（或姜片上），点燃艾炷尖端，任其自燃。④调适温度，更换艾炷：若患者感觉施灸局部灼热不可耐受，术者用镊子夹去残炷，换炷再灸。⑤掌握灸量：如上反复施灸，灸满规定壮数，一般灸 5~9 壮。⑥灸毕，除去艾灰、食盐。

2. 凯尔尼格征

被检者去枕仰卧，一腿伸直，检查者将另一下肢先屈髋、屈膝成直角，然后抬小腿伸直其膝部，正常人膝关节可伸达 135° 以上。如小于 135° 时就出现抵抗，且伴有疼痛及屈肌痉挛为阳性。以同样的方法再检查另一侧。

3. 间接叩诊法

以左中指的第一、二节作为叩诊板指，平紧贴于叩击部位表面，右手中指以右腕关节和指掌关节活动叩击左手中指第二指骨的前端。

4. 双手托颌法气道开放

病人平卧，抢救者用双手从两侧抓紧病人的双下颌并托起，使头后仰，下颌骨前移，即可打开气道，此法适用于颈部有外伤者，以下颌上提为主，不能将病人头部后仰及左右转动。注意：颈部有外伤者只能采用双手抬颌法开放气道，不宜采用仰头举颏法和仰头托颈法，以避免进一步损伤脊髓。

021 号题

【题干】

1. 肘推法的操作

2. 奥本海姆征

3. 提睾反射

4. 判断心肺复苏是否有效

【答题要求】

根据你所抽题号的要求，边操作边口述，时间 15 分钟。

【答案解析】

1. 肘推法的操作

[操作方法]

屈肘，以肘关节尺骨鹰嘴突起部着力于施术部位，另一侧手臂抬起，以掌部扶握屈肘侧拳顶以固定助力，以肩关节为支点，上臂部主动施力，做较缓慢的单方向直线推进。

[动作要领]

（1）着力部位要紧贴体表。

（2）推进的速度宜缓慢均匀，压力要平稳适中。

（3）单向直线推进。

（4）拳、肘推法宜顺肌纤维走行方向推进。

（5）拇指端推法与拇指平推法推动的距离宜短，属推法中特例，其他推法则推动的距离宜长。

2. 奥本海姆征

检查者用拇指和食指沿被检者胫骨前缘用力由上而下滑压，如出现拇趾背伸，其余四趾呈扇形分开，称奥本海姆征阳性。

3. 提睾反射

（1）检查法：嘱被检查者仰卧，双下肢伸直，医师用钝头竹签从下向上分别轻划两侧大腿内侧皮肤。健康人可出现同侧提睾肌收缩，睾丸上提。

（2）临床意义：①双侧反射减弱或消失见于腰髓 1 ~ 2 节病损。②一侧反射减弱或消失见于锥体束损害。注意老年人腹股沟斜疝、阴囊水肿等也可影响提睾反射。

4. 判断心肺复苏是否有效

评价心肺复苏成功的指标：①触摸到大动脉搏动。②有自主呼吸。③瞳孔逐渐缩小。④面色、口唇、甲床转红。⑤神志恢复，四肢有活动。

022 号题

【题干】

1. 三指推法

2. 肱二头肌反射

3. 肝浊音界（锁骨中线）叩诊

4. 心肺复苏的胸外按压

【答题要求】

根据你所抽题号的要求，边操作边口述，时间 15 分钟。

【答案解析】

1. 三指推法

食、中、无名指并拢，以指端部着力于施术部位上，腕关节略屈，前臂部主动施力，通过腕关节及掌部使食、中及无名三指向指端方向做单向直线推进。

2. 肱二头肌反射

医师以左手托扶患者屈曲的肘部，将拇指置于肱二头肌肌腱上，右手用叩诊锤叩击左手拇指指甲，正常时前臂快速屈曲。反射中枢在颈髓 5 ~ 6 节。

3. 肝浊音界（锁骨中线）叩诊

①确定肝上界：沿右锁骨中线，由肺区往下叩向腹部，当清音转为浊音时，即为肝上界，此处相当于被肺遮盖的肝顶部，故又称肝相对浊音界，再往下轻叩，由浊音转为实音时，此处肝脏不被肺遮盖，直接贴近胸壁，称肝绝对浊音界。②确定肝下界：一般是由腹部鼓音区沿右锁骨中线向上叩，由鼓音转为浊音处即是肝下界。匀称体型者正常肝上界在右锁骨中线上第 5 肋间，下界位于右季肋下缘。右锁骨中线上肝浊音区上下径之间的距离为 9 ~ 11cm。

4. 心肺复苏的胸外按压

（1）按压部位：两乳头连线中点（胸骨下半段）。

（2）按压方法：用左手掌根部紧贴患者的胸部，右手掌根部重叠其上，两手手指相扣，左手五指翘起，上半身稍向前倾，双肩位于患者正上方，保持前臂与患者胸骨垂直，双臂伸直（肘关节伸直），用上半身力量用力垂直向下按压，放松时要使胸壁充分回复，放松时掌根不能离开胸壁。

（3）按压要求：按压深度，成人胸骨下陷 5~6cm，按压频率 100~120 次/分，压放时间比为 1:1，连续按压 30 次后给予人工呼吸 2 次，多位施救者在现场心肺复苏时，每 2 分钟或 5 个心肺复苏循环后，应相互轮换按压，以保证按压质量。

023 号题

【题干】

1. 隔姜灸
2. 心界叩诊
3. 颈强直
4. 加压包扎止血

【答题要求】

根据你所抽题号的要求，边操作边口述，时间 15 分钟。

【答案解析】

1. 隔姜灸

操作要点：①制备姜片：切取生姜片每片直径 2~3cm，厚 0.2~0.3cm，中间以针刺数孔。②选取适宜体位，充分暴露待灸腧穴。③放置姜片和艾炷，点燃艾炷，将姜片置于穴上，把艾炷置于姜片中心，点燃艾炷尖端，任其自燃。④调适温度：如患者感觉局部灼痛不可耐受，术者可用镊子将姜片一侧夹住端起，稍待片刻，重新放下再灸。⑤更换艾炷和姜片：艾炷燃尽，除去艾灰，更换艾炷依前法再灸，施灸数壮后，姜片焦干萎缩时，应置换新的姜片。⑥掌握灸量：一般每穴灸 6~9 壮，至局部皮肤潮红而不起疱为度，灸毕去除姜片及艾灰。

2. 心界叩诊

①被检者可取坐位或平卧位，取平卧位时，叩诊板指与肋间平行，通常顺序先叩左界，自心尖搏动点外 2~3cm 处开始，沿肋间由外而内，叩诊音由清音转由清变浊时翻转板指，在板指中点相应的胸壁处用标记笔作一标记。②如此自下而上，叩至第二肋间，分别标记，然后叩右界，先沿右锁骨中线，自上而下，叩诊音由清变浊时为肝上界，然后，于其上一肋间（一般为第四肋间）由外向内叩出浊音界。③继续向上，分别于第三、第二肋间叩出浊音界，并标记，再标出前正中线和左锁骨中线。④用直尺测量左锁骨中线与前正中线间的垂直距离，以及左右相对浊音界各标记点距前正中线的垂直距离，并记录，心脏叩诊时应根据被检者胖瘦程度。⑤采取适当力度，用力要均匀，过强或过轻的叩诊均不能叩出心脏的正确大小。

3. 颈强直

被检者去枕仰卧，下肢伸直，检查者左手托其枕部做被动屈颈动作，正常时下颏可贴近前胸，如下颏不能贴近前胸且检查者感到有抵抗感，被检者感颈后疼痛时为阳性。提示：①见于脑膜炎，也可见于蛛网膜下腔出血、脑脊液压力增高等。②可见于颈部疾病，如颈椎病、颈椎结核、骨折、脱位以及颈部肌肉损伤等。

4. 加压包扎止血

用敷料或其他洁净的毛巾、手绢、三角巾等覆盖伤口，加压包扎达到止血目的，必要时可将手掌放在敷料上均匀加压，一般 20 分钟后即可止血，适用于中小静脉、小动脉或毛细血管出血。

024 号题

【题干】

1. 三棱针散刺法

2. 体温肛测法

3. 肌张力检查

4. 颈部无创伤的心肺复苏术，畅通气道头部如何摆放位置

【答题要求】

根据你所抽题号的要求，边操作边口述，时间 15 分钟。

【答案解析】

1. 三棱针散刺法

三棱针散刺法又叫豹纹刺，是对病变局部周围进行点刺的一种方法。操作要点：①选取适宜体位，充分暴露待针腧穴。②医者戴消毒手套。③穴区皮肤常规消毒。④根据病变部位大小，由病变外缘呈环形向中心部位进行点刺，一般点刺 10 ~ 20 针。⑤点刺后，可见点状出血，若出血不明显，可加用留罐法以增加出血量，放出适量血液（或黏液）。⑥用消毒干棉球按压针孔，施术部位面积较大时，可以敷无菌敷料。

2. 体温肛测法

患者取侧卧位，将直肠温度计（简称肛表）水银端涂以润滑剂，徐徐插入肛门，深达肛表的一半为止，5 分钟后读数，正常值为 36.5℃ ~ 37.7℃，适用于小儿及神志不清的患者。

3. 肌张力检查

医师嘱被检查者肌肉放松，而后持其肢体以不同的速度、幅度进行各个关节的被动运动，根据肢体的阻力判断肌张力（可触摸肌肉，根据肌肉硬度判断）。要两侧对比。肌张力增高，提示锥体束损害或锥体外系损害。肌张力降低见于周围神经炎、脊髓前角灰质炎、小脑病变等。

4. 颈部无创伤的心肺复苏术，畅通气道头部如何摆放位置

首先使患者仰卧于硬板床或与地面呈直线，松解患者衣领及裤带，使头颈部与躯干保持在同一轴线上。开放气道后要求耳垂和下颏连线与地面成 90°，同时清理口腔分泌物，有假牙予以摘除。施救者将一手掌小鱼际（小拇指侧）置于患者前额，下压使其头部后仰，另一手的食指和中指置于靠近颏部的下颌骨下方，将颏部向前抬起，帮助头部后仰，气道开放，必要时拇指可轻牵下唇，使口微微张开（仰头举颏法）。

025 号题

【题干】

1. 拇指后位捏脊法
2. 脉搏的检查方法
3. 查多克征
4. 男患者导尿术

【答题要求】

根据你所抽题号的要求，边操作边口述，时间 15 分钟。

【答案解析】

1. 拇指后位捏脊法

①两手拇指伸直，两指端分置于脊柱两侧，指面向前。②两手食、中指前按，腕关节微屈，以两手拇指与食、中指罗纹面将皮肤捏起，并轻轻提捻，然后向前推行移动，在向前移动的捏脊过程中，两手拇指要前推，而食指、中指则交替前按，两者相互配合，交替捏提捻动前行。③捏脊法每次操作一般均从龟尾穴开始，沿脊柱两侧向上终止于大椎穴为一遍，可连续操作三至五遍。

2. 脉搏的检查方法

①通常是以食指、中指、无名指三个手指的指端来触诊桡动脉的搏动，如桡动脉不能触及，也可触摸肱动脉、颞动脉和颈动脉等。②正常成人，在安静状态下脉率为 60 ~ 100 次/分，儿童较快，婴幼儿可达 130 次/分。病理状态下发热、疼痛、贫血、甲状腺功能亢进症、心力衰竭、休克、心肌炎等，脉率增快。③颅内高压、伤寒、病态窦房结综合征、房室传导阻滞，或服用强心苷、钙拮抗剂、β 受体阻滞剂等药时，脉率减慢。④临床上除注意脉率增快或减慢之外，还应注意脉率与心率是否一致。心律失常时，如心房颤动、频发早搏等，脉率少于心率，这种现象称为脉搏短绌。

3. 查多克征

检查者用叩诊锤柄部末端钝尖部在被检者外踝下方由后向前轻划至跖趾关节处止，如出现拇趾背伸，其余四趾呈扇形分开为阳性。提示椎体束病损，大脑失去了对脑干和脊髓的抑制而出现的异常反射。

4. 男患者导尿术

(1) 洗手，备齐用物，携至床旁，向患者说明目的，取得合作，注意保护患者隐私。

(2) 操作者戴帽子、口罩，站于患者右侧，协助患者脱去对侧裤腿，盖于近侧腿部，对侧腿部用盖被遮盖。患者仰卧，两腿稍外展，暴露阴部。垫治疗巾（或一次性尿布）于臀下。

(3) 将治疗碗和弯盘置于两腿之间，左手戴无菌手套，右手持止血钳夹消毒液棉球消毒阴囊及阴茎两次，左手持无菌纱布裹住患者阴茎，后推包皮，充分暴露尿道口及冠状沟，严格消毒尿道口、龟头及冠状沟，每个棉球限用一次。

(4) 置导尿包于患者两腿之间，打开导尿包，倒入消毒液，戴无菌手套，铺洞巾，石蜡油润滑导尿管前端。

(5) 暴露尿道口，再次消毒，左手持无菌纱布提起患者阴茎，使之与腹壁成 60°角。另换止血钳持导尿管轻轻插入尿道 18 ~ 20cm 左右，见尿后再插入 1 ~ 2cm。

（6）若插导尿管时，遇有阻力，可稍待片刻，嘱病人张口做深呼吸，再徐徐插入，切忌暴力。

（7）根据需要留取尿培养标本，用纱布包裹导尿管，拔出，放入治疗碗内，擦净阴部，脱去手套，撤去洞巾。

（8）导尿完毕，清理用物，整理床位。

026 号题

【题干】

1. 毫针震颤法

2. 咽部及扁桃体检查

3. 角膜反射

4. 心肺复苏的操作

【答题要求】

根据你所抽题号的要求，边操作边口述，时间 15 分钟。

【答案解析】

1. 毫针震颤法

①进针后刺入一定深度。②刺手拇、食二指或拇、食、中指夹持针柄。③实施提插捻转：小幅度、快频率的提插、捻转，如手颤之状，使针身微微颤动。

2. 咽部及扁桃体检查

（1）检查方法：嘱被检查者头稍向后仰，口张大并拉长发"啊"声，医师用压舌板在舌的前 2/3 与后 1/3 交界处迅速下压舌体，此时软腭上抬，在照明下可见口咽组织。检查时注意咽后壁有无充血、水肿，扁桃体有无肿大。

（2）临床意义：扁桃体肿大分为三度：Ⅰ度肿大时扁桃体不超过咽腭弓；Ⅱ度肿大时扁桃体超过咽腭弓，介于Ⅰ度与Ⅲ度之间；Ⅲ度肿大时扁桃体达到或超过咽后壁中线。扁桃体充血红肿，并有不易剥离的假膜（强行剥离时出血），见于白喉。

3. 角膜反射

（1）检查方法：嘱被检者眼睛注视内上方，医师用细棉絮轻触患者角膜外缘，正常时该侧眼睑迅速闭合，称为直接角膜反射，对侧眼睑也同时闭合称为间接角膜反射。

（2）临床意义：①直接角膜反射存在，间接角膜反射消失，说明受刺激对侧的面神经瘫痪。②直接角膜反射消失，间接角膜反射存在，说明受刺激侧的面神经瘫痪。③直接、间接角膜反射均消失，说明受刺激侧三叉神经病变，深昏迷患者角膜反射也消失。

4. 心肺复苏的操作

（1）环境判断：首先评估现场环境是否安全。

（2）意识的判断：用双手轻拍患者双肩，分别对双耳大声呼叫"醒醒！""喂！你怎么了？"呼喊无反应。

（3）立即呼救："请帮我打急救电话，并取除颤仪！"

（4）判断是否有颈动脉搏动同时检查呼吸：用右手的中指和食指从气管正中环状软骨划向近侧颈动脉搏动处（喉结旁开 2～3cm），判断 5～10 秒，触感动脉无搏动。同时观察患者胸廓起伏，判断无呼吸或仅有濒死喘息。

（5）摆放体位：使患者仰卧于硬板床或与地面呈直线，松解患者衣领及裤带。

（6）胸外心脏按压

1）按压部位：两乳头连线中点（胸骨下半段）。

2）按压方法：用左手掌根部紧贴患者的胸部，右手掌根部重叠其上，两手手指相扣，左手五指翘起，上半身稍向前倾，双肩位于患者正上方，保持前臂与患者胸骨垂直，双臂伸直（肘关节伸直），用上半身力量用力垂直向下按压，放松时要使胸壁充分回复，放松时掌根不能离开胸壁。

3）按压要求：按压深度，成人胸骨下陷 5~6cm，按压频率 100~120 次/分，压放时间比为 1:1，连续按压 30 次后给予人工呼吸 2 次，多位施救者在现场心肺复苏时，每 2 分钟或 5 个心肺复苏循环后，应相互轮换按压，以保证按压质量。

（7）开放气道：分为仰头举颏法、仰头托颈法、双手托颌法。临床最常用的是仰头举颏法，开放气道后要求耳垂和下颌连线与地面成 90°，同时清理口腔分泌物，有假牙予以摘除。

1）仰头举颏法：施救者将一手掌小鱼际（小拇指侧）置于患者前额，下压使其头部后仰，另一手的食指和中指置于靠近颏部的下颌骨下方，将颏部向前抬起，帮助头部后仰，气道开放，必要时拇指可轻牵下唇，使口微微张开。

2）仰头托颈法：病人仰卧，抢救者一手抬起病人颈部，另一手以小鱼际侧下压患者前额，使其头后仰，气道开放。

3）双手托颌法：病人平卧，抢救者用双手从两侧抓紧病人的双下颌并托起，使头后仰，下颌骨前移，即可打开气道，此法适用于颈部有外伤者，以下颌上提为主，不能将病人头部后仰及左右转动。注意：颈部有外伤者只能采用双手抬颌法开放气道，不宜采用仰头举颏法和仰头托颈法，以避免进一步损伤脊髓。

（8）人工呼吸：口对口人工呼吸是现场复苏最快捷有效的通气方法，有条件亦可采取简易呼吸器进行人工呼吸，对口唇受伤或牙关紧闭者及婴幼儿多采取口对鼻人工呼吸。

1）口对口人工呼吸：施救者一只手的拇指和食指捏住患者鼻翼，用小鱼际肌按患者前额，另一只手固定患者下颌，开启口腔，施救者双唇严密包住患者口唇，平静状态下吹气，吹气时观察胸廓是否隆起，吹气时间每次不少于 1 秒，每次送气量 500~600mL，以胸廓抬起为有效，吹气完毕，松开患者口鼻，使患者的肺和胸廓自然回缩，将气体排出。重复吹气一次，与心脏按压交替进行，吹气按压比为 2:30。

2）口对鼻人工呼吸：施救者稍用力抬患者下颏，使口闭合，先深吸一口气，将口罩住患者鼻孔，将气体吹入患者鼻内，吹气时观察胸廓是否隆起。

3）简易呼吸器呼吸。

（9）持续 2 分钟高效率的心肺复苏：以心脏按压:人工呼吸 =30:2 的比例进行，操作 5 个周期（心脏按压开始至送气结束）。

（10）判断复苏是否有效：评价心肺复苏成功的指标：①触摸到大动脉搏动。②有自主呼吸。③瞳孔逐渐缩小。④面色、口唇、甲床转红。⑤神志恢复，四肢有活动。

027 号题

【题干】

1. 拇指前位捏脊法

2. 戈登征

3. 肝相对浊音界

4. 尺骨骨折夹板固定

【答题要求】

根据你所抽题号的要求，边操作边口述，时间 15 分钟。

【答案解析】

1. 拇指前位捏脊法

捏脊法由捏法、捻法、提法、推法等多种手法动作复合而成，常施于脊柱两侧。

［操作方法］

双手半握空拳状，腕关节略背伸，以食、中、无名和小指的背侧置于脊柱两侧，拇指伸直前按，并对准食指中节处，以拇指的罗纹面和食指的桡侧缘将皮肤捏起，并进行提捻，然后向前推行移动，在向前移动捏脊的过程中，两手拇指要交替前按，同时前臂要主动用力，推动食指桡侧缘前行，两者互为配合，从而交替捏提捻动前行。

［动作要领］

（1）拇指前位捏脊法要以拇指罗纹面同食指桡侧缘捏住皮肤，腕部一定要背伸，以利于前臂施力推动前行。

（2）捏提肌肤多寡及用力要适度，捏提肌肤过多，则动作呆滞不易向前推动，过少则宜滑脱，用力过大宜疼痛，过小则刺激量不足。

（3）需较大刺激量时，宜用拇指前位捏脊法。

（4）捏脊法包含了捏、捻、提、推等复合动作，动作宜灵活协调，若掌握得法，操作娴熟，在提拉皮肤时，常发出较清晰的"嗒、嗒"声。

2. 戈登征

检查者用手以适当的力量握腓肠肌，如出现拇指背伸，其余四趾呈扇形分开，称戈登征阳性。

3. 肝相对浊音界

被检者取仰卧位，沿右锁骨中线、右腋中线和右肩胛线，由肺区往下叩向腹部，当清音转为浊音时，即为肝上界，此处相当于被肺遮盖的肝顶部，故又称肝相对浊音界。

4. 尺骨骨折夹板固定

（1）固定前应尽可能牵引伤肢以矫正明显的畸形，避免骨折断端对神经、血管、皮肤等周围组织的压迫，然后将伤肢放到适当位置固定。

（2）固定物与肢体之间要加衬垫（棉垫、毛巾、布料片等软物），骨突部位加垫棉花或布类保护，以防皮肤压伤。

（3）固定范围一般应包括骨折处上下两个关节。将夹板置于前臂四侧固定，然后固定肘、腕关节，用三角巾将肘关节屈曲，前臂悬吊于胸前，另一条三角巾将伤肢固定于胸廓。若无夹板，先用三角巾将伤肢悬吊于胸前，然后用三角巾将伤肢固定于胸廓。

028 号题

【题干】

1. 掌推法

2. 扁桃体检查

3. 鼻窦的检查

4. 指压止血

【答题要求】

根据你所抽题号的要求，边操作边口述，时间 15 分钟。

【答案解析】

1. 掌推法

以掌根部着力于施术部位，腕关节略背伸，肘关节伸直，以肩关节为支点，上臂部主动施力，通过肘、前臂、腕，使掌根部向前方做单方向直线推进。

2. 扁桃体检查

嘱被检查者头稍向后仰，口张大并拉长发"啊"声，医师用压舌板在舌的前 2/3 与后 1/3 交界处迅速下压舌体，此时软腭上抬，在照明下可见两侧扁桃体。扁桃体肿大分为三度：Ⅰ度肿大时扁桃体不超过咽腭弓；Ⅱ度肿大时扁桃体超过咽腭弓，介于Ⅰ度与Ⅲ度之间；Ⅲ度肿大时扁桃体达到或超过咽后壁中线。扁桃体充血红肿，并有不易剥离的假膜（强行剥离时出血），见于白喉。

3. 鼻窦的检查

额窦、筛窦、上颌窦和蝶窦，统称鼻窦。鼻窦区压痛多为鼻窦炎，检查额窦压痛时，一手扶住被检查者枕后，另一手拇指或食指置于眼眶上缘内侧，用力向后上方按压；检查上颌窦压痛时，双手拇指置于被检查者颧部，其余手指分别置于被检查者的两侧耳后，固定其头部，双拇指向后方按压；检查筛窦压痛时，双手扶住被检查者两侧耳后，双拇指分别置于鼻根部与眼内眦之间，向后方按压；蝶窦因位置较深，不能在体表进行检查。

4. 指压止血

适用于动脉位置浅表且靠近骨骼处的出血，如头、面、颈部和四肢的外出血。分为直接压迫止血和间接压迫止血。①直接压迫止血：用清洁的敷料盖在出血部位上，直接压迫止血。②间接压迫止血：用手指压迫伤口近心端的动脉，使血管闭合，阻断血流，能有效达到快速止血的目的。

029 号题

【题干】

1. 抖腰法的操作

2. 体温口测法

3. 昂白征

4. 心肺复苏的胸外按压

【答题要求】

根据你所抽题号的要求，边操作边口述，时间 15 分钟。

【答案解析】

1. 抖腰法的操作

[操作方法]

抖腰法非单纯性抖法，它是牵引法与短阵性较大幅度抖法的结合应用，受术者俯卧位，两手拉住床头或由助手固定其两腋部，以两手握住其两足踝部，两臂伸直，身体后仰，与助手相对用力，牵引其腰部，待其腰部放松后，身体前倾，以准备抖动，其后随身体起立之势，瞬间用力，做 1~3 次较大幅度的抖动，使抖动之力作用于腰部，使其产生较大幅度的波浪状运动。

[动作要领]

（1）被抖动的肢体要自然伸直，并应使肌肉处于最佳松弛状态。

（2）抖动所产生的抖动波应从肢体的远端传向近端。

（3）抖动的幅度要小，频率要快，一般抖动幅度控制在 2~3cm，上肢部抖动频率在每分钟 250 次左右，下肢部抖动频率宜稍慢，一般在每分钟 100 次左右即可。

（4）抖腰法属于复合手法，要以拔伸牵引和较大幅度的短阵性抖动相结合，使受术者腰部放松后再行抖动，要掌握好发力时机。

2. 体温口测法

将消毒过的口腔温度计（简称口表）水银端置于舌下，紧闭口唇，不用口腔呼吸，测量 5 分钟后读数。正常值为 36.3℃~37.2℃。对婴幼儿及意识障碍者则不宜使用。

3. 昂白征

昂白征亦称闭目难立征。测试时医师嘱病人双足并拢直立，闭目，双手向前平伸，如出现身体摇晃或倾斜则为阳性。仅闭目不稳提示两下肢有感觉障碍，闭目睁目皆不稳者提示小脑蚓部病变。

4. 心肺复苏的胸外按压

（1）按压部位：两乳头连线中点（胸骨下半段）。

（2）按压方法：用左手掌根部紧贴患者的胸部，右手掌根部重叠其上，两手手指相扣，左手五指翘起，上半身稍向前倾，双肩位于患者正上方，保持前臂与患者胸骨垂直，双臂伸直（肘关节伸直），用上半身力量用力垂直向下按压，放松时要使胸壁充分回复，放松时掌根不能离开胸壁。

（3）按压要求：按压深度，成人胸骨下陷 5~6cm，按压频率 100~120 次/分，压放时间比为 1:1，连续按压 30 次后给予人工呼吸 2 次，多位施救者在现场心肺复苏时，每 2 分钟或 5 个心肺复苏循环后，应相互轮换按压，以保证按压质量。

030 号题

【题干】

1. 针灸行针弹法
2. 颈静脉怒张检查
3. 巴宾斯基征
4. 女患者导尿术

【答题要求】

根据你所抽题号的要求，边操作边口述，时间 15 分钟。

【答案解析】

1. 针灸行针弹法

针刺后在留针过程中，以手指轻弹针尾或针柄，使针体微微振动的方法称为弹法，以加强针感，助气运行。

2. 颈静脉怒张检查

正常人安静坐位或立位时，颈外静脉塌陷，平躺时颈外静脉充盈，充盈水平仅限于锁骨上缘至下颌角距离的下 2/3 以内，在坐位或半卧位（上半身与水平面呈 45°）明显见到颈静脉充盈，称为颈静脉怒张。颈静脉怒张提示体循环静脉血回流受阻或上腔静脉压增高，常见于右心衰竭、缩窄性心包炎、心包积液及上腔静脉受压。

3. 巴宾斯基征

嘱被检者仰卧，髋、膝关节伸直，左手握其踝部，右手用叩诊锤柄部末端的钝尖部在足底外侧从后向前快速轻划至小趾根部，再转向拇趾侧。正常出现足趾向跖面屈曲，称巴宾斯基征阴性。如出现拇趾背伸，其余四趾呈扇形分开，称巴宾斯基征阳性。提示锥体束损伤。

4. 女患者导尿术

（1）洗手，备齐用物，携至床旁，向患者说明目的，取得合作，注意保护患者隐私。

（2）能自理者，嘱其清洗外阴，不能起床者，协助其清洗外阴。

（3）操作者戴帽子、口罩，站于患者右侧，协助患者脱去对侧裤腿，盖于近侧腿部，对侧腿部用盖被遮盖。患者屈膝仰卧，两腿稍外展，暴露外阴，垫治疗巾（或一次性尿布）于臀下。

（4）将治疗碗和弯盘置于外阴处，左手戴无菌手套，右手持止血钳夹消毒液棉球消毒阴阜和大阴唇，然后左手分开大阴唇，消毒小阴唇和尿道口，其原则是由上至下，由内向外。每个棉球只用一次，污棉球及用过的钳子置于床尾弯盘内。

（5）置导尿包于患者两腿之间，打开导尿包，倒入消毒液，戴无菌手套，铺洞巾，石蜡油润滑导尿管前端，以左手拇、食指分开大阴唇，右手持止血钳夹消毒棉球再次消毒尿道口。

（6）另换一止血钳持导尿管轻轻插入尿道 4~6cm，见尿后再插入 1~2cm。

（7）如需做尿培养，用无菌标本瓶或试管接取，盖好瓶盖，置合适处。

（8）治疗碗内尿液盛满后，用止血钳平导尿管末端，交于左手中指间，将尿液倒入便盆内。

（9）导尿毕，用纱布包裹导尿管，拔出，放入治疗碗内。擦净外阴，脱去手套，撤去洞巾，清理用物，协助患者穿裤，整理床单位，测量尿量并记录，标本送验。

031 号题

【题干】
1. 提捏进针法
2. 口咽检查
3. 随意运动检查
4. 颈椎骨折搬运

【答题要求】
根据你所抽题号的要求，边操作边口述，时间 15 分钟。

【答案解析】
1. 提捏进针法
①消毒：腧穴皮肤、医生双手常规消毒。②押手提捏穴旁皮肉：押手拇、食指轻轻提

捏腧穴近旁的皮肉，提捏的力度大小要适当。③持针：刺手拇、食、中指三指指腹夹持针柄。④刺入：刺手持针快速刺入腧穴，刺入时常与平刺结合。本法适用于皮肉浅薄部位的腧穴进针。

2. 口咽检查

嘱被检查者头稍向后仰，口张大并拉长发"啊"声，医师用压舌板在舌的前 2/3 与后 1/3 交界处迅速下压舌体，此时软腭上抬，在照明下可见口咽组织。

3. 随意运动检查

①随意运动是受意识支配的动作，是大脑皮质通过锥体束由骨骼肌来完成的，用肌力来衡量。②随意运动的丧失就是瘫痪。常以关节为中心检查肌群的伸、屈、内收、外展、旋前、旋后等。医师从相反方向测试患者对阻力的克服力量。③肌力分为 0～5 级。0 级：完全瘫痪，无肌肉收缩。1 级：仅有肌肉收缩，但无肢体活动。2 级：肢体能在床面上做水平移动，但不能抬离床面。3 级：肢体能抬离床面，但不能抗阻力。4 级：能做抵抗阻力的动作，但较正常差。5 级：正常肌力。

4. 颈椎骨折搬运

（1）可先用颈托固定颈部。

（2）搬运时应由一人负责扶托下颌和枕骨，沿纵轴略加牵引力，使颈部保持中立位，与躯干长轴一致，同其他三人协同动作，将伤员平直地抬到担架（木板）上，然后在头颈部的两侧用沙袋或卷叠的衣服等物垫好固定，防止在搬运中发生头颈部转动或弯曲活动，并保持呼吸道通畅。

（3）切忌用被单提拉两端或一人抬肩另一人抬腿的搬运法，这样不但会增加病人的痛苦，还可使脊椎移位加重损伤脊髓。

032 号题

【题干】

1. 昆仑、中极、水沟定位

2. 脾脏的触诊

3. 腹壁皮下静脉血流方向的检查

4. 简易呼吸器的使用

【答题要求】

根据你所抽题号的要求，边操作边口述，时间 15 分钟。

【答案解析】

1. 昆仑、中极、水沟定位

昆仑穴：在踝区，外踝尖与跟腱之间的凹陷中。中极穴：在下腹部，脐中下 4 寸，前正中线上。水沟穴：在面部，人中沟的上 1/3 与下 2/3 交点处。

2. 脾脏的触诊

脾脏明显肿大而位置较表浅时，用单手浅部触诊即可触及，如肿大的脾脏位置较深，则用双手触诊法进行检查。被检者取仰卧位，双腿稍屈曲，医师左手绕过被检者腹部前方，手掌置于其左腰部第 7～10 肋处，将脾从后向前托起，右手掌平放于上腹部，与肋弓成垂直方向，以稍弯曲的手指末端轻压向腹部深处，随被检者腹式呼吸运动，由下向上逐渐移近左肋弓，直到触及脾缘或左肋缘，脾脏轻度肿大而仰卧位不易触及时，可嘱被检者改为右侧卧位，右下肢伸直，左下肢屈髋、屈膝，用双手触诊较易触及，触及脾脏后应注意其大小、质地、表面形态、有无压痛及摩擦感等。

3. 腹壁皮下静脉血流方向的检查

选择一段没有分支的腹壁静脉，检查者将食指和中指并拢压在静脉上，一指固定，另一手指沿静脉走行用力向外滑动，使静脉暂时排空。然后，向外滑动的手指突然放开，根据静脉是否立刻充盈，即可判断出血流方向。

4. 简易呼吸器的使用

（1）简易呼吸器连接氧气，氧流量 8～10L/min。

（2）将患者仰卧，去枕，头后仰，清除口腔分泌物，摘除假牙。

（3）抢救者站于患者头顶处或头部左或右侧，托起患者下颌，使患者头进一步后仰，扣紧面罩。

（4）一手以"CE"手法固定（C法：左手拇指和食指将面罩紧扣于患者口鼻部，固定面罩，保持面罩密闭无漏气，E法：中指、无名指和小指放在病人下颌角处，向前上托起下颌，保持气道通畅）面罩，一手挤压简易呼吸器气囊，按压时间大于 1 秒，潮气量为 8～12 mL/kg，频率成人为 12～16 次/分，按压和放松气囊时间比为 1∶1.5～1∶2。

033 号题

【题干】

1. 回旋灸
2. 共济失调步态
3. 角膜反射
4. 人工呼吸

【答题要求】

根据你所抽题号的要求，边操作边口述，时间 15 分钟。

【答案解析】

1. 回旋灸

①选取适宜体位，充分暴露待灸腧穴。②点燃艾卷：选用纯艾卷，将其一端点燃。③燃艾施灸：术者手持艾卷的中上部，将艾卷燃烧端对准腧穴，与施灸部位的皮肤保持相对固定的距离（一般在 3cm 左右），左右平行移动或反复旋转施灸，动作要匀速，若遇到小儿或局部知觉减退者，术者应以食指和中指置于施灸部位两侧，通过医者的手指来测知患者局部受热程度，以便随时调节施灸时间和距离，防止烫伤。④把握灸量：灸至皮肤出现红晕，有温热感而无灼痛为度，一般灸 5～10 分钟。⑤灸毕熄灭艾火。

2. 共济失调步态

患者行走时双腿分开较宽，起步时一脚高抬，骤然垂落，且双目向下注视，闭目时不能保持平衡，见于脊髓痨患者。

3. 角膜反射

嘱被检查者眼睛注视内上方，医师用细棉絮轻触患者角膜外缘，健康人该侧眼睑迅速闭合，称为直接角膜反射，对侧眼睑也同时闭合称为间接角膜反射。

4. 人工呼吸

口对口人工呼吸是现场复苏最快捷有效的通气方法，有条件亦可采取简易呼吸器进行人工呼吸，对口唇受伤或牙关紧闭者及婴幼儿多采取口对鼻人工呼吸。

（1）口对口人工呼吸：施救者一只手的拇指和食指捏住患者鼻翼，用小鱼际肌按患者前额，另一只手固定患者下颌，开启口腔，施救者双唇严密包住患者口唇，平静状态下吹气，吹气时观察胸廓是否隆起，吹气时间每次不少于 1 秒，每次送气量 500 ~ 600mL，以胸廓抬起为有效，吹气完毕，松开患者口鼻，使患者的肺和胸廓自然回缩，将气体排出。重复吹气一次，与心脏按压交替进行，吹气按压比为 2∶30。

（2）口对鼻人工呼吸：施救者稍用力抬患者下颏，使口闭合，先深吸一口气，将口罩住患者鼻孔，将气体吹入患者鼻内，吹气时观察胸廓是否隆起。

（3）简易呼吸器呼吸。

034 号题

【题干】

1. 走罐法的操作
2. 水银血压计测血压
3. 凯尔尼格征
4. 长骨开放性骨折的处理

【答题要求】

根据你所抽题号的要求，边操作边口述，时间 15 分钟。

【答案解析】

1. 走罐法的操作

①选取适宜体位，充分暴露待拔腧穴。②选择大小适宜的玻璃罐。③在施术部位涂抹适量的润滑剂，如凡士林、水，也可选择红花油等中药制剂。④先用闪火法将罐吸拔在施术部位上，然后用单手或双手握住罐体，在施术部位上下、左右往返推移，走罐时，可将罐口前进侧的边缘稍抬起，另一侧边缘稍着力，以利于罐子的推拉。⑤反复操作，至施术部位红润、充血，甚至瘀血为度。⑥起罐时，一手握罐，另一手用拇指或食指按压罐口周围的皮肤，使之凹陷，空气进入罐内，罐体自然脱下。

2. 水银血压计测血压

①患者休息至少 5 分钟。②采取坐位或仰卧位，裸露右上臂，伸直并外展 45°，肘部置于与右心房同一水平（坐位平第 4 肋软骨，仰卧位平腋中线）。③让受检者脱下该侧衣袖，露出手臂，将袖带平展地缚于上臂，袖带下缘距肘横纹 2 ~ 3cm，松紧适宜，检查者先于肘窝处触知肱动脉搏动，再将听诊器体件置于肱动脉上，轻压听诊器体件。④用橡皮球将空气打入袖带，待动脉音消失，再将汞柱升高 20 ~ 30mmHg 后，开始缓慢（2 ~ 6mmHg/s）放气，听到第一个声音时所示的压力值是收缩压。⑤继续放气，声音消失时血压计上所示的压力值是舒张压（个别声音不消失者，可采用变音值作为舒张压并加以注明），测压时双眼平视汞柱表面，根据听诊结果读出血压值。

3. 凯尔尼格征

被检者去枕仰卧，一腿伸直，检查者将另一下肢先屈髋、屈膝成直角，然后抬小腿伸直其膝部，正常人膝关节可伸达 135°以上。如小于 135°时就出现抵抗，且伴有疼痛及屈肌痉挛为阳性。以同样的方法再检查另一侧。

4. 长骨开放性骨折的处理

（1）应先止血、包扎，再固定骨折肢体。

（2）有外露的骨折端等组织不应还纳，以免将污染物带入深层，应用消毒敷料或清洁布类进行严密的保护性包扎。

（3）伴有血管损伤者，先行加压包扎止血后再加以肢体固定，加压包扎止血无效者，可用橡皮管（条）止血带（亦可用三角巾、绷带和布条等代替）止血，上肢缚于上臂上 1/3 处，下肢缚于大腿中上 1/3 处，前臂和小腿禁用止血带。

035 号题

【题干】

1. 孔最、中脘、三阴交定位

2. 蜘蛛痣检查

3. 腹部包块触诊

4. 外科洗手操作

【答题要求】

根据你所抽题号的要求，边操作边口述，时间 15 分钟。

【答案解析】

1. 孔最、中脘、三阴交定位

孔最穴：在前臂前区，腕掌侧远端横纹上 7 寸，尺泽与太渊连线上。中脘穴：在上腹部，脐中上 4 寸，前正中线上。三阴交穴：在小腿内侧，内踝尖上 3 寸，胫骨内侧缘后际。

2. 蜘蛛痣检查

蜘蛛痣出现部位多在上腔静脉分布区，如面、颈、手背、上臂、前胸和肩部等处。大小可由针头到直径数厘米不等。检查时除观察其形态外，可用铅笔尖或火柴杆等压迫蜘蛛痣的中心，如周围辐射状的小血管随之消退，解除压迫后又复出现，则证明为蜘蛛痣。

3. 腹部包块触诊

检查时被检者取仰卧位，双腿稍屈曲，使腹壁松弛，医师位于被检者右侧，右手按各区仔细触诊，手法应柔软。腹腔脏器的肿大、异位、肿瘤、囊肿或脓肿、炎性组织粘连或肿大的淋巴结等均可形成包块。如触到包块要鉴别其来源于何种脏器，是炎症性还是非炎症性，是实质性还是囊性，是良性还是恶性，在腹腔内还是在腹壁上。还须注意包块的部位、大小、形态、质地、压痛、搏动、移动度、与邻近器官的关系等。

4. 外科洗手操作

（1）流水冲洗双手。

（2）用洗手液或肥皂水按七步洗手法洗手和手臂。七步洗手法：手掌相对→手掌对手背→双手十指交叉→双手互握→揉搓拇指→指尖→手臂至上臂下 1/3。两侧在同一水平交替上升，不得回搓，重复 2 次，共 5 分钟。洗手过程保持双手位于胸前并高于肘部，双前臂保持拱手姿。

（3）取无菌毛巾擦干手和臂。

036 号题

【题干】

1. 瘢痕灸

2. 心包摩擦音

3. 水冲脉

4. 股骨骨折夹板固定

【答题要求】

根据你所抽题号的要求，边操作边口述，时间 15 分钟。

【答案解析】

1. 瘢痕灸

①选择体位，定取腧穴：以仰卧位或俯卧位为宜，体位要舒适，充分暴露待灸部位。②穴区皮肤消毒、涂擦黏附剂：对腧穴皮肤进行常规消毒，再将所灸穴位处涂以少量的大蒜汁或医用凡士林或少量清水。③点燃艾炷，每炷要燃尽：将艾炷平稳放置于腧穴上，用线香点燃艾炷顶部，待其自燃；要求每个艾炷都要燃尽，除灰，更换新艾炷继续施灸，灸满规定壮数为止。④轻轻拍打穴旁，减轻施灸疼痛：施灸中，当艾炷燃至底部，患者感觉局部灼痛难忍时，术者可用双手拇指在腧穴两旁用力按压，或在腧穴附近用力拍打，以减轻疼痛。⑤灸后预防感染：灸毕要在施灸处贴敷消炎药膏，用无菌纱布覆盖局部，外用胶布固定，以防感染。⑥形成灸疮，待其自愈：灸后局部皮肤黑硬，周边红晕，继而起水疱；一般在 7 日左右局部出现无菌性炎症，其脓汁清稀色白，形成灸疮；灸疮 5~6 周自行愈合，留有瘢痕。

2. 心包摩擦音

音质粗糙，音调高，与心脏活动一致，不受呼吸影响。通常在胸骨左缘第 3、4 肋间隙处较易听到，收缩期、舒张期均可闻及，以收缩期较明显。见于结核性、化脓性等感染性心包炎，也可见于风湿性疾病、急性心肌梗死、尿毒症、心包原发或继发性肿瘤和系统性红斑狼疮等。

3. 水冲脉

用食指、中指及无名指的指腹平放于桡动脉近手腕处，进行触诊。水冲脉脉搏骤起骤降，急促而有力。常见于主动脉瓣关闭不全、发热、甲状腺功能亢进、严重贫血、动脉导管未闭等。检查时，将患者的上肢高举过头，则水冲脉更易触知。

4. 股骨骨折夹板固定

（1）固定前应尽可能牵引伤肢以矫正明显的畸形，避免骨折断端对神经、血管、皮肤等周围组织的压迫，然后将伤肢放到适当位置固定。

（2）固定物与肢体之间要加衬垫（棉垫、毛巾、布料片等软物），骨突部位加垫棉花或布类保护，以防皮肤压伤。

（3）固定范围一般应包括骨折处上下两个关节。

（4）股骨骨折：①健肢固定法：在膝、踝关节及两腿之间的空隙处加以棉垫，用绷带或三角巾将双下肢绑在一起。②躯干固定法：伤肢外侧从腋下至足踝部置一长夹板，伤肢内侧从大腿根部至足踝部置一短夹板，用绷带或三角巾捆绑固定。

037 号题

【题干】

1. 提插补法
2. 髌阵挛
3. 眼球震颤
4. 戴干手套

【答题要求】

根据你所抽题号的要求，边操作边口述，时间 15 分钟。

【答案解析】

1. 提插补法

①进针，行针得气。②先浅后深，重插轻提（针下插时速度宜快，用力宜重，提针时速度宜慢，用力宜轻），提插幅度小、频率慢。③反复提插。④操作时间短。

2. 髌阵挛

被检者仰卧，下肢伸直，检查者用拇指与食指掐住髌骨上缘，用力向下快速推动数次，保持一定的推力，阳性反应为股四头肌节律性收缩使髌骨上下运动，提示锥体束病变。

3. 眼球震颤

嘱被检查者眼球随医师手指所示方向（水平或垂直）往返运动数次，观察是否出现一系列有规律的往返运动。双侧眼球出现一系列快速水平或垂直的往返运动，称为眼球震颤。常由视觉系统、眼外肌、内耳迷路及中枢神经系统的疾病引起。

4. 戴干手套

①穿无菌手术衣、戴口罩后，选取合适手套号码并核对灭菌日期。②用手套袋内无菌滑石粉包轻轻敷擦双手，使之滑润。③左手捏住两只手套翻折部分，提出手套，使两只手套拇指相对向，右手先插入手套内，再用戴好手套的右手 2～5 指插入左手手套的翻折部内，帮助左手插入手套内。然后将手套翻折部翻回盖住手术衣袖口。④用无菌盐水冲净手套外面的滑石粉。⑤在手术开始前应将双手举于胸前，切勿任意下垂或高举。

038 号题

【题干】

1. 拳推法的操作
2. 触觉语颤
3. 胸骨检查
4. 绞紧止血法

【答题要求】

根据你所抽题号的要求，边操作边口述，时间 15 分钟。

【答案解析】

1. 拳推法的操作

[操作方法]

手握实拳，以食指、中指、无名指及小指四指的近侧指间关节的突起部着力于施术部位，腕关节挺紧伸直，肘关节略屈，以肘关节为支点，前臂主动施力，向前呈单方向直线推进。

［动作要领］

（1）着力部位要紧贴体表。

（2）推进的速度宜缓慢均匀，压力要平稳适中。

（3）单向直线推进。

（4）拳推法宜顺肌纤维走行方向推进。

（5）推动的距离宜长。

2. 触觉语颤

检查者将两手掌或手掌尺侧缘平置于患者胸壁的对称部位，嘱其用同样强度拉长音发"yi"长音，自上而下、从内到外比较两侧相同部位语颤是否相同。

3. 胸骨检查

用手指轻压或轻叩胸壁，正常人无疼痛感觉，胸壁炎症、肿瘤浸润、肋软骨炎、肋间神经痛、带状疱疹、肋骨骨折等，可有局部压痛。骨髓异常增生时，常有胸骨压痛或叩击痛，见于白血病患者。

4. 绞紧止血法

将三角巾或毛巾等叠成带状，在出血伤口上方绕肢体一圈，两端向前拉紧打一活结，并在一头留出一小套，取小木棒、笔杆、筷子等作为绞棒，插在带圈内，提起绞棒绞紧，再将木棒一头插入小套内，并把小套拉紧固定即可。

039 号题

【题干】

1. 中指揉下脘穴的操作

2. 鼻窦检查

3. 甲状腺峡部触诊

4. 大腿骨折的健肢固定法

【答题要求】

根据你所抽题号的要求，边操作边口述，时间 15 分钟。

【答案解析】

1. 中指揉下脘穴的操作

［下脘穴定位］

在前正中线上，脐上 2 寸。

［操作方法］

中指伸直，食指搭于中指远端指间关节背侧，腕关节微屈，用中指罗纹面着力于一定的治疗部位或穴位，以肘关节为支点，前臂做主动运动，通过腕关节使中指罗纹面在施术部位上做轻柔的小幅度的环旋或上下、左右运动，频率每分钟 120～160 次。

［动作要领］

（1）所施压力要小。

（2）动作要灵活而有节律性。

(3) 往返移动时应在吸定的基础上进行。

(4) 指揉法则腕关节要保持一定紧张度。

2. 鼻窦检查

额窦、筛窦、上颌窦和蝶窦，统称鼻窦。鼻窦区压痛多为鼻窦炎。检查额窦压痛时，一手扶住被检查者枕后，另一手拇指或食指置于眼眶上缘内侧，用力向后上方按压。检查上颌窦压痛时，双手拇指置于被检查者颧部，其余手指分别置于被检查者的两侧耳后，固定其头部，双拇指向后方按压。检查筛窦压痛时，双手扶住被检查者两侧耳后，双拇指分别置于鼻根部与眼内眦之间，向后方按压。蝶窦因解剖位置较深，不能在体表检查到压痛。

3. 甲状腺峡部触诊

甲状腺峡部位于环状软骨下方第二至第四气管环前面。站于受检者前面用拇指或站于受检者后面用食指从胸骨上切迹向上触摸，可感到气管前软组织，判断有无增厚，配合吞咽动作，判断有无增大和肿块。

4. 大腿骨折的健肢固定法

在膝、踝关节及两腿之间的空隙处加以棉垫，用绷带或三角巾将双下肢绑在一起。

040 号题

【题干】

1. 拇指端推法

2. 腹腔深部滑行触诊

3. 颈部淋巴结触诊

4. 简易呼吸器的使用

【答题要求】

根据你所抽题号的要求，边操作边口述，时间 15 分钟。

【答案解析】

1. 拇指端推法

以拇指端着力于施术部位或穴位上，余四指置于对侧或相应的位置以固定，腕关节略屈并向尺侧偏斜，拇指及腕部主动施力，向拇指端方向呈短距离单向直线推进。

2. 腹腔深部滑行触诊

医师以并拢的二、三、四指末端逐渐加压到腹腔的脏器或包块上，做上、下、左、右滑动触摸。滑动触诊主要适用于腹腔深部包块和脏器的检查。

3. 颈部淋巴结触诊

检查者站在被检查者背后，让患者的头向前倾，并稍向检查的一侧倾斜，然后用手指紧贴检查部位，由浅入深进行滑动触诊。检查时如发现有肿大的淋巴结，应记录其数目、大小、质地、移动度，表面是否光滑，有无红肿、压痛和波动，是否有瘢痕、溃疡和瘘管等。

4. 简易呼吸器的使用

(1) 简易呼吸器连接氧气，氧流量 8 ~ 10L/min。

(2) 患者仰卧，去枕，头后仰，清除口腔分泌物，摘除假牙。

（3）抢救者站于患者头顶处或头部左或右侧，托起患者下颌，使患者头进一步后仰，扣紧面罩。

（4）一手以"CE"手法固定（C法：左手拇指和食指将面罩紧扣于患者口鼻部，固定面罩，保持面罩密闭无漏气。E法：中指、无名指和小指放在病人下颌角处，向前上托起下颌，保持气道通畅）面罩，一手挤压简易呼吸器气囊，按压时间大于1秒，潮气量为 8 ~ 12 mL/kg，频率成人为 12 ~ 16 次/分，按压和放松气囊时间比为（1 : 1.5）~（1 : 2）。

041 号题

【题干】

1. 抖上肢法的操作
2. 墨菲征
3. 轮替动作
4. 胫骨闭合性骨折简易固定

【答题要求】

根据你所抽题号的要求，边操作边口述，时间 15 分钟。

【答案解析】

1. 抖上肢法的操作

［操作方法］

受术者取坐位或站立位，肩臂部放松，术者站在其前外侧，身体略为前俯，用双手握住其腕部，慢慢将被抖动的上肢向前外方抬起至60°左右，然后两前臂微用力做连续的小幅度上下抖动，使抖动所产生的抖动波波浪般地传递到肩部，或术者以一手按其肩部，另一手握住其腕部，做连续不断地小幅度上下抖动，抖动中可结合被操作肩关节的前后方向活动，此法又称上肢提抖法。

［动作要领］

（1）被抖动的肢体要自然伸直，并应使肌肉处于最佳松弛状态。

（2）抖动所产生的抖动波应从肢体的远端传向近端。

（3）抖动的幅度要小，频率要快，一般抖动幅度控制在 2 ~ 3cm，上肢部抖动频率在每分钟 250 次左右。

2. 墨菲征

正常胆囊不能触及，急性胆囊炎时胆囊肿大，医师将左手掌平放于患者右肋下部，以左手拇指指腹用适度压力钩压右肋下缘下腹直肌外缘处，然后嘱患者缓慢深吸气，此时发炎的胆囊下移时碰到用力按压的拇指引起疼痛，患者因疼痛而突然屏气，这一现象称为墨菲征阳性，又称胆囊触痛征。

3. 轮替动作

医师嘱被检查者伸直手掌，做快速旋前旋后动作，先睁眼、后闭眼，反复进行，观察动作的协调性。共济失调患者动作缓慢、不协调。

4. 胫骨闭合性骨折简易固定

（1）固定前应尽可能牵引伤肢以矫正明显的畸形，避免骨折断端对神经、血管、皮肤等周围组织的压迫，然后将伤肢放到适当位置固定。

（2）固定物与肢体之间要加衬垫（棉垫、毛巾、布料片等软物），骨突部位加垫棉花或布类保护，以防皮肤压伤。

（3）固定范围一般应包括骨折处上下两个关节。用大腿中部至足部的两块夹板，分别置于小腿的内、外侧，然后用绷带或三角巾固定，亦可用三角巾将患肢固定于健肢。

042 号题

【题干】

1. 掌根揉法

2. 皮肤弹性检查

3. 右侧滑车上淋巴结检查

4. 大腿骨折的简易固定

【答题要求】

根据你所抽题号的要求，边操作边口述，时间 15 分钟。

【答案解析】

1. 掌根揉法

肘关节微屈，腕关节放松并略背伸，手指自然弯曲，亦可双掌重叠，以掌根部附着于施术部位，以肘关节为支点，前臂做主动运动，带动腕及手掌连同前臂做小幅度的回旋揉动，并带动该处的皮下组织一起运动，频率每分钟 120~160 次。

2. 皮肤弹性检查

检查时，常取手背或前臂内侧部位，用拇指和食指将皮肤捏起，正常人于松手后皮肤皱褶迅速平复，弹性减弱时皱褶平复缓慢。

3. 右侧滑车上淋巴结检查

检查者以右手握被检查者右手腕，以右（左）手在其肱骨上髁两横指许、肱二头肌内侧滑动触诊。

4. 大腿骨折的简易固定

（1）固定前应尽可能牵引伤肢以矫正明显的畸形，避免骨折断端对神经、血管、皮肤等周围组织的压迫，然后将伤肢放到适当位置固定。

（2）固定物与肢体之间要加衬垫（棉垫、毛巾、布料片等软物），骨突部位加垫棉花或布类保护，以防皮肤压伤。

（3）固定范围一般应包括骨折处上下两个关节。大腿骨折：①健肢固定法：在膝、踝关节及两腿之间的空隙处加以棉垫，用绷带或三角巾将双下肢绑在一起。②躯干固定法：伤肢外侧从腋下至足踝部置一长夹板，伤肢内侧从大腿根部至足踝部置一短夹板，用绷带或三角巾捆绑固定。

043 号题

【题干】

1. 夹脊、血海、少商的定位

2. 脊柱活动度检查

3. 肺下界的叩诊

4. 屈曲肢体加垫止血

【答题要求】

根据你所抽题号的要求，边操作边口述，时间 15 分钟。

【答案解析】

1. 夹脊、血海、少商的定位

夹脊穴：在背腰部，当第 1 胸椎至第 5 腰椎棘突下两侧，后正中线旁开 0.5 寸，一侧 17 穴。血海穴：在股前区，髌底内侧端上 2 寸。简便取穴法：患者屈膝，医者以左手掌心按于患者右膝髌骨上缘，第 2 ~ 5 指向上伸直，拇指约呈 45° 斜置，拇指尖下是穴。少商穴：在手指，拇指末节桡侧，指甲根角侧上 0.1（指寸）。

2. 脊柱活动度检查

（1）检查方法：让被检者做前屈、后伸、侧弯、旋转等动作，观察脊柱的活动情况及有无变形，对脊柱外伤者或可疑骨折或关节脱位者，要避免脊柱活动，防止损伤脊髓。正常活动度范围见下表。

	前屈	后伸	左右侧弯	旋转度（一侧）
颈椎	35° ~ 45°	35° ~ 45°	45°	60° ~ 80°
胸椎	30°	20°	20°	35°
腰椎	90°	30°	20° ~ 30°	30°

（2）临床意义：脊柱颈段活动受限常见于颈部肌纤维组织炎及韧带受损、颈椎病、结核或肿瘤浸润、颈椎外伤、骨折或关节脱位，脊柱腰椎段活动受限常见于腰部肌纤维组织炎及韧带受损、腰椎椎管狭窄、椎间盘突出、腰椎结核或肿瘤、腰椎骨折或脱位。

3. 肺下界的叩诊

①被检者取坐位或仰卧位。检查者采用间接叩诊法，自上而下沿肋间进行叩诊。②正常成年人右肺下界在右侧锁骨中线、腋中线、肩胛线分别为：6、8、10 肋间。③左肺下界除在左锁骨中线上变动较大（有胃泡鼓音区）外，其余与右侧大致相同。

4. 屈曲肢体加垫止血

适用于肘、膝关节远端肢体受伤出血，在肘、腘窝垫以棉垫卷或绷带卷，将肘关节或膝关节尽力屈曲，借衬垫物压住动脉，并用绷带或三角巾将肢体固定于屈曲位，以阻断关节远端的血流。应用屈曲加垫止血法，必须先确定局部有无骨关节损伤，有骨关节损伤者禁用。

044 号题

【题干】

1. 温针灸

2. 肌张力检查

3. 被动运动检查

4. 感染伤口的处理

【答题要求】

根据你所抽题号的要求，边操作边口述，时间 15 分钟。

【答案解析】

1. 温针灸

①准备艾卷或艾绒，截取 2cm 艾卷一段，将一端中心扎一小孔，深 1～1.5cm，也可选用艾绒，艾绒要柔软，易搓捏。②选取适宜体位，充分暴露待灸腧穴。③针刺得气留针：腧穴常规消毒，直刺进针，行针得气，将针留在适当的深度。④插套艾卷或搓捏艾绒，点燃：将艾卷有孔的一端经针尾插套在针柄上，插牢，不可偏歪，或将少许艾绒搓捏在针尾上，要捏紧，不可松散，以免滑落，点燃施灸。⑤艾卷燃尽去灰，重新置艾：待艾卷或艾绒完全燃尽成灰时，将针稍倾斜，把艾灰掸落在容器中，每穴每次可施灸 1～3 壮。⑥待针柄冷却后出针。

2. 肌张力检查

（1）检查方法：医师嘱被检查者肌肉放松，而后持其肢体以不同的速度、幅度进行各个关节的被动运动，根据肢体的阻力判断肌张力（可触摸肌肉，根据肌肉硬度判断），要两侧对比。

（2）临床意义

1）肌张力增高：触摸肌肉，坚实感，伸屈肢体时阻力大，痉挛状态（在被动伸屈其肢体时，起始阻力大，终末突然阻力减弱，也称折刀现象），提示锥体束损害。铅管样强直（伸肌和屈肌的肌张力均增高，做被动运动时各个方向的阻力增加均匀一致），提示锥体外系损害。

2）肌张力降低：肌肉松软，伸屈其肢体时阻力小，关节运动范围扩大，见于周围神经炎、脊髓前角灰质炎、小脑病变等。

3. 被动运动检查

检查者用外力使被检查者的关节运动，观察其活动范围及有无疼痛等。

4. 感染伤口的处理

除去坏死组织，充分引流伤口内分泌物，浅部伤口放药物纱布引流，深部伤口用引流纱条引流，一般每天换药 1～2 次，外层敷料被分泌物浸湿后应及时更换敷料。

045 号题

【题干】

1. 地机、神阙、外关定位

2. 脊柱压痛

3. 肠鸣音听诊

4. 男患者导尿术

【答题要求】

根据你所抽题号的要求，边操作边口述，时间 15 分钟。

【答案解析】

1. 地机、神阙、外关定位

地机穴：在小腿内侧，阴陵泉穴下 3 寸，胫骨内侧缘后际。神阙穴：在脐区，脐中央。外关穴：在前臂后区，腕背侧远端横纹上 2 寸，尺骨与桡骨间隙中点。

2. 脊柱压痛

（1）检查方法：检查有无脊柱压痛时，嘱被检者取端坐位，身体稍向前倾，医师以右手拇指从枕骨粗隆开始自上而下逐个按压脊椎棘突及椎旁肌肉，正常时每个棘突及椎旁肌肉均无压痛。

（2）临床意义：胸、腰椎病变，如结核、椎间盘突出、外伤或骨折时，相应的脊椎棘突有压痛，椎旁肌肉有压痛，多为腰背肌纤维炎或劳损，叩击痛的部位即为病变部位。

3. 肠鸣音听诊

检查时，被检者取仰卧位，医生将听诊器体件放在腹部进行听诊，正常时每分钟 4 ~ 5 次肠鸣音，脐部听诊最清楚。肠鸣音超过每分钟 10 次时，称肠鸣音频繁，见于服泻药后、急性肠炎或胃肠道大出血等。如肠鸣音次数多，且呈响亮、高亢的金属音，称肠鸣音亢进，见于机械性肠梗阻。若肠鸣音明显少于正常，或 3 ~ 5 分钟以上才听到一次，称为肠鸣音减弱或稀少，见于老年性便秘、电解质紊乱（低血钾）及胃肠动力低下等。如持续听诊 3 ~ 5 分钟未闻及肠鸣音，称肠鸣音消失或静腹，见于急性腹膜炎或各种原因所致的麻痹性肠梗阻。

4. 男患者导尿术

（1）洗手，备齐用物，携至床旁，向患者说明目的，取得合作，注意保护患者隐私。

（2）操作者戴帽子、口罩，站于患者右侧，协助患者脱去对侧裤腿，盖于近侧腿部，对侧腿部用盖被遮盖。患者仰卧，两腿稍外展，暴露阴部。垫治疗巾（或一次性尿布）于臀下。

（3）将治疗碗和弯盘置于两腿之间，左手戴无菌手套，右手持止血钳夹消毒液棉球消毒阴囊及阴茎两次，左手持无菌纱布裹住患者阴茎，后推包皮，充分暴露尿道口及冠状沟，严格消毒尿道口、龟头及冠状沟，每个棉球限用一次。

（4）置导尿包于患者两腿之间，打开导尿包，倒入消毒液，戴无菌手套，铺洞巾，石蜡油润滑导尿管前端。

（5）暴露尿道口，再次消毒，左手持无菌纱布提起患者阴茎，使之与腹壁成 60°。另换止血钳持导尿管轻轻插入尿道 18 ~ 20cm，见尿后再插入 1 ~ 2cm。

（6）若插导尿管时，遇有阻力，可稍待片刻，嘱病人张口做深呼吸，再徐徐插入，切忌暴力。

（7）根据需要留取尿培养标本，用纱布包裹导尿管，拔出，放入治疗碗内。擦净阴部，脱去手套，撤去洞巾。

（8）导尿完毕，清理用物，整理床位。

046 号题

【题干】

1. 照海、膈俞、迎香定位

2. 膝内翻

3. 主动运动检查

4. 穿隔离衣

【答题要求】

根据你所抽题号的要求，边操作边口述，时间 15 分钟。

【答案解析】

1. 照海、膈俞、迎香定位

照海穴：在踝区，内踝尖下 1 寸，内踝下缘边际凹陷中。膈俞穴：在脊柱区，第 7 胸椎棘突下，后正中线旁开 1.5 寸。迎香穴：在面部，鼻翼外缘中点旁，鼻唇沟中。

2. 膝内翻

正常人双脚并拢站立时双膝和双踝均能靠拢，如果直立时，两踝并拢两膝关节远离，双下肢形成"O"状，即"O"形腿，称为膝内翻。

3. 主动运动检查

让被检查者用自己的力量进行各个关节各方向的运动，如肩关节屈伸，肩关节内旋、外旋，以及髋关节内旋、外旋等。

4. 穿隔离衣

（1）穿隔离衣前要戴好帽子、口罩，取下手表等，卷袖过肘，洗手。

（2）手持衣领从衣钩上取下隔离衣，将清洁面朝向自己；将衣服向外折齐，对齐肩缝，露出肩袖内口。

（3）右手持衣领，左手伸入袖内，右手将衣领向上拉，使左手套入后露出。

（4）换左手持衣领，右手伸入袖内，举双手将袖抖上，注意勿触及面部。

（5）两手持衣领顺边缘向后将领扣扣好，再扎好袖口（此时手已污染），松腰带活结。

（6）将隔离衣一边约在腰下 5cm 处渐向前拉，直到见边缘，则捏住，同法捏住另一侧边缘，注意手勿触及衣内面，然后双手在背后将边缘对齐，向一侧折叠，一手按住折叠处，另一手将腰带拉至背后压住折叠处，将腰带在背后交叉，回到前面系好。

047 号题

【题干】

1. 内关、委中、天枢定位

2. 枪击音

3. 心脏震颤（猫喘）的触诊

4. 脊柱损伤的急救处理

【答题要求】

根据你所抽题号的要求，边操作边口述，时间 15 分钟。

【答案解析】

1. 内关、委中、天枢定位

内关穴：在前臂前区，腕掌侧远端横纹上 2 寸，掌长肌腱与桡侧腕屈肌腱之间。委中穴：在膝后区，腘横纹中点。天枢穴：在腹部，横平脐中，前正中线旁开 2 寸。

2. 枪击音

将听诊器体件放在肱动脉或股动脉处，可听到"嗒、嗒"音，称为枪击音。这是由于脉压增大使脉波冲击动脉壁所致。

3. 心脏震颤（猫喘）的触诊

用右手小鱼际或指尖指腹放在心尖部或心脏瓣膜区触诊。心脏震颤是器质性心血管病的体征。

4. 脊柱损伤的急救处理

（1）伤后脊柱有疼痛、压痛，或有隆起、畸形，对清醒伤员可询问并触摸其疼痛部位，对昏迷伤员可触摸其脊柱后突部位，以初步判断损伤部位。

（2）观察是高位四肢瘫还是下肢瘫，以确定是颈椎损伤还是胸腰椎损伤，以作为搬运时的依据。

（3）由于导致脊柱损伤或脊髓损伤的暴力往往巨大，应特别注意有无颅脑和重要脏器的损伤、休克等，并优先处理，维持伤员的呼吸道通畅及生命体征稳定。

048 号题

【题干】

1. 皮肤针法

2. 液波震颤

3. 心脏震颤（猫喘）

4. 止血带止血

【答题要求】

根据你所抽题号的要求，边操作边口述，时间 15 分钟。

【答案解析】

1. 皮肤针法

（1）操作要点：①选取适宜体位，充分暴露待针腧穴。②穴区皮肤常规消毒。③软柄、硬柄皮肤针持针姿势不同。硬柄皮肤针持针式：用拇指和中指夹持针柄两侧，食指置于针柄中段上面，无名指和小指将针柄末端固定于大小鱼际之间。软柄皮肤针持针式：将针柄末端置于掌心，拇指居上，食指在下，中指、无名指、小指呈握拳状固定针柄末端。④叩刺：叩刺时，主要运用腕力，要求针尖垂直叩击皮肤，并立即弹起，如此反复操作。⑤用无菌干棉球或棉签擦拭。

（2）皮肤针法有三种刺激强度，各有适应证：①轻刺：用较轻的腕力进行叩刺，针尖垂直叩打皮肤后立即弹起，针尖接触皮肤时间短，以局部皮肤略见潮红为度。②中刺：用中等的腕力进行叩刺，使针尖垂直叩打在皮肤上，针尖接触皮肤时间略长，立即弹起，以局部皮肤明显潮红，微有渗血为度。③重刺：用中重腕力进行叩刺，使针尖垂直叩打在皮肤上，针尖接触皮肤时间长，再弹起，以局部皮肤明显潮红、出血为度。

2. 液波震颤

用于 3000~4000mL 以上的腹水检查。检查时患者平卧，医师以手掌面贴于患者一侧腹壁，另一手四指并拢屈曲，用指端叩击对侧腹壁，如有大量液体存在，则贴于腹壁的手常有被液体波动冲击的感觉，即波动感。为防止腹壁本身的震动传至对侧，可让另一人将手掌尺侧缘压于脐部腹中线上。

3. 心脏震颤（猫喘）

①用右手小鱼际或指尖指腹放在心尖部或心脏瓣膜区触诊时，感到的一种细微震动

感。②临床意义如下：

时期	部位	临床意义
收缩期	胸骨右缘第2肋间	主动脉瓣狭窄
	胸骨左缘第2肋间	肺动脉瓣狭窄
	胸骨左缘第3、4肋间	室间隔缺损
舒张期	心尖部	二尖瓣狭窄
连续性	胸骨左缘第2肋间及其附近	动脉导管未闭

4. 止血带止血

一般只适用于四肢大出血，或采用其他方法不能有效控制的大出血，上止血带之前应抬高患肢2~3分钟，以增加静脉回心血流量。

（1）橡皮止血带止血法：抬高患肢，将软布料、棉花等软织物衬垫于止血部位皮肤上，扎止血带时一手掌心向上，手背贴紧肢体，止血带一端用虎口夹住，留出长约10cm的一段，另一手拉较长的一端，适当拉紧拉长，绕肢体2~3圈，以前一手的食指和中指夹住橡皮带末端用力拉下，使之压在紧缠的橡皮带下面即可。

（2）绞紧止血法：将三角巾或毛巾等叠成带状，在出血伤口上方绕肢体一圈，两端向前拉紧打一活结，并在一头留出一小套，取小木棒、笔杆、筷子等作为绞棒，插在带圈内，提起绞棒绞紧，再将木棒一头插入小套内，并把小套拉紧固定即可。

049 号题

【题干】

1. 后溪、太冲、百会定位

2. 球结膜检查

3. 踝阵挛

4. 碘伏刷手法

【答题要求】

根据你所抽题号的要求，边操作边口述，时间15分钟。

【答案解析】

1. 后溪、太冲、百会定位

后溪穴：在手内侧，第5指掌关节尺侧近端赤白肉际凹陷中。太冲穴：足背，第1、2跖骨间，跖骨结合部前方凹陷中，或触及动脉搏动。百会穴：在头部，在前发际正中直上5寸。

2. 球结膜检查

以拇指和食指将上、下眼睑分开，嘱病人向上、下、左、右各方向转动眼球，注意观察有无充血、水肿、乳头增生、结膜下出血、滤泡和异物等。

3. 踝阵挛

被检者取仰卧位，检查者用左手托住腘窝，使髋、膝关节稍屈曲，右手紧贴其脚掌，突然用力将其足推向背屈，阳性表现为该足出现节律性、连续性的屈伸运动。阳性表现均提示锥体束病变，其中巴宾斯基征意义最大，霍夫曼征多见于颈髓病变，但1岁半以内的婴儿出现这些反射属生理现象。

4. 碘伏刷手法

①按普通洗手方法将双手及前臂用肥皂和清水洗净。②用消毒的软毛刷蘸取碘伏刷手，刷手顺序采取三段法双手→双前臂→双上臂，双手交替向上进行，顺序不能逆转，不留空白区，刷手范围为肘上 6cm，共 5 分钟，重点刷双手，从拇指的桡侧起渐次到背侧、尺侧，依次刷完五指和指蹼，然后再刷手掌、手背、前臂和肘上。③擦手，每侧用一块无菌毛巾从指尖至肘部擦干，擦过肘部的毛巾不可再擦手部。④用碘伏均匀涂于两手和前臂至肘部，先涂抹两前臂及肘部，再涂抹双手。⑤保持拱手姿势自然待干。

050 号题

【题干】

1. 三棱针点刺法
2. 奇脉
3. 乳房触诊
4. 颈椎损伤的搬运方式

【答题要求】

根据你所抽题号的要求，边操作边口述，时间 15 分钟。

【答案解析】

1. 三棱针点刺法

①选取适宜体位，充分暴露待针腧穴。②医者戴消毒手套。③使施术部位充血，可先在针刺部位及其周围，轻轻地推、揉、挤、捋，使局部充血。④穴区皮肤常规消毒。⑤医者用一手固定点刺部位，另一手持针，露出针尖 3～5mm，对准点刺部位快速刺入，迅速出针，一般刺入 2～3mm。⑥轻轻挤压针孔周围，使之适量出血或出黏液。⑦用消毒干棉球按压针孔，可在点刺部位贴敷创可贴。

2. 奇脉

以食指、中指、无名指三个手指的指端来触诊桡动脉的搏动，吸气时脉搏明显减弱或消失的现象，称为奇脉，又称为吸停脉。常见于心包积液和缩窄性心包炎时，是心包填塞的重要体征之一。

3. 乳房触诊

（1）检查方法：被检查者取坐位，先两臂下垂，然后双臂高举超过头部或双手叉腰再进行检查。检查时，先检查健侧乳房，再检查患侧，检查者以并拢的手指掌面略施压力，以旋转或来回滑动的方式进行触诊，切忌用手指将乳房提起来触摸。检查按外上、外下、内下、内上、中央（乳头、乳晕）的顺序进行，然后检查腋窝，锁骨上、下窝等处的淋巴结。

（2）意义：乳房变为较坚实而无弹性，提示皮下组织受肿瘤或炎症浸润。乳房压痛多系炎症所致，恶性病变一般无压痛。触及乳房包块时，应注意其部位、大小、外形、硬度、压痛及活动度。

4. 颈椎损伤的搬运方式

（1）可先用颈托固定颈部。

（2）搬运时应由一人负责扶托下颌和枕骨，沿纵轴略加牵引力，使颈部保持中立位，与躯干长轴一致，同其他三人协同动作，将伤员平直地抬到担架（木板）上，然后在头颈部的两侧用沙袋或卷叠的衣服等物垫好固定，防止在搬运中发生头颈部转动或弯曲活动，并保持呼吸道通畅。

（3）切忌用被单提拉两端或一人抬肩另一人抬腿的搬运法，这样不但会增加病人的痛苦，还可使脊椎移位加重，损伤脊髓。

051 号题

【题干】

1. 承山、气海、神门定位

2. 腹股沟淋巴结检查

3. 眼球运动

4. 直接压迫止血法

【答题要求】

根据你所抽题号的要求，边操作边口述，时间 15 分钟。

【答案解析】

1. 承山、气海、神门定位

承山穴：在小腿后区，腓肠肌两肌腹与肌腱交角处。气海穴：在下腹部，脐中下 1.5 寸，前正中线上。神门穴：在腕前区，腕掌侧远端横纹尺侧端，尺侧腕屈肌腱的桡侧缘。

2. 腹股沟淋巴结检查

被检查者仰卧，检查者用手指在腹股沟平行处进行触诊。检查时如发现有肿大的淋巴结，应记录其数目、大小、质地、移动度，表面是否光滑，有无红肿、压痛和波动等。

3. 眼球运动

医师左手置于被检查者头顶并固定头部，使头部不能随眼转动，右手指尖（或棉签）放在被检查者眼前 30~40cm 处，嘱被检查者两眼随医师右手指尖移动方向运动。一般按被检查者的左侧、左上、左下、右侧、右上、右下共 6 个方向进行，注意眼球运动幅度、灵活性、持久性，两眼是否同步，并询问病人有无复视出现。眼球运动受动眼神经（Ⅲ）、滑车神经（Ⅳ）和展神经（Ⅵ）支配，这些神经麻痹时，会引起眼球运动障碍，并伴有复视。

4. 直接压迫止血法

用清洁的敷料盖在出血部位上，直接压迫止血。

052 号题

【题干】

1. 留罐法操作

2. 肌力检查

3. 佝偻病胸（鸡胸）

4. 简易呼吸器的使用

【答题要求】

根据你所抽题号的要求，边操作边口述，时间15分钟。

【答案解析】

1. 留罐法操作

①选取适宜体位，充分暴露待拔腧穴。②根据需要选用大小适宜的罐具。③用止血钳或镊子夹住95%的酒精棉球，点燃，使棉球在罐内壁中段绕1~3圈或短暂停留后迅速退出，迅速将罐扣在应拔的部位，即可吸住。④留罐时间，以局部皮肤红润、充血或瘀血为度，一般为10~15分钟。⑤起罐时，一手握罐，另一手用拇指或食指按压罐口周围的皮肤，使之凹陷，空气进入罐内，罐体自然脱下。

2. 肌力检查

①医师嘱被检查者做肢体伸、屈、内收、外展、旋前、旋后等，医师从相反方向测试患者对阻力的克服力量。②肌力评定：肌力分为0~5级。0级：完全瘫痪，无肌肉收缩。1级：仅有肌肉收缩，但无肢体活动。2级：肢体能在床面上做水平移动，但不能抬离床面。3级：肢体能抬离床面，但不能抗阻力。4级：能做抵抗阻力的动作，但较正常差。5级：正常肌力。

3. 佝偻病胸（鸡胸）

外观胸骨特别是胸骨下部显著前凸，两侧肋骨凹陷，形似鸡胸，严重时可见胸骨下端剑突处内陷，有时连同依附的肋软骨一起内陷而形似漏斗，称为漏斗胸，见于佝偻病。

4. 简易呼吸器的使用

（1）简易呼吸器连接氧气，氧流量8~10L/min。

（2）将患者仰卧，去枕，头后仰，清除口腔分泌物，摘除假牙。

（3）抢救者站于患者头顶处或头部左或右侧，托起患者下颌，使患者头进一步后仰，扣紧面罩。

（4）一手以"CE"手法固定（C法：左手拇指和食指将面罩紧扣于患者口鼻部，固定面罩，保持面罩密闭无漏气，E法：中指、无名指和小指放在病人下颌角处，向前上托起下颌，保持气道通畅）面罩，一手挤压简易呼吸器气囊，按压时间大于1秒，潮气量为8~12mL/kg，频率成人为12~16次/分，按压和放松气囊时间比为1:1.5~1:2。

053 号题

【题干】

1. 行间、膻中、环跳定位

2. 筛窦压痛

3. 扁桃体的检查

4. 手术前皮肤准备

【答题要求】

根据你所抽题号的要求，边操作边口述，时间15分钟。

【答案解析】

1. 行间、膻中、环跳定位

行间穴：在足背，第1、2趾间，趾蹼缘后方赤白肉际处。膻中穴：在胸部，横平第4

肋间隙，前正中线上。环跳穴：在臀部，股骨大转子最凸点与骶管裂孔连线的外 1/3 与内 2/3 交点处。

2. 筛窦压痛

双手扶住被检查者两侧耳后，双拇指分别置于鼻根部与眼内眦之间，向后方按压。

3. 扁桃体的检查

嘱被检查者头稍向后仰，口张大并拉长发"啊"声，医师用压舌板在舌的前 2/3 与后 1/3 交界处迅速下压舌体，此时软腭上抬，在照明下可见口咽组织，检查时注意咽后壁有无充血、水肿，扁桃体有无肿大。

4. 手术前皮肤准备

①不同的手术对病人手术区域的皮肤准备不同，一般外科手术，病人最好在手术前一天下午洗浴，并用肥皂清洗皮肤，皮肤上若有较多油脂或胶布粘贴的残迹，可先用松节油或 75% 酒精擦净。②术区剃毛，主张当日术前剃毛。若毛发细小，可不剃，不宜在手术室内剃毛，最好采用专用粘布粘贴法除毛。

054 号题

【题干】

1. 十宣、阳陵泉、条口定位
2. 脊柱侧弯度检查
3. 闭目难立试验
4. 胸腔穿刺点的定位

【答题要求】

根据你所抽题号的要求，边操作边口述，时间 15 分钟。

【答案解析】

1. 十宣、阳陵泉、条口定位

十宣穴：在手指，十指尖端，距指甲游离缘 0.1 寸（指寸），左右共 10 穴。阳陵泉穴：在小腿外侧，腓骨小头前下方的凹陷中。条口穴：在小腿外侧，犊鼻下 8 寸，犊鼻与解溪连线上。

2. 脊柱侧弯度检查

嘱被检者取立位或坐位，从后面观察脊柱有无侧弯，轻度侧弯时，需结合触诊判定，检查者用食、中指或拇指沿脊椎的棘突以适当的压力由上向下划压，致使被压处皮肤出现一条红色压痕，以此痕为标准，观察脊柱有无侧弯（正常人脊柱无侧弯）。

3. 闭目难立试验

医师嘱被检查者双足并拢站立，闭目，双手向前平伸，观察其身体有无摇晃或倾斜，若出现身体摇晃或倾斜则为阳性。

4. 胸腔穿刺点的定位

①穿刺点可行超声定位，或胸腔积液者选择叩诊为实音的最明显部位。②一般常取肩胛线或腋后线第 7～8 肋间、腋中线第 6～7 肋间、腋前线第 5 肋间。③气胸患者选择锁骨中线第 2 肋间或腋中线第 4～5 肋间。④对于包裹性积液和局限性积气，须结合 X 线或 B 超定位穿刺点。⑤穿刺点可用蘸龙胆紫的棉签在皮肤上进行标记。

055 号题

【题干】

1. 毫针捻转泻法
2. 桡骨骨膜反射
3. 心脏听诊
4. 橡皮止血带止血法

【答题要求】

根据你所抽题号的要求，边操作边口述，时间 15 分钟。

【答案解析】

1. 毫针捻转泻法

①进针，行针得气。②捻转角度大、频率快、用力重，结合拇指向后用力重、食指向前用力轻（右转用力为主）。③反复捻转。④操作时间长。

2. 桡骨骨膜反射

医师左手托扶患者腕部，并使腕关节自然下垂，用叩诊锤轻叩桡骨茎突，正常时肱桡肌收缩，出现屈肘和前臂旋前。反射中枢在颈髓 5～6 节。

3. 心脏听诊

（1）心脏瓣膜听诊区：①二尖瓣区：一般位于第 5 肋间左锁骨中线内侧。②主动脉瓣区：主动脉瓣区位于胸骨右缘第 2 肋间，主动脉瓣狭窄时的收缩期杂音在此区最响；主动脉瓣第二听诊区位于胸骨左缘第 3、4 肋间，主动脉瓣关闭不全时的舒张期杂音在此区最响。③肺动脉瓣区：在胸骨左缘第 2 肋间隙。④三尖瓣区：在胸骨体下端近剑突偏右或偏左处。

（2）听诊体位及顺序：①体位：被检者多取坐位或仰卧位，为使听诊清楚，可嘱被检者按要求变化体位。②听诊顺序：通常按各瓣膜病变好发部位的顺序进行，即：二尖瓣区→肺动脉瓣区→主动脉瓣区→主动脉瓣第二听诊区→三尖瓣区（或二尖瓣区→主动脉瓣区→主动脉瓣第二听诊区→肺动脉瓣区→三尖瓣区），无论何种顺序均应以不遗漏听诊区为准。

4. 橡皮止血带止血法

（1）抬高患肢，将软布料、棉花等软织物衬垫于止血部位皮肤上。

（2）扎止血带时一手掌心向上，手背贴紧肢体，止血带一端用虎口夹住，留出长约 10cm 的一段，另一手拉较长的一端，适当拉紧拉长，绕肢体 2～3 圈，以前一手的食指和中指夹住橡皮带末端用力拉下，使之压在紧缠的橡皮带下面即可。

056 号题

【题干】

1. 闪罐法
2. 心尖部触诊
3. 腹膜反跳痛
4. 上臂骨折简易固定

【答题要求】

根据你所抽题号的要求,边操作边口述,时间15分钟。

【答案解析】

1. 闪罐法

①选取适宜体位,充分暴露待拔腧穴。②选用大小适宜的罐具。③用镊子夹紧95%的酒精棉球一个,点燃,使棉球在罐内壁中段绕1~3圈或短暂停留后迅速退出,迅速将罐扣在应拔的部位,再立即将罐起下。④如此反复多次地拔住起下、起下拔住。⑤拔至施术部位皮肤潮红、充血或瘀血为度。

2. 心尖部触诊

心尖搏动一般位于第5肋间隙左锁骨中线内侧0.5~1cm处,搏动范围直径为2~2.5cm,用右手小鱼际或指尖指腹放在心尖部触诊,通过触诊可以帮助明确心尖搏动位置、范围,有无抬举样搏动、心脏震颤等,左心室肥大时,心尖搏动有抬举感。

3. 腹膜反跳痛

触诊时,由浅入深对腹部进行按压,如发生疼痛,称为压痛。在检查到压痛后,手指稍停片刻,使压痛感趋于稳定,然后将手突然抬起,此时如患者感觉腹痛骤然加剧,并有痛苦表情,称为反跳痛。反跳痛的出现,提示炎症已累及腹膜壁层,当突然松手时腹膜被牵拉而引起疼痛,腹壁紧张。同时伴有压痛和反跳痛称为腹膜刺激征,是急性腹膜炎的重要体征。

4. 上臂骨折简易固定

(1)固定前应尽可能牵引伤肢以矫正明显的畸形,避免骨折断端对神经、血管、皮肤等周围组织的压迫,然后将伤肢放到适当位置固定。

(2)固定物与肢体之间要加衬垫(棉垫、毛巾、布料片等软物),骨突部位加垫棉花或布类保护,以防皮肤压伤。

(3)固定范围一般应包括骨折处上下两个关节。夹板放在上臂的外侧,用绷带固定,再固定肩、肘关节,用三角巾悬吊前臂于胸前,另一条三角巾围绕患肢于健侧腋下打结,若无夹板,可用三角巾先将伤肢固定于胸廓,然后用三角巾将伤肢悬吊于胸前。

057 号题

【题干】

1. 温和灸

2. 甲状腺侧叶触诊

3. 上颌窦压痛

4. 脱隔离衣

【答题要求】

根据你所抽题号的要求,边操作边口述,时间15分钟。

【答案解析】

1. 温和灸

①选取适宜体位,充分暴露待灸腧穴。②点燃艾卷:选用纯艾卷,将其一端点燃。③燃艾施灸:术者手持艾卷的中上部,将艾卷燃烧端对准腧穴,距腧穴皮肤2~3cm进行

熏烤，艾卷与施灸处皮肤的距离应保持相对固定。注意：若患者感到局部温热舒适可固定不动，若感觉太烫可加大与皮肤的距离，若遇到小儿或局部知觉减退者，医者可将食、中两指置于施灸部位两侧，通过医者的手指来测知患者局部受热程度，以便随时调节施灸时间和距离，防止烫伤。④把握灸量：灸至局部皮肤出现红晕，有温热感而无灼痛为度，一般每穴灸5～10分钟。⑤灸毕熄灭艾火。

2. 甲状腺侧叶触诊

①前面触诊：一手拇指施压于一侧甲状软骨，将气管推向对侧，另一手食、中指在对侧胸锁乳突肌后缘向前推挤甲状腺侧叶，拇指在胸锁乳突肌前缘触诊，配合吞咽动作。重复检查，用同样方法检查另一侧甲状腺。②后面触诊：一手食、中指施压于一侧甲状软骨，将气管推向对侧，另一手拇指在对侧胸锁乳突肌后缘向前推挤甲状腺，食、中指在其前缘触诊甲状腺，配合吞咽动作。重复检查，用同样方法检查另一侧甲状腺。

3. 上颌窦压痛

双手拇指置于被检查者颧部，其余手指分别置于被检查者的两侧耳后，固定其头部，双拇指向后方按压。

4. 脱隔离衣

（1）解开腰带，在前面打一活结。

（2）解开两袖口，在肘部将部分袖子套塞入袖内，便于消毒双手。

（3）消毒清洗双手后，解开领扣，右手伸入左手腕部套袖内，拉下袖子过手，用遮盖着的左手握住右手隔离衣袖子的外面，将右侧袖子拉下，双手转换渐从袖管中退出。

（4）用左手自衣内握住双肩肩缝撤右手，再用右手握住衣领外面反折，脱出左手。

（5）左手握住领子，右手将隔离衣两边对齐，挂在衣钩上，若挂在半污染区，隔离衣的清洁面向外，挂在污染区，则污染面朝外。

058 号题

【题干】

1. 舒张进针法
2. 额窦压痛
3. 体温腋测法
4. 间接压迫止血法

【答题要求】

根据你所抽题号的要求，边操作边口述，时间15分钟。

【答案解析】

1. 舒张进针法

①消毒：腧穴皮肤、医生双手常规消毒。②押手绷紧皮肤：以押手拇、食指或食、中指把腧穴处皮肤向两侧轻轻撑开，使之绷紧，两指间的距离要适当。③持针：刺手拇、食、中指三指指腹夹持针柄。④刺入：刺手持针，于押手两指间的腧穴处迅速刺入。本法适用于皮肤松弛部位的腧穴进针。

2. 额窦压痛

检查者一手扶住被检查者枕后，另一手拇指或食指置于眼眶上缘内侧，用力向后上方按压。

3. 体温腋测法

擦干腋窝汗液，将腋窝温度计（简称腋表）水银端放在患者腋窝深处，嘱患者用上臂将温度计夹紧，放置 10 分钟后读数，正常值为 36℃~37℃。

4. 间接压迫止血法

用手指压迫伤口近心端的动脉，使血管闭合，阻断血流，能有效达到快速止血的目的。

059 号题

【题干】

1. 单手进针法
2. 眼睑结膜检查
3. 气管的检查
4. 灭菌王刷手法

【答题要求】

根据你所抽题号的要求，边操作边口述，时间 15 分钟。

【答案解析】

1. 单手进针法

①消毒：腧穴皮肤、医生双手常规消毒。②持针：拇、食指指腹相对夹持针柄下段（靠近针根处），中指指腹抵住针身下段，使中指指端比针尖略长出或齐平。③指抵皮肤：对准穴位，中指指端紧抵腧穴皮肤。④刺入：拇、食指向下用力按压刺入，中指随之屈曲，快速将针刺入，刺入时应保持针身直而不弯。

2. 眼睑结膜检查

①检查下眼睑结膜时，嘱被检查者向上看，拇指置于下眼睑的中部边缘，向下轻按压，暴露下眼睑及穹隆结膜。②检查上眼睑结膜时需翻转眼睑。翻转要领为：检查左眼时，嘱被检查者向下看，用右手食指（在上方）和拇指（在下方）捏住上睑的中部边缘并轻轻向前下方牵拉，食指轻压睑板上缘的同时，拇指向上捻转翻开上眼睑，暴露上睑结膜，然后用拇指固定上睑缘。检查右眼时用左手，方法同前。

3. 气管的检查

让被检查者取坐位或仰卧位，头颈部保持自然正中位置，医师分别将右手的食指和无名指置于两侧胸锁关节上，中指在胸骨上切迹部位置于气管正中，观察中指是否在食指和无名指的中间，如中指与食指、无名指的距离不等，则表示有气管移位，也可将中指置于气管与两侧胸锁乳头肌之间的间隙内，根据两侧间隙是否相等来判断气管有无移位。

4. 灭菌王刷手法

①按普通洗手方法将双手及前臂用肥皂和清水洗净，用无菌毛巾擦干。②用无菌刷或无菌纱布接取灭菌王 3~5mL（或用吸足灭菌王的纱布）刷洗双手、前臂、上臂至肘上 10cm，时间 3 分钟，刷时稍用力，先刷甲缘、甲沟、指蹼，再由拇指桡侧开始，渐次到指背、尺侧、掌侧，依次刷完双手手指，然后再分段交替刷左右手掌、手背、前臂直至肘

上，刷手时要注意勿漏刷指间、腕部尺侧和肘窝部，只需刷一遍。③刷完后，手指朝上肘朝下，流水冲净，用无菌小毛巾从手向上顺次擦干至肘上，注意不可再向手部回擦，另取一块小毛巾同法擦干另一手臂。④再接取灭菌王 3～5mL 涂抹双手至肘上 8cm，先涂抹两前臂及肘部，再涂抹双手，保持拱手姿势自然待干。

060 号题

【题干】

1. 毫针捻转法
2. 体温口测法
3. 右腋窝淋巴结检查
4. 仰头举颏法气道开放

【答题要求】

根据你所抽题号的要求，边操作边口述，时间 15 分钟。

【答案解析】

1. 毫针捻转法

捻转法是指将针刺入腧穴一定深度后，施以向前向后的捻转动作，使针在腧穴内反复前后来回旋转的行针手法，是毫针行针的基本手法。操作要点：①消毒：腧穴皮肤、医生双手常规消毒。②刺入毫针：将毫针刺入腧穴的一定深度。③实施捻转操作：针身向前向后持续均匀来回捻转，要保持针身在腧穴基点上左右旋转运动，如此反复捻转。

2. 体温口测法

将消毒过的口腔温度计（简称口表）水银端置于舌下，紧闭口唇，不用口腔呼吸，测量 5 分钟后读数。正常值为 36.3℃～37.2℃。对婴幼儿及意识障碍者则不宜使用。

3. 右腋窝淋巴结检查

检查者右手握被检查者右手，向上屈肘外展抬高约 45°，左手并拢，掌面贴近胸壁向上逐渐达腋窝顶部滑动触诊，然后依次触诊腋窝后壁、外侧壁、前壁。触诊腋窝后壁时应在腋窝后壁肌群仔细触诊，触诊腋窝外侧壁时应将患者上臂下垂，检查腋窝前壁时应在胸大肌深面仔细触诊。

4. 仰头举颏法气道开放

施救者将一手掌小鱼际（小拇指侧）置于患者前额，下压使其头部后仰，另一手的食指和中指置于靠近颏部的下颌骨下方，将颏部向前抬起，帮助头部后仰，气道开放，必要时拇指可轻牵下唇，使口微微张开。

第三站 临床答辩

001号题

【题干】

1. 小儿急性腮腺炎问诊
2. 肩髃、肾俞主治
3. 胃溃疡的常见并发症
4. 房颤心电图特点

【答题要求】

根据你抽取题号的要求，进行口头答辩，时间15分钟。

【答案解析】

1. 小儿急性腮腺炎问诊

（1）现病史

1）主症的时间、程度：发热的热势？热型？腮部肿胀疼痛时间、程度？有无规律？跟进食是否有关？有无急性腮腺炎病人接触史？

2）伴随症状：发热时是否有恶寒表现？有无汗出？有无口渴？有无头痛、呕吐、四肢抽搐和颈项僵直？神志是否清楚？男孩有无睾丸肿痛？女孩有无一侧少腹（附件）疼痛？

3）诊疗经过：确诊急性腮腺炎否？口服抗病毒西药或中药否？治疗效果如何？

（2）其他病史：既往史：有无异常？个人史：有无异常？家族史：有无异常？过敏史：有无异常？

（3）预防接种情况如何？是否全程接种？尤其是麻风腮疫苗是否接种过？

2. 肩髃、肾俞主治

肩髃：①肩臂挛痛、上肢不遂等肩、上肢病证。②瘾疹。

肾俞：①头晕、耳鸣、耳聋等肾虚病证。②遗尿、遗精、阳痿、早泄、不育等泌尿生殖系疾患。③月经不调、带下、不孕等妇科病证。④腰痛。⑤慢性腹泻。

3. 胃溃疡的常见并发症

出血、穿孔、幽门梗阻、癌变。

4. 房颤心电图特点

（1）P波消失，被一系列大小不等、间距不均、形态各异的心房颤动波（f波）所取代，其频率为350~600次/分。

（2）R-R间距绝对不匀齐，即心室率完全不规则。

（3）QRS波群形态一般与正常窦性者相同。

002 号题

【题干】

1. 女，28 岁，下腹疼痛伴月经量多 14 天，问诊
2. 肺俞、神阙主治
3. 胰岛素的适应证
4. 急性胰腺炎的实验室检查和临床意义

【答题要求】

根据你抽取题号的要求，进行口头答辩，时间 15 分钟。

【答案解析】

1. 女，28 岁，下腹疼痛伴月经量多 14 天，问诊

（1）现病史

1）主症的时间、程度：疼痛的部位、性质、持续的时间？月经量、色、质地的变化？疼痛有无诱发因素？是否伴随月经周期定时发作？

2）伴随症状：是否带下量多？白带有无颜色、质地、气味的异常？大小便有无改变？是否伴有经行乳房、少腹胀痛？

3）诊疗经过：是否到医院做过系统检查？口服西药或中药否？治疗效果如何？

（2）其他病史：既往史：有无异常？个人史：有无异常？家族史：有无异常？过敏史：有无异常？

（3）有无生殖器官发育异常病史？有无经期感寒或过食生冷食物等影响月经的因素？带下史？

2. 肺俞、神阙主治

肺俞：①咳嗽、气喘、咯血等肺疾。②骨蒸潮热、盗汗等阴虚病证。③皮肤瘙痒、瘾疹等皮肤病。

神阙：①虚脱、中风脱证等元阳暴脱。②腹痛、腹胀、腹泻、痢疾、便秘、脱肛等肠腑病证。③水肿，小便不利。④保健灸常用穴。

3. 胰岛素的适应证

适应证：1 型糖尿病替代治疗；糖尿病酮症酸中毒、高渗性非酮症糖尿病昏迷和乳酸性酸中毒伴高血糖；2 型糖尿病口服降糖药治疗无效；妊娠期糖尿病；糖尿病合并严重并发症；全胰腺切除引起的继发性糖尿病；因伴发病需外科治疗的围手术期。

4. 急性胰腺炎的实验室检查和临床意义

（1）多有白细胞增多及中性粒细胞核左移。

（2）血清（胰）淀粉酶：在起病后 6～12 小时开始升高，48 小时开始下降，持续 3～5 天，血清淀粉酶超过正常值 3 倍可确诊为本病。淀粉酶的高低不一定反映病情轻重。胰源性腹水和胸水中淀粉酶亦可升高。

（3）血清脂肪酶测定：对病后就诊较晚的急性胰腺炎患者有诊断价值，且特异性较高。

（4）C 反应蛋白（CRP）有助于评估与检测急性胰腺炎的严重性，在胰腺坏死时 CRP 明显升高。

（5）常见暂时性血糖升高，持久的空腹血糖高于 10mmol/L 反映胰腺坏死，提示预后不良。暂时性低钙血症常见于重症急性胰腺炎，其程度与临床严重程度平行，其值低于 1.5mmol/L 提示预后不良。

（6）影像学检查显示：①X 线腹部平片：可排除其他急腹症，如内脏穿孔等，"哨兵襻"和"结肠切割征"为胰腺炎的间接指征，弥漫性模糊影、腰大肌边缘不清提示存在腹腔积液，可发现肠麻痹或麻痹性肠梗阻。②腹部 B 超：应作为常规初筛检查，急性胰腺炎 B 超可见胰腺肿大，胰内及胰周围回声异常，亦可了解胆囊和胆道情况，后期对脓肿及假性囊肿有诊断意义，但因患者腹胀常影响其观察。③CT 显像：对急性胰腺炎的严重程度及附近器官是否受累提供帮助。

003 号题

【题干】

1. 患者阳事不举，伴心悸、乏力，问诊

2. 风寒阻络型落枕治法、取穴

3. 肺炎球菌肺炎的常见症状

4. 淋巴细胞增高的临床意义

【答题要求】

根据你抽取题号的要求，进行口头答辩，时间 15 分钟。

【答案解析】

1. 患者阳事不举，伴心悸、乏力，问诊

（1）现病史

1）主症的时间，强度：患者阳痿的发病形式是痿而不举，或举而不坚，或坚而不久？发病的时间？有无诱发因素？是否排除阴茎发育不良引起的性交不能？

2）伴随症状：是否有神疲乏力？有无腰酸膝软？是否畏寒肢冷？睡眠如何？是否精神苦闷，胆怯多疑？有无小便不畅，滴沥不尽等症？

3）诊疗经过：是否确诊？是否治疗？效果如何？

（2）其他病史：既往史：有无异常？个人史：有无异常？家族史：有无异常？过敏史：有无异常？

2. 风寒阻络型落枕治法、取穴

治法：疏经活络，调和气血。取局部阿是穴和手太阳、足少阳经穴为主。

主穴：外劳宫、天柱、阿是穴。风寒袭络配风池、合谷。

3. 肺炎球菌肺炎的常见症状

（1）症状：寒战、发热、胸痛、咳嗽、咳痰、呼吸困难。

（2）体征：①早期肺部无明显异常体征，仅有呼吸幅度减小、叩诊轻度浊音、听诊呼吸音减低和胸膜摩擦音。②肺实变时有叩诊呈浊音、听诊语颤增强和支气管呼吸音等典型体征。消散期可闻及湿啰音。③病变累及胸膜时可有胸膜摩擦音。

4. 淋巴细胞增高的临床意义

见于：①感染性疾病：主要为病毒感染：如麻疹、风疹、水痘、流行性腮腺炎、传染性单核细胞增多症等，也可见于某些杆菌感染，如结核病、百日咳、布氏杆菌病。②某些血液病。③急性传染病的恢复期。

004 号题

【题干】

1. 女 19 岁，经血淋沥不尽，纳呆便溏，问诊

2. 三阴交、地机主治

3. 糖尿病的慢性并发症

4. 尿液中出现红细胞的临床意义

【答题要求】

根据你抽取题号的要求，进行口头答辩，时间 15 分钟。

【答案解析】

1. 女 19 岁，经血淋沥不尽，纳呆便溏，问诊

（1）现病史

1）主症的时间、程度：经血淋沥不尽持续的时间？月经的颜色、质地？是否夹有血块？

2）伴随症状：是否神疲气短？有无面浮肢肿、小腹空坠？有无四肢不温？

3）诊疗经过：是否进行过激素六项、B 超、基础体温等相关检查？是否确诊？是否治疗？效果如何？

（2）其他病史：既往史：有无异常？个人史：有无异常？家族史：有无异常？过敏史：有无异常？

（3）以往月经的周期、经期、经量有无异常？有无崩漏史？有无口服避孕药或其他激素史？有无内科出血病史？有无生殖器官发育异常病史？有无经期感寒或过食生冷食物等影响月经的因素？带下史？

2. 三阴交、地机主治

三阴交：①肠鸣腹胀、腹泻等脾胃虚弱诸症。②月经不调、带下、阴挺、不孕、滞产等妇产科证。③遗精、阳痿、遗尿等生殖泌尿系统疾患。④心悸，失眠，眩晕。⑤下肢痿痹。⑥阴虚诸证。⑦湿疹、瘾疹等皮肤疾患。

地机：①痛经、崩漏、月经不调等妇科病。②腹痛、腹泻等脾胃病证。③小便不利、水肿等脾不运化水湿病证。④下肢痿痹。

3. 糖尿病的慢性并发症

①大血管病变：主要为糖尿病性冠心病、脑血管病、下肢动脉硬化闭塞症。②微血管病变：主要为糖尿病肾病、糖尿病性视网膜病变。③神经病变：多发性周围神经病变，动眼神经、展神经麻痹及自主神经病变等。④糖尿病足。

4. 尿液中出现红细胞的临床意义

离心后的尿沉渣，若红细胞 >3 个/高倍视野，尿外观无血色者，称为镜下血尿；尿内含血量较多，外观呈红色，称肉眼血尿。多形性红细胞大于计数的 80%，称为肾小球源性血尿，见于各类肾小球疾病，如急慢性肾小球肾炎、紫癜性肾炎、狼疮性肾炎等；多形性红细胞 <50%，为非肾小球性血尿，见于泌尿系统肿瘤、肾结石、肾盂肾炎、急性膀胱炎等。

005 号题

【题干】

1. 心悸，胸闷伴下肢浮肿，问诊

2. 太冲、夹脊主治

3. 溃疡性结肠炎的临床症状以及表现

4. 甲胎蛋白（AFP）升高的意义

【答题要求】

根据你抽取题号的要求，进行口头答辩，时间 15 分钟。

【答案解析】

1. 心悸，胸闷伴下肢浮肿，问诊

（1）现病史

1）主症的时间、程度：患者自觉心搏异常，或快速，或缓慢，持续的时间？发作有无规律？有无诱发因素？下肢水肿的性质，是否为指凹性？

2）伴随症状：是否形寒肢冷？有无恶心、欲吐、流涎？睡眠如何？

3）诊疗经过：是否进行过心电图、肾功能等相关检查？是否确诊？是否治疗？怎样治疗？效果如何？

（2）其他病史：既往史：有无异常？个人史：有无异常？家族史：有无异常？过敏史：有无异常？

2. 太冲、夹脊主治

太冲：①中风、癫狂痫、小儿惊风、头痛、眩晕、耳鸣、目赤肿痛、口㖞、咽痛等肝经风热病证。②月经不调、痛经、经闭、崩漏、带下等妇科经带病证。③黄疸、胁痛、腹胀、呕逆等肝胃病证。④癃闭，遗尿。⑤下肢痿痹，足跗肿痛。

夹脊：上胸部的夹脊穴治疗心肺、上肢疾病；下胸部的夹脊穴治疗胃肠疾病；腰部的夹脊穴治疗腰腹及下肢疾病。

3. 溃疡性结肠炎的临床症状以及表现

（1）消化系统表现：①腹泻和黏液脓血便。②腹痛。

（2）全身症状：中、重型患者活动期常有低度至中度发热，高热多提示有并发症或急性暴发型，重症或病情持续活动可出现衰弱、消瘦、贫血、低蛋白血症、水与电解质平衡紊乱等表现。

（3）肠外表现：①外周关节炎、结节性红斑、坏疽性脓皮病、巩膜外层炎、前葡萄膜炎、口腔复发性溃疡等，在结肠炎控制或结肠切除后可以缓解或恢复。②强直性脊柱炎、原发性硬化性胆管炎及少见的淀粉样变性等与溃疡性结肠炎共存，但与溃疡性结肠炎病情变化无关。

4. 甲胎蛋白（AFP）升高的意义

（1）原发性肝癌：AFP 是目前诊断原发性肝细胞癌最特异的标志物，50% 患者 AFP > 300μg/L，但也有部分病人 AFP 不增高或增高不明显。

（2）病毒性肝炎、肝硬化 AFP 也可升高（常 < 200μg/L）。

（3）妊娠：妊娠 3~4 个月后，AFP 上升，7~8 个月达高峰（< 400μg/L），分娩后约

3 周即恢复正常。孕妇血清中 AFP 异常升高，有可能为胎儿神经管畸形。

（4）其他：生殖腺胚胎性肿瘤、胃癌、胰腺癌等血中 AFP 也可增加。

006 号题

【题干】

1. 患者突然发生口眼歪斜、肌肤不仁，问诊

2. 合谷、条口主治

3. 抗甲状腺药物的不良反应

4. 再生障碍性贫血的致病原因

【答题要求】

根据你抽取题号的要求，进行口头答辩，时间 15 分钟。

【答案解析】

1. 患者突然发生口眼歪斜、肌肤不仁，问诊

（1）现病史

1）主症的时间、程度：口眼歪斜、肌肤不仁持续的时间？有无诱发因素？有无进行相关检查？

2）伴随症状：发病之前有无头晕、头痛、肢体一侧麻木等先兆症状？发病后神志如何？是否手足麻木？有无口角流涎、舌强语謇？有无手足拘挛、关节酸痛？手足是否厥冷？有否伴有二便失禁或溲赤便干？

3）诊疗经过：是否进行过头颅 CT 检查？是否确诊中风？应用何种药物治疗？是否有效？

（2）其他病史：既往史：有无异常？个人史：有无异常？家族史：有无异常？过敏史：有无异常？

2. 合谷、条口主治

合谷：①头痛、目赤肿痛、鼻衄、齿痛、口眼歪斜、耳聋等头面五官诸疾。②发热恶寒等外感病证。③热病无汗或多汗。④经闭、滞产等妇产科病证。⑤上肢疼痛、不遂。⑥牙拔除术、甲状腺手术等口面五官及颈部手术针麻常用穴。

条口：①下肢痿痹，转筋。②肩臂痛。③脘腹疼痛。

3. 抗甲状腺药物的不良反应

①粒细胞减少。②肝损伤。③甲减。

4. 再生障碍性贫血的致病原因

（1）先天性再障是常染色体遗传性疾病，最常见的是范科尼（Fanconi）贫血，伴有先天性畸形。

（2）后天性再障约半数以上原因不明，称为原发性再障；能查明原因者称为继发性再障。继发性再障的发病与药物因素、化学毒物、电离辐射、病毒感染、免疫等因素，其他因素，如阵发性睡眠性血红蛋白尿（PNH）关系相当密切。

007 号题

【题干】

1. 咳嗽、咳痰，问诊

2. 滞针的处理方法

3. 癫痫的病因

4. 腹痛，黏液性脓血便，便中大量白细胞、红细胞，说明临床意义

【答题要求】

根据你抽取题号的要求，进行口头答辩，时间 15 分钟。

【答案解析】

1. 咳嗽、咳痰，问诊

（1）现病史

1）主症的时间、程度：咳嗽持续的时间？是夜间重还是清晨重？咳嗽的声音是清脆还是紧闷？咳后有无异常声响？咳痰的量、色、质如何？发作是否有诱因？

2）伴随症状：是否有恶寒发热？是否早晨或食后则咳甚痰多，进甘甜油腻食物加重？有无胸闷、脘痞、呕恶、食少、体倦、大便溏？是否胸胁胀满、咳时引痛、面赤？有无身热、口干而黏、欲饮水？是否伴有盗汗、咳血？

3）诊疗经过：是否进行过胸部 X 片检查？是否确诊？是否治疗？怎样治疗？效果如何？

（2）其他病史：既往史：有无异常？个人史：有无异常？家族史：有无异常？过敏史：有无异常？

2. 滞针的处理方法

（1）因病人精神紧张、局部肌肉过度收缩所致者，应采用：①适当延长留针时间。②在滞针穴位附近，运用循按或弹柄法。③在附近再刺一针。

（2）因行针手法不当，单向捻转太过所致者，应采用：①向相反的方向将针捻回。②配合弹柄法、刮柄法或循按法，促使肌纤维放松。

3. 癫痫的病因

（1）遗传因素。

（2）脑部疾病。包括：①颅内感染，如多种脑炎、脑囊虫病等。②脑的发育畸形、脑积水等。③脑血管病。④颅内肿瘤。⑤中毒性脑病。⑥脑外伤，包括产伤、出血等。

4. 腹痛，黏液性脓血便，便中大量白细胞、红细胞，说明临床意义

常见于痢疾、溃疡性结肠炎、直肠癌等。在阿米巴痢疾时，以血为主，呈暗红色果酱样；细菌性痢疾则以黏液及脓为主。

008 号题

【题干】

1. 水肿，伴恶寒，发热，肢节酸楚，问诊

2. 列缺、曲池主治

3. 特发性血小板减少性紫癜的急性处理

4. 腰椎间盘突出的非手术疗法

【答题要求】

根据你抽取题号的要求，进行口头答辩，时间 15 分钟。

【答案解析】

1. 水肿，伴恶寒，发热，肢节酸楚，问诊

（1）现病史

1）主症的时间、程度：水肿起始的部位、程度？按压是否随手而起？水肿发生前是否有呼吸道或皮肤感染？是否做相关检查？结果如何？

2）伴随症状：恶寒发热持续的时间？肢节酸楚的程度？是否有小便不利等症？有无咽喉红肿疼痛？有无身体困重、胸闷、纳呆、泛恶等症状？有无烦热口渴、小便短赤、或大便干结？有无脘腹胀闷、食欲不振、便溏、神疲乏力？

3）诊疗经过：是否进行过尿常规和肾功能检测？是否确诊？是否治疗，怎样治疗，效果如何？

（2）其他病史：既往史：有无异常？个人史：有无异常？家族史：有无异常？过敏史：有无异常？

2. 列缺、曲池主治

列缺：①咳嗽、气喘、咽喉肿痛等肺系病证。②头痛、齿痛、项强、口眼歪斜等头面部疾患。③手腕痛。

曲池：①手臂痹痛、上肢不遂等上肢病证。②热病。③眩晕，癫狂。④腹痛、吐泻等肠胃病证。⑤咽喉肿痛、齿痛、目赤肿痛等五官热性病证。⑥瘾疹、湿疹、瘰疬等皮、外科疾患。

3. 特发性血小板减少性紫癜的急性处理

适用于：①血小板低于 $20 \times 10^9 /L$ 者。②出血严重、广泛者。③疑有或已发生颅内出血者。④近期将实施手术或分娩者。

常选用的方法有：①血小板悬液输注，可根据病情重复使用。②静脉注射丙种球蛋白。③血浆置换，可有效清除患者血浆中的 PAIg。④大剂量甲泼尼龙，可通过抑制单核 – 巨噬细胞系统对血小板的破坏而发挥治疗作用。

4. 腰椎间盘突出的非手术疗法

（1）一般治疗：绝对卧床休息，是指 24 小时持续卧床，包括卧床用餐、排便等，主要适用于急性期、症状重的患者，一般以 2 周为宜。

（2）基础治疗

1）急性期、症状重者，应绝对卧床休息 3 周。卧床休息可以减缓体重对病变椎间盘的压力，有利于由于髓核突出所引起的非特异性炎症反应的吸收和消散，从而减轻或消除对神经根的刺激或压迫。

2）慢性期或症状缓解后，可与功能锻炼交替进行。

（3）手法治疗

主要适用于首次发作，病程较短，或病程虽长，但症状较轻，诊断为单侧隐藏型和突出型，同时 X 线片显示椎管无狭窄或骨质疏松者，尤其对大多数青壮年患者更为适用。常用的推拿手法有：

1）循经按揉法：取俯卧位，术者先以㨰法沿脊柱两侧自上而下数次放松骶棘肌，力度适中，侧重腰部肌肉的放松；继以大鱼际或掌根循两侧足太阳膀胱经反复按揉3次；再以双手叠掌，掌根自胸腰椎督脉向下逐次移动按压，以患者能耐受为度。

2）穴位点压法：以两手拇指指腹对应，在L₃横突上及秩边、环跳、殷门、承山等穴按压，至患者感觉酸胀时止，再以掌根轻柔按摩。

3）脊柱斜扳法：取侧卧位，术者面向患者，术者一手按肩后部，一手按髂前上棘，两手同时做相反方向斜扳，通常可闻及一清脆的弹响声。

4）拔伸按腰法：取俯卧位，嘱患者双手上举拉住床头，一助手双手握患者双踝做拔伸牵引，术者叠掌按压突出部位棘突，在助手持续拔伸牵引下骤然向上抖动时用力下压掌根，配合默契，动作协调。

5）屈膝屈髋法：患者仰卧位屈膝屈髋，术者两手扶患者双膝关节做正、反方向环转后用力下按，尽量使膝关节贴近胸壁，然后将患肢由屈膝屈髋位拉向伸直位，反复3次。

6）俯卧扳腿法：患者俯卧位，术者一手按压突出部位棘突，一手托住患者对侧膝部，使下肢尽量后伸，双手同时协调用力，左右各一次。

7）直腿抬高法：患者仰卧位，嘱尽量抬高患侧下肢，术者以一手推膝部，另一手握足前部，使踝关节尽量背屈。

8）坐位旋转法：患者取坐位，下肢相对固定，术者一手拇指按压突出部位偏歪棘突旁，一手穿偏歪一侧的腋下按颈后部，双手相对用力，使脊柱做顺时针或逆时针方向旋转。

对中央型突出者，或骨质增生明显、突出物有钙化者，或骨质疏松者，病程长、反复发作，以及已经多次推拿治疗效果欠佳者，不宜采用以上手法治疗。

（4）牵引治疗

1）骨盆牵引多采用仰卧、略微屈膝屈髋位，每侧牵引悬重在10～15kg。牵引可对抗腰部肌肉痉挛，适当增宽椎间隙及椎间盘内减压，有利于突出物与神经根之间的位置产生松动或位移。牵引方向一般在水平线向上15°左右，亦可在大腿后侧垫一枕头，使腰部平直，体位舒适，有利于腰腿肌肉放松。

2）牵引治疗一般每日1次，每次30～60分钟，10次为1个疗程。

3）牵引可对抗腰部肌肉痉挛，适当增宽椎间隙及椎间盘内减压，有利于突出物与神经根之间的位置产生松动或位移。

（5）针灸治疗

1）侧重于循经取穴与局部取穴为主，亦可取患椎旁华佗夹脊穴（棘突下旁开0.5寸）。

2）常用穴位有：腰阳关、肾俞、腰夹脊、八髎、环跳、承扶、殷门、风市、阳陵泉、委中、承山、昆仑、悬钟等。

3）一般患侧取穴，每次3～5穴，针刺以泻法或平补平泻，或用电针。可留针15～20分钟，以红外线灯做穴位透热照射，至皮色潮红，患者能耐受为度，其间以强刺激泻法捻针1次。每日或隔日1次，10天为1个疗程。

（6）封闭疗法：常用方法有痛点封闭、硬膜外封闭、骶管封闭。

（7）药物治疗

1）中药治疗：以辨证论治为基础。

以疼痛、麻木、酸胀等为主症，选用活血化瘀、祛风通络、温经利湿的方药，常用身痛逐瘀汤、大活络丹、独活寄生汤等。

症状缓解后宜补益肝肾，选用益肾固腰汤。中成药可用腰痛宁、益肾蠲痹丸等。

2）西药治疗：主要用于早期对症治疗。

急性期用地塞米松与脱水剂静脉滴注。

常用口服药有：非甾体类抗炎镇痛药，如芬必得、美洛昔康；中枢性肌肉松弛剂，如苯丙氨酯、乙哌立松；神经营养药，如维生素 B_{12}、维生素 B_1、甲钴胺等。

（8）功能锻炼

1）积极进行功能锻炼，以增强腰背肌和脊柱的稳定性，减少各种后遗症的发生。

2）功能锻炼可选择"三点式""五点式""拱桥式"和"飞燕点水式"，以及直腿抬高、仰卧蹬腿等练习方法。

3）下地行走时可先在腰围下循序渐进地练习慢步行走，而后以太极拳、八段锦、易筋经等方式锻炼。

009 号题

【题干】

1. 腰痛问诊

2. 承山、丰隆主治

3. 肺结核常用检查

4. 低密度脂蛋白升高临床意义

【答题要求】

根据你抽取题号的要求，进行口头答辩，时间 15 分钟。

【答案解析】

1. 腰痛问诊

（1）现病史

1）主症的时间、程度：腰痛持续的时间、性质、有无规律？寒冷和阴雨天是否加重？

2）伴随症状：疼痛时是否伴有酸软无力、缠绵不愈、心烦少寐、口燥咽干、面色潮红、手足心热，或者局部发凉、喜温喜按、遇劳更甚、卧则减轻？

3）诊疗经过：是否进行过腰部 X 片检查？是否确诊？是否治疗，怎样治疗，效果如何？

（2）其他病史：既往史：有无异常？个人史：有无异常？家族史：有无异常？过敏史：有无异常？

2. 承山、丰隆主治

承山：①腰腿拘急、疼痛。②痔疾，便秘。

丰隆：①头痛，眩晕，癫狂。②咳嗽、痰多等痰饮病证。③下肢痿痹。④腹胀，便秘。

3. 肺结核常用检查

（1）结核分枝杆菌检查：①痰标本的收集。②痰涂片检查。③培养法。④药物敏感性测定。⑤其他检测技术，如 PCR、核酸探针检测特异性 DNA 片段、色谱技术检测结核硬脂酸和分枝菌酸等菌体特异成分，以及采用免疫学方法检测特异性抗原和抗体等。

（2）影像学检查。

（3）结核菌素（简称结素）试验。

（4）纤维支气管镜检查。

（5）γ–干扰素释放实验。

4. 低密度脂蛋白升高临床意义

低密度脂蛋白（LDL）与冠心病发病呈正相关，LDL 升高是动脉粥样硬化的潜在危险因素。

010 号题

【题干】

1. 小儿腹泻问诊

2. 支沟、行间主治

3. 病毒性肺炎的 X 线表现

4. 高血压用药原则

【答题要求】

根据你抽取题号的要求，进行口头答辩，时间 15 分钟。

【答案解析】

1. 小儿腹泻问诊

（1）现病史

1）主症的时间、程度：大便次数、颜色、质地？腹泻持续的时间？有无诱发因素？是否做过相关检查？

2）伴随症状：有无腹痛、里急后重？大便是否夹有脓血？有无呕吐？食欲如何？有无口干欲饮？小便量色质？眼窝是否凹陷？精神状态如何？四肢温度如何？

3）诊疗经过：是否进行过血常规和便常规检查？是否确诊？是否服用止泻的药物？效果如何？

（2）其他病史：既往史：有无异常？个人史：有无异常？家族史：有无异常？过敏史：有无异常？

2. 支沟、行间主治

支沟：①便秘。②耳鸣，耳聋，暴喑。③瘰疬。④胁肋疼痛。⑤热病。

行间：①中风、癫痫、头痛、目眩、目赤肿痛、青盲、口喎等肝经风热病证。②月经不调、痛经、闭经、崩漏、带下等妇科经带病证。③阴中痛、疝气。④遗尿、癃闭、五淋等泌尿系病证。⑤胸胁满痛。

3. 病毒性肺炎的 X 线表现

X 线检查可见肺纹理增多，小片状或广泛浸润，病情严重者可见双肺下叶弥漫性密度均匀的小结节状浸润影，边缘模糊，大叶实变及胸腔积液少见。

4. 高血压用药原则

高血压的治疗，首先要全面评估病人是否存在危险因素，然后确定高血压的危险度，再给予治疗。

（1）利尿剂。

（2）钙通道阻滞剂。

（3）血管紧张素转换酶抑制剂（ACEI）。

（4）血管紧张素Ⅱ受体拮抗剂（ARB）。

（5）β受体阻滞剂和α受体阻滞剂。

（6）联合应用降压药物已成为降压治疗的基本方法。高血压患者为了达到目标血压水平需要应用≥2种的降压药物。

联合用药方案：①ACEI或ARB加噻嗪类利尿剂。②二氢吡啶类钙通道阻滞剂加ACEI或ARB。③钙通道阻滞剂加噻嗪类利尿剂。④二氢吡啶类钙通道阻滞剂（D－CCB）加β受体阻滞剂。

011 号题

【题干】

1. 女，55岁，恶心呕吐，食未消1年，加重3天，问诊

2. 膻中、风池主治

3. 胃底静脉曲张破裂大出血的处理

4. 大三阳的临床意义

【答题要求】

根据你抽取题号的要求，进行口头答辩，时间15分钟。

【答案解析】

1. 女，55岁，恶心呕吐，食未消化1年，加重3天，问诊

（1）现病史

1）主症的时间、程度：恶心呕吐的发病及病情的轻重是否与饮食有关？呕吐物的颜色气味如何？有无其他诱发因素？有无做过胃镜检查，结果如何？

2）伴随症状：有无恶风、发热？是否伴有胃痛、胃胀？情志变化对病情有无影响？大小便情况如何？睡眠如何？

3）诊疗经过：是否进行过食管胃钡餐造影检查？是否进行过胃镜检查？是否确诊？是否治疗，怎样治疗，效果如何？

（2）其他病史：既往史：有无异常？个人史：有无异常？家族史：有无异常？过敏史：有无异常？

2. 膻中、风池主治

膻中：①咳嗽、气喘、胸闷、心痛、噎膈、呃逆等胸中气机不畅的病证。②产后乳少、乳痈、乳癖等胸乳病证。

风池：①头痛、眩晕、失眠、中风、癫痫、耳鸣、耳聋等内风所致的病证。②感冒、热病、口眼歪斜等外风所致的病证。③目赤肿痛、视物不明、鼻塞、衄血、咽痛等五官病证。④颈项强痛。

3. 胃底静脉曲张破裂大出血的处理

①药物止血，血管加压素静脉注射，奥曲肽对本病具有肯定止血疗效，且副作用少。

②气囊压迫止血,三腔二囊管。③内镜治疗,可止血且有效防止早期再出血,是目前治疗食管、胃底静脉曲张破裂出血的重要手段。④外科手术或经颈静脉肝内门体静脉分流术。

4. 大三阳的临床意义

HBsAg、HBeAg 及抗 – HBc 阳性俗称 "大三阳",提示 HBV 正在大量复制,有较强的传染性。

012 号题

【题干】

1. 肺结核问诊

2. 风火牙痛的针灸取穴

3. 椎动脉型颈椎病的诊断依据

4. 消化性溃疡的药物治疗

【答案解析】

1. 肺结核问诊

(1) 现病史

1) 主症的时间、程度:咳嗽、咳痰持续的时间?痰中是否有血?有无咯血?有无盗汗潮热?体重是否减轻?有无结核病人密切接触史?

2) 伴随症状:有无心烦易怒?有无骨蒸颧红?是否畏风怕冷?有无自汗乏力?食欲如何?大小便有无改变?睡眠如何?

3) 诊疗经过:是否做过与结核杆菌相关检查?是否确诊肺结核?有无服用抗结核杆菌药物?采用何种联合用药方案?效果如何?

(2) 其他病史:既往史:有无异常?个人史:有无异常?家族史:有无异常?过敏史:有无异常?

2. 风火牙痛的针灸取穴

治法:祛风泻火,通络止痛。取手、足阳明经穴为主。

主穴:合谷、颊车、下关。

配穴:风火牙痛配外关、风池。

3. 椎动脉型颈椎病的诊断依据

(1) 症状:患者常有头痛、头晕,颈后伸或侧弯时眩晕加重,甚至猝倒,猝倒后颈部位置改变而立即清醒,可有耳鸣、眼花、记忆力下降。较少见的症状有声音嘶哑、吞咽困难、视物不清、听力下降、Horner 征,还可有心脏症状,如心动过速或过缓,多汗或少汗,若伴有神经根压迫则症状更复杂。

(2) 体征:颈椎棘突部有压痛,压头试验阳性,仰头或转头试验阳性,即在头部后仰或者旋转时,眩晕、恶心的症状发作或加重。

(3) 影像学检查:X 线检查示钩椎关节有骨质增生,向侧方隆突,以及椎间孔变小。椎动脉造影对诊断有所帮助,但有一定危险性,除个别诊断困难者或拟行手术的病例外,一般不做椎动脉造影检查。

4. 消化性溃疡的药物治疗

(1) 根除幽门螺杆菌:多主张联合用药,目前推荐方案有三联疗法和四联疗法。四联疗法为质子泵抑制剂与铋剂合用，再加上任意两种抗生素。

（2）抗酸药物治疗：①H$_2$受体拮抗剂：西咪替丁、雷尼替丁、法莫替丁等。②质子泵抑制剂：奥美拉唑、兰索拉唑、泮托拉唑等。

（3）保护胃黏膜：硫糖铝、胶体次枸橼酸铋和前列腺素类药物。

（4）非甾体类抗炎药。

013 号题

【题干】

1. 黄疸问诊

2. 神门、命门主治

3. 血清氯化物增高的临床意义

4. 左桡骨远端骨折的 X 线表现

【答题要求】

根据你抽取题号的要求，进行口头答辩，时间 15 分钟。

【答案解析】

1. 黄疸问诊

（1）现病史

1）主症的时间、程度：目黄、身黄、小便黄，尤其是目睛黄染持续的时间？是黄色鲜明，还是疸色如金，还是黄色晦暗？黄疸进展的快慢？跟进食是否有关？有无急性病毒性肝炎病人接触史？

2）伴随症状：是否身热，口干苦，胸胁胀满疼痛，大便秘结？有无见神昏、发斑、出血等危象？有无纳少、乏力？

3）诊疗经过：确诊病毒性肝炎否？口服抗病毒西药或中药否？治疗效果如何？

（2）其他病史：既往史：有无异常？个人史：有无异常？家族史：有无异常？过敏史：有无异常？

2. 神门、命门主治

神门：①心痛、心烦、惊悸、怔忡、健忘、失眠、痴呆、癫狂痫等心与神志病证。②胸胁痛。

命门：①腰脊强痛，下肢痿痹。②月经不调、赤白带下、痛经、经闭、不孕等妇科病证。③遗精、阳痿、精冷不育、小便频数等肾阳不足病证。④小腹冷痛，腹泻。

3. 血清氯化物增高的临床意义

血清氯化物增高见于过量补充氯化钠、氯化钙、氯化铵溶液，高钠血症性脱水，肾功能不全、尿路梗阻或心力衰竭等所致的肾脏排氯减少。

4. 左桡骨远端骨折的 X 线表现

（1）伸直型骨折的典型征象：可见骨折远端向背、桡侧移位，骨折处向掌侧成角，骨折端重叠，骨折处背侧骨质嵌入或粉碎骨折，掌倾角和尺偏角减小或呈负角，常见合并有尺骨茎突骨折及不同程度的分离，严重者向桡侧移位。

（2）屈曲型骨折的典型征象：骨折线斜行，自背侧关节面的边缘斜向近侧和掌侧，骨折远端连同腕骨向掌侧、近侧移位，亦有少数骨折线呈横形，自背侧通达掌侧，未波及关节面，掌侧骨皮质常见碎裂。较少发生断端嵌插，尺骨茎突骨折亦少见。

014号题

【题干】

1. 失眠问诊

2. 百会、昆仑主治

3. 慢性肾功能衰竭的诊断

4. 低密度脂蛋白胆固醇 4.82mmol/L 的临床意义

【答题要求】

根据你抽取题号的要求，进行口头答辩，时间 15 分钟。

【答案解析】

1. 失眠问诊

（1）现病史

1）主症的时间、程度：患者是入寐困难或寐而易醒还是醒后不寐，还是彻夜难眠？症状持续的时间？有无诱发因素？

2）伴随症状：有无心神不宁、多梦？是否有头痛、头昏？有无心悸、健忘、神疲乏力？有无饮食不节，情志失常，劳倦、思虑过度，病后，体虚等？是否经过检查，有无发现妨碍睡眠的器质性病变？

3）诊疗经过：是否确诊？口服镇静西药或中药否？治疗效果如何？

（2）其他病史：既往史：有无异常？个人史：有无异常？家族史：有无异常？过敏史：有无异常？

2. 百会、昆仑主治

百会：①痴呆、中风、失语、瘛疭、失眠、健忘、癫狂痫证、癔病等神志病证。②头风、头痛、眩晕、耳鸣等头面病证。③脱肛、阴挺、胃下垂、肾下垂等气失固摄而致的下陷性病证。

昆仑：①后头痛、项强、腰骶疼痛、足踝肿痛等痛证。②癫痫。③滞产。

3. 慢性肾功能衰竭的诊断

（1）诊断要点：慢性肾衰竭的诊断是 Ccr 降低，Scr 上升，有慢性原发或继发性肾脏疾病病史。

（2）肾功能分期：慢性肾衰竭的肾功能损害程度可分为：①肾贮备功能下降期：约相当于美国国家肾脏病基金会的"肾脏病生存质量指导"（K/DOQI）的第 2 期，肾小球滤过率（GFR）减少至正常的 50% ~ 80%，血肌酐正常，患者无症状。②氮质血症期：约相当于 K/DOQI 的第 3 期，是肾衰的早期，GFR 减少至正常的 20% ~ 50%，出现氮质血症，血肌酐高于正常，但小于 442μmol/L，可有轻度贫血、多尿和夜尿多。③肾衰竭期：约相当于 K/DOQI 的第 4 期，GFR 减少至正常的 10% ~ 20%，血肌酐显著升高（为 451 ~ 707μmol/L），贫血较明显，夜尿增多，水、电解质失调，并可有轻度胃肠道、心血管和中枢神经系统症状。④尿毒症期：约相当于 K/DOQI 的第 5 期，是肾衰的晚期，GFR 减少至正常的 10% 以下，血肌酐大于 707μmol/L，肾衰的临床表现和血生化异常已十分显著。

4. 低密度脂蛋白胆固醇 4.82mmol/L 的临床意义

4.82mmol/L 说明低密度脂蛋白胆固醇（LDL－C）增高，它与冠心病发病呈正相关。同时 LDL－C 升高也是动脉粥样硬化的潜在危险因素。

015 号题

【题干】

1. 痫病问诊

2. 中风中经络者针灸治疗取穴，风痰阻络者的配穴

3. 肺炎链球菌肺炎与肺结核鉴别诊断

4. 房性早搏心电图判读

【答题要求】

根据你抽取题号的要求，进行口头答辩，时间 15 分钟。

【答案解析】

1. 痫病问诊

（1）现病史

1）主症的时间、程度：突然昏倒，不省人事，四肢抽搐持续的时间？发作是否有诱发因素？发作前有无征兆？

2）伴随症状：是否伴有口吐涎沫？口中有无异常发声？是否突然呆木，两眼瞪视，呼之不应？有无头部下垂，肢软无力？有无面色苍白？

3）诊疗经过：有无做过脑电图检查？结果如何？是否服用抗癫痫药物？治疗效果如何？

（2）其他病史：既往史：有无异常？个人史：有无异常？家族史：有无异常？过敏史：有无异常？

2. 中风中经络者针灸治疗取穴，风痰阻络者的配穴

治法：疏通经络，醒脑调神。取督脉、手厥阴及足太阴经穴为主。

主穴：水沟、内关、三阴交、极泉、尺泽、委中。风痰阻络配丰隆、合谷。

3. 肺炎链球菌肺炎与肺结核鉴别诊断

急性肺结核肺炎的临床表现与肺炎链球菌肺炎相似，但肺结核有潮热、盗汗、消瘦、乏力等结核中毒症状，痰中可找到结核杆菌。X 线见病灶多在肺尖或锁骨上下，密度不均匀，久不消散，可形成空洞和肺内播散。一般抗炎治疗无效。而肺炎链球菌肺炎经抗感染药物治疗后，体温多能很快恢复正常，肺内炎症吸收较快。

4. 房性早搏心电图判读

①提早出现的房性 P′波，形态与窦性 P 波不同。②P′－R 间期≥0.12 秒。③房性 P′波后有正常形态的 QRS 波群。④房性早搏后的代偿间歇不完全，即房早前后的两个窦性 P 波的时距小于窦性 P－P 间距的两倍。

016 号题

【题干】

1. 急性胃炎问诊

2. 下关、环跳主治

3. 糖尿病的急性并发症

4. 尿酸增高意义

【答题要求】

根据你抽取题号的要求，进行口头答辩，时间15分钟。

【答案解析】

1. 急性胃炎问诊

（1）现病史

1）主症的时间、程度：有无上腹饱胀？疼痛性质？持续的时间？有无诱发因素，如饮食或者受寒？是否进行了胃镜检查，结果如何？

2）伴随症状：食欲如何？有无恶心、呕吐？有无腹泻？小便有无改变？与情绪变化是否相关？

3）诊疗经过：是否进行过胃镜检查？是否确诊胃炎？使用何种治胃病药物？效果如何？

（2）其他病史：既往史：有无异常？个人史：有无异常？家族史：有无异常？过敏史：有无异常？

2. 下关、环跳主治

下关：①牙关不利、面痛、齿痛、口眼歪斜等面口病证。②耳聋、耳鸣、聤耳等耳疾。

环跳：①腰腿痛、下肢痿痹、半身不遂等腰腿疾患。②风疹。

3. 糖尿病的急性并发症

①糖尿病酮症酸中毒；②高渗性非酮症糖尿病昏迷；③低血糖反应及昏迷；④感染。

4. 尿酸增高意义

血清尿酸增高见于：①UA排泄障碍，如急慢性肾炎、肾结石、尿道梗阻等。②UA生成增加，见于痛风、慢性白血病、多发性骨髓瘤等。③进食高嘌呤饮食过多。④药物影响，如吡嗪酰胺等。

017 号题

【题干】

1. 郁证问诊

2. 迎香、地仓主治

3. 心力衰竭常见的病因有哪些

4. 糖尿病酮症酸中毒的治疗

【答题要求】

根据你抽取题号的要求，进行口头答辩，时间15分钟。

【答案解析】

1. 郁证问诊

（1）现病史

1）主症的时间、程度：忧郁不畅，情绪不宁，胸胁胀满疼痛持续的时间，有无诱发因素？

2）伴随症状：是否脘闷嗳气，不思饮食？有无头痛，目赤，耳鸣，或嘈杂吞酸，大便秘结？咽中是否如有物梗塞，吞之不下，咯之不出？有无失眠，多梦，五心烦热，盗汗？情绪是否稳定，有无自杀倾向？

3）诊疗经过：是否进行过心理量表测试？是否确诊？是否治疗，怎样治疗，效果如何？

（2）其他病史：既往史：有无异常？个人史：有无异常？家族史：有无异常？过敏史：有无异常？

2. 迎香、地仓主治

迎香：①鼻塞、鼽衄等鼻病。②口㖞、面痒等面部病证。③胆道蛔虫症。

地仓：①口㖞、流涎、面痛等局部病证。②眼睑瞤动。

3. 心力衰竭常见的病因有哪些

（1）基本病因

1）原发性心肌损害：①缺血性心肌损害。②心肌炎和心肌病。③心肌代谢障碍性疾病。2）心脏负荷过重：①压力负荷（后负荷）过重。②容量负荷（前负荷）过重。

（2）诱因：①感染。②心律失常。③过度劳累与情绪激动。④妊娠与分娩。⑤血容量增加。

4. 糖尿病酮症酸中毒的治疗

①补液：静脉输注生理盐水，补液速度宜先快后慢，最初 2 小时内输入 1000 ～ 2000mL，以后酌情调整补液量及速度。②应用胰岛素：每小时输注胰岛素 0.1U/kg，使血中胰岛素浓度恒定在 100 ～ 200μU/mL。③当 CO_2 结合力降至 4.5 ～ 6.7mmol/L，应予纠酸。④补钾。⑤处理诱因和并发症。

018 号题

【题干】

1. 便血问诊

2. 外关、血海主治

3. 急性重型肝炎临床表现

4. 糖尿病的诊断

【答题要求】

根据你抽取题号的要求，进行口头答辩，时间 15 分钟。

【答案解析】

1. 便血问诊

（1）现病史

1）主症的时间、程度：便血的颜色是鲜红、暗红或紫暗，还是黑如柏油样？便下纯血还是脓血？便血的量？持续的时间？是便中夹血？还是便后滴血？

2）伴随症状：是否伴有腹痛、便秘？肛门是否疼痛？是否有异物感？是否伴有脱出物？食欲如何？有无体倦，面色萎黄，心悸，少寐？是否喜热饮？

3）诊疗经过：是否进行过肛门指诊检查？是否确诊？是否治疗，怎样治疗，效果如何？

（2）其他病史：既往史：有无异常？个人史：有无异常？家族史：有无异常？过敏史：有无异常？

2. 外关、血海主治

外关：①热病。②头痛、目赤肿痛、耳鸣、耳聋等头面五官病证。③瘰疬，胁肋痛。④上肢痿痹不遂。

血海：①月经不调、痛经、经闭等妇科病。②瘾疹、湿疹、丹毒等血热性皮肤病。③膝股内侧痛。

3. 急性重型肝炎临床表现

急性重型肝炎又称暴发型肝炎，发病多有诱因。以急性黄疸型肝炎起病，但病情发展迅猛，2 周内出现极度乏力，严重消化道症状，出现神经、精神症状，表现为嗜睡、性格改变、烦躁不安、昏迷等，体检可见扑翼样震颤及病理反射，肝性脑病在Ⅱ度以上（按四度划分），黄疸急剧加深，胆酶分离，肝浊音界进行性缩小，有出血倾向，PTA 小于40%，血氨升高，出现中毒性鼓肠、肝臭、急性肾衰竭（肝肾综合征）。本型病死率高，病程不超过 3 周。

4. 糖尿病的诊断

（1）有糖尿病症状（如：多尿、多食、不明原因的消瘦）加上随机血糖≥11.1mmol/L 或200mg/dL，随机血糖指一天中任何时候的血糖。

（2）空腹血糖≥7mmol/L 或 126mg/dL，空腹血糖指禁食至少 8 小时后的血糖。

（3）75g 糖 OGTT2 小时血糖≥11.1mmol/L 或 200mg/dL。

019 号题

【题干】

1. 男，60 岁，排便困难，四肢不温，问诊
2. 哮喘实证针灸治疗取穴，痰热者的配穴
3. 神经根型颈椎病的诊断依据
4. 抗链球菌溶血素"O"升高的临床意义

【答题要求】

根据你抽取题号的要求，进行口头答辩，时间 15 分钟。

【答案解析】

1. 男，60 岁，排便困难，四肢不温，问诊

（1）现病史

1）主症的时间、程度：排便困难持续的时间？大便是否干结？是否先干后溏？有无诱发因素？是否做过相关检查？四肢不温的程度？

2）伴随症状：有无腹痛，得暖则减？腹部是否喜揉按？有无腰膝酸冷？有无乏力倦怠？有无胁肋胀满？有无肛门下坠？有无腹部满闷灼热？是否伴有便血？

3）诊疗经过：是否做过便常规和肛门指诊检查？是否确诊便秘？是否服用泻下药？效果如何？

（2）其他病史：既往史：有无异常？个人史：有无异常？家族史：有无异常？过敏史：有无异常？

2. 哮喘实证针灸治疗取穴，痰热者的配穴

主穴：列缺、尺泽、肺俞、中府、定喘。痰热阻肺配丰隆、曲池。

3. 神经根型颈椎病的诊断依据

（1）症状：①首先表现为颈肩背疼痛，枕部和后枕部酸痛，并按神经根分布向下放射到前臂和手指。②轻者为持续性酸痛、胀痛，重者可如刀割样、针刺样，有的皮肤过敏，抚摸即有触电感，有的麻木如隔布感。③颈部后伸等活动时，或咳嗽、喷嚏、用力大便时疼痛加剧。④部分患者会出现手无力、沉重感或持物不稳等，要考虑有无脊髓受压。若出现耳鸣、头晕、眼花、头痛、视物不清等，可能伴有椎动脉受压症状，应进一步检查。

（2）体征：①颈部活动受限，颈项肌肉较紧张，且可在斜方肌、冈上肌、冈下肌、菱形肌或胸大肌上找到压痛点。②受压神经根皮肤节段分布区感觉减退。颈 5~6 椎间病变时，刺激颈 6 神经根引起患侧拇指或拇、食指感觉减退。颈 6~7 椎间病变时，则刺激颈 7 神经根而引起食、中指感觉减退。③腱反射异常，肌力减弱。肱二头肌及肱三头肌腱反射早期活跃，久之则反射减退或消失。④臂丛神经牵拉试验阳性，压头试验阳性。

（3）影像学检查：①X 线片检查：可出现颈椎生理弧度平直或呈反弓，第 3~7 颈椎骨质增生，椎间隙变窄，项韧带钙化等。伸屈运动颈椎侧位片上会出现病变节段过度松动，斜位片上可看到骨刺突入椎间孔。②CT 片：可出现颈椎间盘突出，侧隐窝狭窄，或神经根、硬膜囊受压等。③MRI 检查：可出现颈椎某节段脊髓有压迹现象。

4. 抗链球菌溶血素"O"升高的临床意义

常见于 A 群溶血性链球菌感染及感染后免疫反应所致的疾病，如感染性心内膜炎及扁桃体炎、风湿热、链球菌感染后急性肾小球肾炎等。

020 号题

【题干】

1. 痉证问诊

2. 呕吐的针灸取穴，肝气犯胃者的配穴

3. 急性阑尾炎和胆囊炎鉴别

4. 肺结核临床症状

【答题要求】

根据你抽取题号的要求，进行口头答辩，时间 15 分钟。

【答案解析】

1. 痉证问诊

（1）现病史

1）主症的时间，程度：是否突然发病？是否有项背强急，四肢抽搐，甚至角弓反张的症状？

2）伴随症状：发作时是否有恶寒表现？有无汗出？有无高热头痛，口噤齿，手足躁动？有无腹满便结，口渴喜冷饮？有无高热烦躁？神志是否清楚？

3）诊疗经过：是否进行过脑脊液、头颅 CT、脑电图等检查？是否确诊？是否治疗，怎样治疗，效果如何？

（2）其他病史：既往史：有无异常？个人史：有无异常？家族史：有无异常？过敏

史：有无异常？

2. 呕吐的针灸取穴，肝气犯胃者的配穴

主穴：中脘、胃俞、足三里、内关。肝气犯胃配肝俞、太冲。

3. 急性阑尾炎和胆囊炎鉴别

急性胆囊炎右上腹持续性疼痛，阵发性加剧，可伴有右肩部放射痛，部分病人可出现黄疸。高位阑尾炎时，腹痛位置较高，或胆囊位置较低时，腹痛点比正常降低。腹膜刺激征以右上腹为甚，墨菲征阳性，必要时可借助超声波和 X 线等检查。

4. 肺结核临床症状

（1）全身症状：发热为肺结核最常见的全身性中毒症状，表现为长期低热，多见于午后，可伴乏力、盗汗、食欲减退、体重减轻、面颊潮红、妇女月经失调等。当肺部病灶急剧进展播散时，可有高热，多呈稽留热或弛张热。

（2）呼吸系统症状

1）咳嗽、咳痰：早期可有干咳或有少量黏液痰，如继发感染则痰呈脓性。

2）咯血：可见于半数患者。痰中带血是因病灶炎性反应使毛细血管扩张所致。若小血管破损或空洞的血管瘤破裂可引起中到大量咯血。咯血易引起结核病灶播散，如伴有持续高热则为有力佐证。

3）胸痛：炎症波及壁层胸膜时可引起相应部位的刺痛，随呼吸和咳嗽加重。

4）呼吸困难：慢性重症肺结核时，肺功能受损或胸膜广泛粘连，胸廓活动受限，可出现渐进性呼吸困难。并发气胸或大量胸腔积液时，则呼吸困难可急骤加重。

021 号题

【题干】

1. 感冒问诊

2. 痛经实证针灸取穴，寒凝者的配穴

3. 肾病综合征诊断要点

4. 单核细胞增多的临床意义

【答题要求】

根据你抽取题号的要求，进行口头答辩，时间 15 分钟。

【答案解析】

1. 感冒问诊

（1）现病史

1）主症的时间，程度：有无恶寒发热？鼻塞、流涕、多嚏持续的时间？鼻涕的颜色？是否咽痒，有无疼痛？有无诱发因素？

2）伴随症状：是否咳痰以及咳痰的颜色？有无汗出？是否伴肌肉酸痛？是否伴乏力倦怠？是否口干口渴？大便情况如何？

3）诊疗经过：是否进行过血常规检测？是否确诊？是否治疗，怎样治疗，效果如何？

（2）其他病史：既往史：有无异常？个人史：有无异常？家族史：有无异常？过敏史：有无异常？

2. 痛经实证针灸取穴，寒凝者的配穴

主穴：中极、次髎、地机、三阴交。配穴：寒凝血瘀配关元、归来。

3. 肾病综合征诊断要点

（1）大量蛋白尿（>3.5g/d）。

（2）低蛋白血症（血浆白蛋白≤30g/L）。

（3）明显水肿。

（4）高脂血症。

其中（1）、（2）两项为诊断所必需。同时必须首先除外继发性病因和遗传性疾病才能诊断为原发性肾病综合征，最好能进行肾活检做出病理诊断，另外还要判定有无并发症。

4. 单核细胞增多的临床意义

①生理性：如婴幼儿。②某些感染，如感染性心内膜炎、活动性结核病、疟疾及急性感染的恢复期。③某些血液病，如单核细胞白血病。

022 号题

【题干】

1. 乳房肿块，伴乳房胀痛的问诊

2. 少商、阳陵泉主治

3. 再生障碍性贫血要与哪些疾病鉴别

4. 双胍类药物的适应证

【答题要求】

根据你抽取题号的要求，进行口头答辩，时间 15 分钟。

【答案解析】

1. 乳房肿块，伴乳房胀痛的问诊

（1）现病史

1）主症的时间、程度：肿块发生的部位？是否在外上象限？肿块的形状、大小、质地？肿块能否推动？乳痛和肿块是否与月经周期及情志变化相关？

2）伴随症状：肿块周围皮肤是否有橘皮征？乳头是否内陷？乳头是否有溢液？是否腰酸乏力，神疲倦怠？有无月经失调？月经量、色有无变化？是否烦躁易怒？是否伴有胁肋少腹胀痛？

3）诊疗经过：是否做过乳腺相关检查？结果如何？是否服用乳癖消等药物？效果如何？

（2）其他病史：既往史：有无异常？个人史：有无异常？家族史：有无异常？过敏史：有无异常？

2. 少商、阳陵泉主治

少商：①咽喉肿痛、鼻衄等肺系实热证。②高热，昏迷，癫狂。③指肿，麻木。

阳陵泉：①黄疸、胁痛、口苦、呕吐、吞酸等肝胆犯胃病证。②膝肿痛，下肢痿痹、麻木。③小儿惊风。

3. 再生障碍性贫血要与哪些疾病鉴别

注意与阵发性睡眠性血红蛋白尿、骨髓增生异常综合征及低增生性白血病等相鉴别。

4. 双胍类药物的适应证

适用于 2 型糖尿病患者经饮食及运动治疗未能控制者，尤其是肥胖或超重患者为首选药，多用二甲双胍。

023 号题

【题干】

1. 痛经的问诊

2. 足三里、神门主治

3. 急性重症肝炎的临床表现

4. 不稳定型心绞痛心电图特点

【答题要求】

根据你抽取题号的要求，进行口头答辩，时间 15 分钟。

【答案解析】

1. 痛经的问诊

（1）现病史

①主症的时间、程度：疼痛的时间是经前和经期疼痛，还是经期、经后疼痛？疼痛的性质是冷痛、灼痛、胀痛、刺痛还是隐痛？疼痛是持续性还是阵发性？有无诱发因素？

②问伴随症状：疼痛是否伴有恶心呕吐？是否伴有头痛、乳房胀痛？疼痛是否有牵涉感？月经周期是否正常？月经量是多还是少？行经期是否正常？月经的颜色如何？是否夹有血块？

③伴随症状：是否进行过相关检查？是否治疗？应用何种药物？效果如何？

（2）其他病史：既往史：有无异常？个人史：有无异常？家族史：有无异常？过敏史：有无异常？

2. 足三里、神门主治

足三里：①胃痛、呕吐、噎膈、腹胀、腹泻、痢疾、便秘等胃肠病证。②下肢痿痹。③心悸、眩晕、癫狂等神志病。④乳痈、肠痈等外科疾患。⑤虚劳诸证，为强壮保健要穴。

神门：①心痛、心烦、惊悸、怔忡、健忘、失眠、痴呆、癫狂痫等心与神志病证。②胸胁痛。

3. 急性重症肝炎的临床表现

急性重型肝炎又称暴发型肝炎，发病多有诱因。以急性黄疸型肝炎起病，但病情发展迅猛，2 周内出现极度乏力，严重消化道症状，出现神经、精神症状，表现为嗜睡、性格改变、烦躁不安、昏迷等，体检可见扑翼样震颤及病理反射，肝性脑病在 II 度以上（按四度划分），黄疸急剧加深，胆酶分离，肝浊音界进行性缩小，有出血倾向，PTA 小于40%，血氨升高，出现中毒性鼓肠、肝臭、急性肾衰竭（肝肾综合征）。本型病死率高，病程不超过 3 周。

4. 不稳定型心绞痛心电图特点

心电图特点为 S－T 段抬高，常伴 T 波高耸，对应导联则表现为 S－T 段压低。

024 号题

【题干】

1. 多饮、多食伴消瘦 1 年，围绕主诉问诊

2. 晕针的处理

3. 特发性血小板减少性紫癜的诊断

4. 患者胸痛，血清肌酸激酶增高的临床意义

【答题要求】

根据你抽取题号的要求，进行口头答辩，时间 15 分钟。

【答案解析】

1. 多饮、多食伴消瘦 1 年，围绕主诉问诊

（1）现病史

1）主症的时间、程度：每次喝多少？每顿饭大约几两？是否多食易饥？体重下降多少？

2）伴随症状：是否伴有多尿？是否有口舌干燥？有无乏力倦怠？大便情况如何？是否伴有盗汗潮热？是否有腰膝酸软？是否有畏寒肢冷？

3）诊疗经过：是否测过血糖？血糖值是多少？是否确诊糖尿病？是否服用降糖药物？为何种药物？效果如何？

（2）其他病史：既往史：有无异常？个人史：有无异常？家族史：有无异常？过敏史：有无异常？

2. 晕针的处理

处理要点：可分五个步骤进行救治。

第一步：立即停针、起针。立即停止针刺，并将已刺之针迅速全部起出。

第二步：平卧、宽衣、保暖。将患者扶至空气流通之处，让患者头低脚高位平卧，松开衣带，且要注意保暖。

第三步：症状轻者静卧休息，给予温开水或糖水，即可恢复。

第四步：在上述处理的基础上，可针刺人中、素髎、内关、涌泉、足三里等穴，或温灸百会、气海、关元等。尤其是艾灸百会，对晕针有较好的疗效，可用艾条于百会穴上悬灸，至知觉恢复，症状消退。

第五步：经以上处理，仍不省人事，呼吸细微，脉细弱者，要及时配合现代急救处理措施，如人工呼吸等。

轻者，经前三个步骤处理即可渐渐恢复；重者，应及时进行后两个步骤。

3. 特发性血小板减少性紫癜的诊断

（1）广泛出血累及皮肤、黏膜及内脏。

（2）多次检查血小板计数减少。

（3）脾不大或轻度大。

（4）骨髓巨核细胞增多或正常，有成熟障碍。

（5）具备下列五项中任何一项：①泼尼松治疗有效；②脾切除治疗有效；③PAIg 阳性；④PAC3 阳性；⑤血小板生存时间缩短。

4. 患者胸痛，血清肌酸激酶增高的临床意义

（1）心脏疾患：①急性心肌梗死：发病后数小时血清肌酸激酶即开始增高，是 AMI 早期诊断的敏感指标之一。②心肌炎。

（2）其他：心脏或非心脏手术及心导管术、电复律等，均可引起血清肌酸激酶增高。

025 号题

【题干】

1. 内痔问诊

2. 针灸断针处理

3. 心绞痛的分型

4. 心肌梗死的并发症

【答题要求】

根据你抽取题号的要求，进行口头答辩，时间 15 分钟。

【答案解析】

1. 内痔问诊

（1）现病史

1）主症的时间、程度：便血的颜色？持续的时间？排便时是否有肿物脱出？能否自行回纳？有无诱发因素？肛周是否感觉潮湿、瘙痒？

2）伴随症状：有无疼痛？大便是否干结？是否有口渴？饮食如何？睡眠如何？

3）诊疗经过：是否做过肛门指诊等检查？是否确诊？是否服用止血药物？效果如何？

（2）其他病史：既往史：有无异常？个人史：有无异常？家族史：有无异常？过敏史：有无异常？

2. 针灸断针处理

（1）嘱患者不要惊慌乱动，令其保持原有体位，以免针体向肌肉深层陷入。

（2）根据针体残端的位置采用不同的方法将针取出：①若针体残端尚有部分露在体外，可用手或镊子取出。②若残端与皮肤面相平或稍低，尚可见到残端时，可用手向下挤压针孔两旁皮肤，使残端露出体外，再用镊子取出。③若断针残端全部没入皮内，但距离皮下不远，而且断针下还有强硬的组织（如骨骼）时，可由针旁外面向下轻压皮肤，利用该组织将针顶出。④若断针下面为软组织，可将该部肌肉捏住，将断针残端向上托出。⑤断针完全陷没在皮肤之下，无法取出者，应在 X 线下定位，手术取出。⑥如果断针在重要脏器附近，或患者有不适感觉及功能障碍时，应立即采取外科手术方法处理。

3. 心绞痛的分型

（1）稳定型心绞痛（即稳定型劳力性心绞痛）。

（2）不稳定型心绞痛主要包括：①初发劳力型心绞痛：病程在 2 个月内新发生的心绞痛（从无心绞痛或有心绞痛病史，但在近半年内未发作过心绞痛）。②恶化劳力型心绞痛：病情突然加重，表现为胸痛发作次数增加，持续时间延长，诱发心绞痛的活动阈值明显减低，硝酸甘油缓解症状的作用减弱，病程在 2 个月之内。③静息心绞痛：心绞痛发生在休息或安静状态，发作持续时间相对较长，含硝酸甘油效果欠佳，病程在 1 个月内。④梗死后心绞痛：指 AMI 发病 24 小时后至 1 个月内发生的心绞痛。⑤变异型心绞痛：休息或一般活动时发生的心绞痛，发作时心电图显示 S－T 段暂时性抬高。

4. 心肌梗死的并发症

（1）乳头肌功能不全或断裂。

（2）心室壁瘤。

（3）心肌梗死后综合征。

（4）栓塞。

（5）心脏破裂。

026 号题

【题干】

1. 痛经问诊

2. 大椎、悬钟主治

3. 支气管哮喘的常用药物

4. γ－谷氨酰转移酶（γ－GT）468 U/L 的临床意义

【答题要求】

根据你抽取题号的要求，进行口头答辩，时间 15 分钟。

【答案解析】

1. 痛经问诊

（1）现病史

1）主症的时间、程度：疼痛发作的时间在经前、经期还是经后？疼痛的性质是刺痛、胀痛、隐痛？疼痛的程度？疼痛得热是否缓解？疼痛是否喜揉按？

2）伴随症状：月经量是否正常？经血的颜色、质地如何？有无血块、异味？月经周期周否正常？有无乳房胀痛、胸闷不舒？白带是否正常？有无腰骶酸痛、头晕耳鸣、健忘失眠？

3）诊疗经过：是否确诊？是否经过中药或针灸治疗？是否服用元胡止痛片？效果如何？

（2）其他病史：既往史：有无异常？个人史：有无异常？家族史：有无异常？过敏史：有无异常？

（3）有无生殖器官发育异常病史？有无经期感寒或过食生冷食物等影响月经的因素？带下史？

2. 大椎、悬钟主治

大椎：①热病、疟疾、恶寒发热、咳嗽、气喘等外感病证。②骨蒸潮热。③癫狂痫、小儿惊风等神志病证。④项强，脊痛。⑤风疹，痤疮。

悬钟：①痴呆、中风、半身不遂等髓海不足疾患。②颈项强痛，胸胁满痛，下肢痿痹，脚气。

3. 支气管哮喘的常用药物

（1）激素。

（2）β$_2$受体激动剂。

（3）白三烯受体拮抗剂。

（4）茶碱类。

（5）抗胆碱药物。

（6）抗 IgE。

（7）变应原特异性免疫疗法。

4. γ-谷氨酰转移酶（γ-GT）468 U/L 的临床意义

γ-GT 正常值是 <50U/L，其增高见于：①肝癌。②胆道阻塞。③肝脏疾病：急性肝炎 γ-GT 呈中等度升高；慢性肝炎、肝硬化的非活动期，γ-GT 正常；若 γ-GT 持续升高，提示病变活动或病情恶化；急慢性酒精性肝炎、药物性肝炎，γ-GT 可明显升高。

027 号题

【题干】

1. 患者，女，腹痛隐隐，时作时止，问诊

2. 针灸手法不当的弯针处理

3. 心源性哮喘与支气管哮喘鉴别诊断

4. 心绞痛心电图特点

【答题要求】

根据你抽取题号的要求，进行口头答辩，时间 15 分钟。

【答案解析】

1. 患者，女，腹痛隐隐，时作时止，问诊

（1）现病史

1）主症的时间、程度：腹痛的部位？疼痛的性质？疼痛持续的时间？发作有无规律？疼痛是否跟月经来潮有关？遇冷是否加重？有无诱发因素？

2）伴随症状：是否神疲乏力，气短懒言？有无形寒肢冷？食欲如何？大小便有何变化？

3）诊疗经过：是否做过相关检查？是否确诊疾病？是否治疗？效果如何？

（2）其他病史：既往史：有无异常？个人史：有无异常？家族史：有无异常？过敏史：有无异常？

2. 针灸手法不当的弯针处理

（1）出现弯针后，不得再行提插、捻转等手法。

（2）根据弯针的程度、原因采取不同的处理方法：①若针柄轻微弯曲者，应慢慢将针起出。②若弯曲角度过大，应轻微摇动针体，并顺着针柄倾斜的方向将针退出。③若针体发生多个弯曲，应根据针柄的倾斜方向分段慢慢向外退出，切勿猛力外拔，以防造成断针。④若因患者体位改变所致者，应嘱患者慢慢恢复到原来体位，局部肌肉放松后再将针缓慢起出。

3. 心源性哮喘与支气管哮喘鉴别诊断

除基础疾病不同外，后者多见于青少年有过敏史，气道阻力反应性增高；心源性哮喘者发作时必须坐起，重症者肺部有干湿啰音，甚至咳粉红色泡沫痰，而后者发作时双肺可闻及典型哮鸣音，咳出白色黏痰后呼吸困难常可缓解；测定血浆 BNP 水平对鉴别心源性和支气管性哮喘有较重要的参考价值。

4. 心绞痛心电图特点

（1）典型心绞痛：发作时可出现暂时性急性心肌缺血的表现：面对缺血区的导联上出现 S－T 段水平型或下垂型压低≥0.1mV，T 波倒置、低平或双向。

（2）变异型心绞痛：心电图特点为 S－T 段抬高，常伴 T 波高耸，对应导联则表现为 S－T 段压低。

028 号题

【题干】

1. 患者小便混浊如米泔水，问诊
2. 针灸起针后出现血肿的处理
3. 缺铁性贫血的临床表现
4. 中性粒细胞升高的临床意义

【答题要求】

根据你抽取题号的要求，进行口头答辩，时间 15 分钟。

【答案解析】

1. 患者小便混浊如米泔水，问诊

（1）现病史

1）主症的时间、程度：起病的缓急？持续的时间？有无诱发因素？尿液中有无絮状凝块物或者血块？

2）伴随症状：小便时，尿道是否热涩疼痛？有无尿频？夜尿是否增多？尿时有无阻塞不畅？有无口干？大便是否正常？是否伴畏寒肢冷？

3）诊疗经过：是否做过尿常规或肾功能等相关检查？有无治疗，怎样治疗，效果如何？

（2）其他病史：既往史：有无异常？个人史：有无异常？家族史：有无异常？过敏史：有无异常？

2. 针灸起针后出现血肿的处理

（1）微量的皮下出血，局部小块青紫时，一般不必处理，可待其自行消退。

（2）局部肿胀疼痛较剧，青紫面积大而且影响到功能活动时，可先做冷敷止血，再做热敷或在局部轻轻揉按，以促使瘀血消散吸收。

3. 缺铁性贫血的临床表现

（1）贫血本身的表现：皮肤和黏膜苍白，疲乏无力，头晕耳鸣，眼花，记忆力减退，严重者可出现眩晕或晕厥，活动后心悸、气短，甚至心绞痛、心力衰竭。尚有恶心呕吐、食欲减退、腹胀、腹泻等消化道症状。

（2）组织缺铁症状

1）精神和行为改变：疲乏、烦躁和头痛在缺铁的妇女中较多见；缺铁可引起患儿发育迟缓和行为改变，如烦躁、易激惹、注意力不集中等。

2）消化道黏膜病变：口腔炎、舌炎、唇炎、胃酸分泌缺乏及萎缩性胃炎，常见食欲减退、腹胀、嗳气、便秘等。部分患者有异食癖，如嗜食泥土、石屑、生米、粉笔、冰块等。

3）外胚叶组织病变：皮肤干燥，毛发干枯脱落，指甲缺乏光泽、脆薄易裂，甚至反甲等。

4. 中性粒细胞升高的临床意义

1）反应性粒细胞增多：见于：①感染：化脓性感染为最常见的原因，如流行性脑脊髓膜炎、肺炎、阑尾炎等；还见于某些病毒感染（狂犬病、流行性乙型脑炎）、某些寄生虫感染（急性血吸虫病、肺吸虫病）。②严重组织损伤：如较大手术后、急性心肌梗死后较常见。③急性大出血、溶血：如脾破裂或宫外孕破裂、急性溶血等。④其他：如中毒、类风湿关节炎，以及应用某些药物，如皮质激素等。

2）异常增生性粒细胞增多：见于急、慢性粒细胞性白血病，骨髓增生性疾病（骨髓纤维化、真性红细胞增多症）等。

029 号题

【题干】

1. 崩漏问诊

2. 痛经虚证的针灸取穴，肝肾不足者配穴

3. 小脑出血的临床表现

4. 中年女性，空腹血糖<2.5mmol/L，考虑有什么临床意义

【答题要求】

根据你抽取题号的要求，进行口头答辩，时间15分钟。

【答案解析】

· **1. 崩漏问诊**

（1）现病史

1）主症的时间、程度：月经周期异常持续的时间？行经期几天？月经量多还是淋沥下血不止？月经颜色深红还是淡红？是否色紫暗有血块？质地是稀还是稠？有无诱发因素？

2）伴随症状：是否神疲气短，或面浮肢肿、小腹空坠、四肢不温？有无头晕耳鸣、腰膝酸软？是否有口渴喜饮？大小便情况如何？

3）诊疗经过：是否做过基础体温、激素六项、宫颈黏液涂片、B超等相关检查？是否确诊排卵型还是无排卵型？是否服用止血药物、促排卵药物？效果如何？

（2）其他病史：既往史：有无异常？个人史：有无异常？家族史：有无异常？过敏史：有无异常？月经史是否正常？

（3）有无生殖器官发育异常病史？有无经期感寒或过食生冷食物等影响月经的因素？带下史？

2. 痛经虚证的针灸取穴，肝肾不足者配穴

主穴：关元、足三里、三阴交。肝肾不足者，加太溪、肝俞、肾俞。

3. 小脑出血的临床表现

多数表现为突发眩晕，频繁呕吐，枕部头痛，一侧肢体共济失调而无明显瘫痪，可有眼球震颤，一侧周围性面瘫，但无肢体瘫痪为其常见的临床特点，少数呈急性进行性，类似小脑占位性病变。重症大量出血者呈迅速进行性颅内压增高，发病时或发病后12～24

小时内出现昏迷及脑干受压症状，多在 48 小时内因急性枕骨大孔疝而死亡。

4. 中年女性，空腹血糖 <2.5mmol/L，考虑有什么临床意义

（1）生理性变化：血糖降低见于饥饿、剧烈运动等。

（2）病理性血糖降低见于：①胰岛 β 细胞增生或肿瘤、胰岛素注射过量等。②缺乏抗胰岛素的激素，如生长激素、甲状腺激素、肾上腺皮质激素等。③肝糖原贮存缺乏，如急性重症肝炎、急性肝炎、肝硬化、肝癌等。④其他，如药物影响（如磺胺药、水杨酸等）、急性乙醇中毒、特发性低血糖等。

030 号题

【题干】

1. 便秘问诊
2. 晕厥的针灸治法及取穴
3. 慢性肾盂肾炎与慢性肾小球肾炎的鉴别
4. 气胸的 X 线表现

【答题要求】

根据你抽取题号的要求，进行口头答辩，时间 15 分钟。

【答案解析】

1. 便秘问诊

（1）现病史

1）主症的时间、程度：几日一次大便？粪质是否干结？还是先干后溏？排便感有无异常？

2）伴随症状：是否腹胀、腹痛、口臭？有无纳差及神疲乏力？便后有无短气乏力？平素有无头晕目眩、心悸气短、健忘？是否伴有肛门气坠？是否有四肢不温？

3）诊疗经过：是否确诊便秘？是否进行过乙状结肠镜等检查？是否使用泻下药物？使用过哪种药物？治疗效果如何？

（2）其他病史：既往史：有无异常？个人史：有无异常？家族史：有无异常？过敏史：有无异常？

2. 晕厥的针灸治法及取穴

治法：苏厥醒神。以督脉穴为主。

主穴：水沟、内关、涌泉。

配穴：虚证配气海、关元；实证配合谷、太冲。

3. 慢性肾盂肾炎与慢性肾小球肾炎的鉴别

（1）慢性肾盂肾炎：多见于女性患者，常有反复尿路感染的病史，多次尿沉渣或尿细菌培养阳性，肾功能损害以肾小管为主。

（2）慢性肾小球肾炎：起病缓慢，病情迁延，临床表现可轻可重，或时轻时重。随着病情发展，可有肾功能减退、贫血、电解质紊乱等情况的出现。可有水肿、高血压、蛋白尿、血尿或管型尿等表现中的一种（如血尿或蛋白尿）或数种。病程中可有肾炎急性发作。

4. 气胸的 X 线表现

肺组织被气体压缩，于壁层胸膜与脏层胸膜之间形成无肺纹理的气胸区，少量气胸时，气胸区呈线状或带状无肺纹理区；大量气胸时，气胸区可占据肺野中外带；张力性气胸，可将肺完全压缩在肺门区，呈均匀的软组织影，可使纵隔向健侧移位，膈肌向下移位。

031 号题

【题干】

1. 女，29 岁，产后 5 天发热，恶露量多，问诊
2. 条口，水沟主治
3. 糖尿病的实验室检查有哪些
4. 肾病综合征的鉴别诊断

【答题要求】

根据你抽取题号的要求，进行口头答辩，时间 15 分钟。

【答案解析】

1. 女，29 岁，产后 5 天发热，恶露量多，问诊

（1）现病史

1）主症的时间、程度：发热的程度？热型？恶露的颜色？是否有臭气？是否夹有血块？是否有诱发因素？产程中是否有会阴部损伤？是否有受凉史？

2）伴随症状：是否有发热？是否伴有寒战？是否腹痛？疼痛的性质？小腹有无压痛、反跳痛？是否有烦躁、口渴？乳房是否胀痛？乳汁是否通畅？

3）诊疗经过：是否确诊发热的原因？是否做过相关检查？是否服用治疗药物？效果如何？

（2）其他病史：既往史：有无异常？个人史：有无异常？家族史：有无异常？过敏史：有无异常？

（3）产前有无不洁性交史？产时是否有裂伤？是否有不洁生产史？

2. 条口、水沟主治

条口：①下肢痿痹，转筋。②肩臂痛。③脘腹疼痛。

水沟：①昏迷、晕厥、中风、中暑、休克、呼吸衰竭等急危重症，为急救要穴之一。②癫病、癫狂痫、急慢惊风等神志病证。③鼻塞、鼻衄、面肿、口歪、齿痛、牙关紧闭等面鼻口部病证。④闪挫腰痛。

3. 糖尿病的实验室检查有哪些

（1）尿糖测定：尿糖阳性。

（2）血葡萄糖（血糖）测定：空腹血糖 > 7.0mmol/L，餐后 2 小时血糖 > 11.1mmol/L。

（3）葡萄糖耐量试验（OGTT）：当血糖高于正常范围而又未达到诊断糖尿病标准者，应进行（OGTT）。

（4）糖化血红蛋白和糖化血浆白蛋白测定：前者能较稳定地反映采血前 2~3 个月内平均血糖控制水平。后者可反映病人近 2~3 周内血糖总的水平，为糖尿病病情监测的指标。

（5）血浆胰岛素和 C 肽测定：主要用于了解胰岛 β 细胞功能，协助判断糖尿病分型

和指导治疗。胰岛素正常值为 5 ~ 20mU/L。

（6）胰岛自身抗体测定：谷氨酸脱羧酶抗体（GAD – Ab）和胰岛细胞抗体（IcA）的检测阳性，对 1 型糖尿病的诊断有意义。

4. 肾病综合征的鉴别诊断

临床上确诊原发性肾病综合征（NS）时，应认真排除继发性 NS 的可能性，故应注意两者的鉴别。常见的继发性 NS 有：

（1）系统性红斑狼疮性肾炎：好发于青、中年女性，伴有发热、皮疹及关节痛，尤其是面部蝶形红斑最具诊断价值。免疫学检查可检测出多种自身抗体。

（2）过敏性紫癜性肾炎：好发于青少年，有典型的皮肤紫癜，可伴有关节痛、腹痛及黑便，多在皮疹出现后 1 ~ 4 周出现血尿和（或）蛋白尿。

（3）糖尿病肾病：多发生于糖尿病 10 年以上的病人，早期可发现尿微量白蛋白排出增加，以后逐渐发展成大量蛋白尿、NS。眼底检查可见微动脉瘤。

（4）肾淀粉样变性：好发于中老年，肾淀粉样变性是全身多器官受累的一部分，肾受累时体积增大，常呈 NS 表现，需肾活检确诊。

（5）乙型肝炎病毒相关性肾炎：应有乙型肝炎病毒抗原阳性，肾活检证实乙型肝炎病毒或其抗原沉积才能确诊。

032 号题

【题干】

1. 女，38 岁，鼻衄，头晕伴乏力，问诊

2. 听宫、委中主治

3. 急性心力衰竭的临床表现

4. 类风湿关节炎关节的表现

【答题要求】

根据你抽取题号的要求，进行口头答辩，时间 15 分钟。

【答案解析】

1. 女，38 岁，鼻衄，头晕伴乏力，问诊

（1）现病史

1）主症的时间、程度：鼻衄起病的缓急？出血的颜色？出血量？有无诱发因素？是否具有周期性？跟月经周期是否有关？

2）伴随症状：是否兼齿衄、肌衄？除头晕乏力外，是否伴耳鸣、心悸？有无夜寐不宁？

3）诊疗经过：是否检查血小板计数、出凝血时间？是否确诊？有无治疗？怎样治疗？效果如何？

（2）其他病史：既往史：有无异常？个人史：有无异常？家族史：有无异常？过敏史：有无异常？

2. 听宫、委中主治

听宫：①耳鸣、耳聋、聤耳等耳疾。②齿痛。

委中：①腰背痛、下肢痿痹等腰及下肢病证。②腹痛、急性吐泻等急症。③遗尿，小

便不利。④丹毒，皮肤瘙痒，疔疮。

3. 急性心力衰竭的临床表现

（1）早期表现：原来心功能正常的患者出现原因不明的疲乏或运动耐力明显减低，以及心率增加 15～20 次/分，可能是左心功能降低的最早期征兆。继续发展可出现劳力性呼吸困难、夜间阵发性呼吸困难、睡觉需用枕头抬高头部等。检查可发现左心室增大、闻及舒张早期或中期奔马律、P_2亢进、两肺尤其肺底部有湿啰音，还可有干湿啰音和哮鸣音，提示已有左心功能障碍。

（2）急性肺水肿。

（3）心源性休克。

（4）其他：①昏厥。②心脏骤停。

4. 类风湿关节炎关节的表现

（1）晨僵：一般持续 1 小时以上。其持续时间长短反映滑膜炎症的严重程度。

（2）关节受累的表现：①多关节受累。②关节畸形。③其他：可有正中神经、胫后神经受压引起的腕管、跗管综合征。

033 号题

【题干】

1. 带下病问诊

2. 虚脱的针灸治法及取穴

3. 小儿重症肺炎的临床表现

4. 交界性过早搏动心电图的特点

【答题要求】

根据你抽取题号的要求，进行口头答辩，时间 15 分钟。

【答案解析】

1. 带下病问诊

（1）现病史

1）主症的时间、程度：带下量如何？颜色是白色、黄色，还是五色杂下？气味是否异常？臭秽，还是有腥味？带下呈凝乳状还是泡沫样？是否有鱼腥臭味？

2）伴随症状：是否伴有阴部瘙痒、灼热、疼痛？有无腹痛？有无尿频尿痛？有无面色㿠白或萎黄，四肢倦怠？有无腰酸，畏寒肢冷，小腹冷？是否头晕耳鸣，五心烦热，咽干口燥？大小便情况如何？

3）诊疗经过：是否做过白带检查？是否确诊阴道炎的性质？是否采用药物治疗？效果如何？

（2）其他病史：既往史：有无异常？个人史：有无异常？家族史：有无异常？过敏史：有无异常？

（3）有无生殖器官发育异常病史？有无经期感寒或过食生冷食物等影响月经的因素？带下史？

2. 虚脱的针灸治法及取穴

治法：回阳固脱，苏厥救逆。以督脉、任脉及手厥阴经穴为主。

主穴：素髎、关元、内关、百会、神阙。

配穴：亡阳配气海、足三里；亡阴配太溪、涌泉；昏迷配中冲、涌泉；肢冷脉微配气海（或命门）。

3. 小儿重症肺炎的临床表现

重症肺炎除呼吸系统受累外，其他系统亦受累，且全身中毒症状明显。

（1）循环系统：常见心肌炎和心力衰竭。

（2）神经系统：常见烦躁不安、嗜睡，或两者交替出现。继而出现昏迷，惊厥，前囟隆起，呼吸不规则，瞳孔对光反应迟钝或消失及有脑膜刺激征。

（3）消化系统：常见食欲不振、呕吐、腹泻、腹胀等。重症肺炎可见中毒性肠麻痹，肠鸣音消失，腹胀严重时致使膈肌上升，压迫胸部，使呼吸困难加重。

4. 交界性过早搏动心电图的特点

（1）提早出现的 QRS 波群，形态基本正常。

（2）逆行的 P′波可出现在提早出现的 QRS 波群之前、之后、之中（见不到逆行的 P′波）。若逆行 P′波在 QRS 波群之前，P′ – R 间期 <0.12s；若逆行 P′波在 QRS 波群之后，R – P′间期 <0.20s。

（3）常有完全性代偿间歇。

034 号题

【题干】

1. 下痢脓血问诊

2. 高热的针灸治法及取穴

3. 有机磷中毒的诊断依据

4. 血清总胆固醇（TC）升高的临床意义

【答题要求】

根据你抽取题号的要求，进行口头答辩，时间 15 分钟。

【答案解析】

1. 下痢脓血问诊

（1）现病史

1）主症的时间、程度：大便次数？脓血便中是赤白相兼，还是白多赤少？有无诱发因素？起病的缓急？

2）伴随症状：是否伴有腹痛？是否有里急后重？有无发热？小便情况？神志是否清楚？有无形寒畏冷，四肢不温？

3）诊疗经过：是否做过便常规检查？是否确诊痢疾？是否服用药物治疗？效果如何？

（2）其他病史：既往史：有无异常？个人史：有无异常？家族史：有无异常？过敏史：有无异常？

2. 高热的针灸治法及取穴

治法：清泄热邪。以取督脉和手阳明经穴、井穴为主。

主穴：大椎、曲池、合谷、十二井穴或十宣穴。

配穴：风热表证配鱼际、尺泽；肺热证配少商、尺泽；气分热盛配内庭、支沟；热入营血配血海、内关；神昏谵语配水沟、内关；抽搐配阳陵泉、太冲。

3. 有机磷中毒的诊断依据

（1）急性中毒：可根据有机磷杀虫药接触史结合临床呼出气多有大蒜刺激性气味、瞳孔针尖样缩小、大汗淋漓、腺体分泌增多、肌纤维颤动和意识障碍等中毒表现，结合实验室检查，即可进行诊断。病情严重程度可分为三级：①轻度中毒：以 M 样症状为主，可有轻微的中枢神经系统症状，表现为头晕、头痛、乏力、恶心、呕吐、多汗、胸闷、视力模糊、瞳孔缩小；胆碱酯酶活力 50%～70%。②中度中毒：M 样症状加重，并出现 N 样症状，表现有肌纤维颤动、轻度呼吸困难、流涎、腹痛、腹泻、步态蹒跚、意识清楚或模糊；胆碱酯酶活力 30%～50%。③重度中毒：除 M、N 样症状外，合并肺水肿、抽搐、昏迷、呼吸肌麻痹和脑水肿等；胆碱酯酶活力 30% 以下。

（2）慢性中毒：主要根据长期少量接触有机磷杀虫药史，且全血胆碱酯酶活力下降至50% 以下，便可确诊。

4. 血清总胆固醇（TC）升高的临床意义

①TC 增高是冠心病的危险因素之一，高 TC 者动脉硬化、冠心病的发生率较高。②TC升高还见于甲状腺功能减退症、糖尿病、肾病综合征、胆总管阻塞、长期高脂饮食等。

035 号题

【题干】

1. 胁痛问诊
2. 至阴、肩井主治
3. 急性左心衰的治疗原则
4. 缺铁性贫血的实验室检查

【答题要求】

根据你抽取题号的要求，进行口头答辩，时间 15 分钟。

【答案解析】

1. 胁痛问诊

（1）现病史

1）主症的时间、程度：胁痛持续的时间？疼痛的性质？胀痛、隐痛还是刺痛？发作有无规律？是否跟情志变化有关？进食油腻是否加重？是否有外伤撞击？

2）伴随症状：是否伴有厌食？是否有黄疸？是否有恶心呕吐？是否伴有腹胀？是否有肢体浮肿？静卧之后疼痛是否减轻？有无进行性加重？大小便情况如何？

3）诊疗经过：是否做过相关检查？是否确诊肝炎？采用何种药物治疗？效果如何？

（2）其他病史：既往史：有无异常？个人史：有无异常？家族史：有无异常？过敏史：有无异常？

2. 至阴、肩井主治

至阴：①胎位不正，滞产。②头痛，目痛，鼻塞，鼻衄。

肩井：①颈项强痛，肩背疼痛，上肢不遂。②难产、乳痈、乳汁不下、乳癖等妇产科病及乳房疾患。③瘰疬。

3. 急性左心衰的治疗原则

①降低左房压和（或）左室充盈压。②增加左室心搏量。③减少循环血量。④减少肺泡内液体渗入，保证气体交换。

4. 缺铁性贫血的实验室检查

（1）血象：男性血红蛋白<120g/L，女性血红蛋白<110g/L；MCH<27pg；网织红细胞计数大多正常，亦可减低或轻度升高。

（2）骨髓象：红细胞系增生活跃，骨髓铁染色显示骨髓小粒可染铁消失，铁粒幼红细胞消失或减少（<15%）。

（3）血清铁、总铁结合力及铁蛋白：缺铁性贫血时血清铁浓度常<8.91μmol/L（50μg/dL）；总铁结合力>64.41μmol/L（360μg/dL）；转铁蛋白饱和度<15%。

（4）红细胞内游离原卟啉（FEP）：缺铁性贫血时，红细胞内游离原卟啉浓度增高，>0.9μmol/L（50μg/dL）。

036 号题

【题干】

1. 女，25岁，经行前后腹痛，问诊
2. 三阴交、中脘主治
3. 小儿肺炎抗生素的使用原则
4. 便潜血试验阳性的临床意义

【答题要求】

根据你抽取题号的要求，进行口头答辩，时间15分钟。

【答案解析】

1. 女，25岁，经行前后腹痛，问诊

（1）现病史

1）主症的时间、程度：疼痛性质？持续的时间？有无规律？疼痛是否拒按？月经颜色、量、质地有无变化？是否做过B超或腹腔镜检查？结果如何？

2）伴随症状：有无胸闷乳胀？是否喜温畏寒，得热痛减？有无发热？白带量、色、气味有无异常？有无面色少华、神疲乏力、腰膝酸软？

3）诊疗经过：是否进行过B超检查？是否确诊？如何治疗？效果如何？

（2）其他病史：既往史：有无异常？个人史：有无异常？家族史：有无异常？过敏史：有无异常？

2. 三阴交、中脘主治

三阴交：①肠鸣腹胀、腹泻等脾胃虚弱诸症。②月经不调、带下、阴挺、不孕、滞产等妇产科病证。③遗精、阳痿、遗尿等生殖泌尿系统疾患。④心悸，失眠，眩晕。⑤下肢痿痹。⑥阴虚诸证。⑦湿疹、瘾疹等皮肤疾患。

中脘：①胃痛、腹胀、纳呆、呕吐、吞酸、呃逆、小儿疳积等脾胃病证。②黄疸。③癫狂痫、脏躁、失眠等神志病。

3. 小儿肺炎抗生素的使用原则

（1）根据病原菌选择敏感药物。

（2）早期治疗。

（3）选用渗入下呼吸道浓度高的药物。

（4）足量、足疗程。

（5）重症宜联合用药，经静脉给药。

4. 便潜血试验阳性的临床意义

阳性常见于消化性溃疡的活动期、胃癌、钩虫病，以及消化道炎症、出血性疾病等。消化性溃疡患者便潜血试验呈间断阳性，消化道癌症患者呈持续性阳性，故本试验对消化道出血的诊断及消化道肿瘤的普查、初筛和监测均有重要意义。服用铁剂，食用动物血或肝类、瘦肉，以及大量绿叶蔬菜时，出现假阳性。口腔出血或消化道出血被咽下后，呈阳性反应。

037 号题

【题干】

1. 妊娠期，阴道出血，伴神疲乏力，问诊

2. 脾胃虚寒导致的呕吐的针灸取穴

3. 肺心病代偿期临床表现

4. 触觉语颤增强的临床意义

【答题要求】

根据你抽取题号的要求，进行口头答辩，时间 15 分钟。

【答案解析】

1. 妊娠期，阴道出血，伴神疲乏力，问诊

（1）现病史

1）主症的时间、程度：出血起始的时间？持续的时间？出血的颜色？出血量的多少？出血是否夹有血块或胚胎组织？有无诱发因素？

2）症状：有无腹痛腰酸？有无小腹下坠？神志是否清楚？面色如何？有无疲乏无力？有无腰酸腿软？

3）诊疗经过：有无做妇科检查和 B 超检查？是否确诊？是否使用止血药？效果如何？

（2）其他病史：既往史：有无异常？个人史：有无异常？家族史：有无异常？过敏史：有无异常？

（3）有无生殖器官发育异常病史？有无经期感寒或过食生冷食物等影响月经的因素？带下史？

2. 脾胃虚寒导致的呕吐的针灸取穴

主穴：中脘、内关、胃俞、足三里。

配穴：脾俞、神阙。

3. 肺心病代偿期临床表现

（1）症状：咳嗽、咳痰、气促，动后可有心悸、呼吸困难、乏力和劳动耐力下降。有胸痛或咯血。

（2）体征：可有不同程度的发绀和肺气肿体征。有干、湿性啰音，心音遥远，三尖瓣区收缩期杂音或剑突下心脏搏动增强（提示右心室肥厚）。

4. 触觉语颤增强的临床意义

①肺实变：见于肺炎链球菌性肺炎、肺梗死、肺结核、肺脓肿及肺癌等。②压迫性肺不张：见于胸腔积液上方受压而萎缩的肺组织及受肿瘤压迫的肺组织。③较浅而大的肺空洞：见于肺结核、肺脓肿、肺肿瘤所致的空洞。

038 号题

【题干】

1. 发热，倦怠乏力，自汗 1 个月，问诊
2. 心绞痛的针灸治法以及取穴
3. 再生障碍性贫血诊断要点
4. 乳酸脱氢酶升高的意义

【答题要求】

根据你抽取题号的要求，进行口头答辩，时间 15 分钟。

【答案解析】

1. 发热，倦怠乏力，自汗 1 个月，问诊

（1）现病史

1）主症的时间、程度：发热的程度？有无规律？倦怠乏力，自汗的程度？有无诱发因素？活动后是否加重？

2）伴随症状：食欲如何？是否有头晕眼花？是否伴有盗汗？

3）诊疗经过：是否做过相关检查？是否确诊？是否服用药物治疗？效果如何？

（2）其他病史：既往史：有无异常？个人史：有无异常？家族史：有无异常？过敏史：有无异常？

2. 心绞痛的针灸治法以及取穴

治法：通阳行气，活血止痛。以手厥阴、手少阴经穴为主。

主穴：内关，郄门，阴郄，膻中。

配穴：气滞血瘀配太冲、血海；寒邪凝滞配神阙、至阳；痰浊阻络配中脘、丰隆；阳气虚衰配心俞、至阳。

3. 再生障碍性贫血诊断要点

（1）全血细胞减少，网织红细胞绝对值减少，淋巴细胞比例增高。

（2）一般无肝、脾肿大。

（3）骨髓检查显示至少一部位增生减低或重度减低（如增生活跃，巨核细胞应明显减少），骨髓小粒成分中应见非造血细胞增多（有条件者应做骨髓活检等检查）。

（4）除外其他引起全血细胞减少的疾病，如阵发性睡眠性血红蛋白尿、骨髓增生异常综合征中的难治性贫血、急性造血功能停滞、骨髓纤维化、急性白血病、恶性组织细胞病等。

（5）一般抗贫血药物治疗无效。

4. 乳酸脱氢酶升高的意义

（1）肝胆疾病：肝癌尤其是转移性肝癌时 LDH 显著升高；急性肝炎、慢性肝炎等多数肝胆疾病也常有 LDH 的升高。

（2）急性心肌梗死。

（3）其他疾病：恶性肿瘤、白血病、骨骼肌损伤、肌营养不良、胰腺炎、肺梗死等均有 LDH 的升高。

039 号题

【题干】

1. 男，下肢肌肉萎缩，腰膝酸痛 2 年，问诊
2. 急性胆囊炎导致的胆绞痛的针灸治法以及取穴
3. 脑出血的西医处理原则
4. 血沉加快的临床意义

【答题要求】

根据你抽取题号的要求，进行口头答辩，时间 15 分钟。

【答案解析】

1. 男，下肢肌肉萎缩，腰膝酸痛 2 年，问诊

（1）现病史

1）主症的时间、程度：肌肉萎缩的程度？是否能够站立？腰膝酸痛的程度？有无诱发因素？

2）伴随症状：有无肢体疼痛？关节是否变形？是否眩晕耳鸣？有无舌咽干燥？有无遗精或遗尿？

3）诊疗经过：是否做过相关检查？是否确诊？是否可使用药物治疗？效果如何？

（2）其他病史：既往史：有无异常？个人史：有无异常？家族史：有无异常？过敏史：有无异常？

2. 急性胆囊炎导致的胆绞痛的针灸治法以及取穴

治法：疏肝利胆，行气止痛。以足少阳经穴及胆的俞募穴为主。

主穴：胆囊穴、阳陵泉、胆俞、日月。

配穴：肝胆气滞配太冲、丘墟；肝胆湿热配行间、阴陵泉；蛔虫妄动配迎香透四白。

3. 脑出血的西医处理原则

（1）急性期的治疗原则：保持安静，防止继续出血；积极抗脑水肿，降低颅压；调整血压，改善循环；加强护理，防治并发症。

（2）恢复期的治疗与"脑血栓形成"相同，原则上应尽早实施恢复期治疗方案。

4. 血沉加快的临床意义

（1）生理性增快：见于妇女月经期、妊娠、儿童、老年人。

（2）病理性增快：见于：①各种炎症：如细菌性急性炎症、风湿热和结核病活动期。②损伤及坏死，如急性心肌梗死、严重创伤、骨折等。③恶性肿瘤。④各种原因导致的高球蛋白血症，如多发性骨髓瘤、感染性心内膜炎、系统性红斑狼疮、肾炎、肝硬化等。⑤贫血。

040 号题

【题干】

1. 女，45 岁，闭经，问诊

2. 胆道蛔虫症致胆绞痛的针灸治法及取穴

3. 慢性肾小球肾炎的治疗

4. 急性心肌梗死心电图的特点

【答题要求】

根据你抽取题号的要求，进行口头答辩，时间 15 分钟。

【答案解析】

1. 女，45 岁，闭经，问诊

（1）现病史

1）主症的时间、程度：闭经发生的时间？持续的时间？是否有诱因？

2）伴随症状：是否伴有烘热汗出？是否伴有头晕耳鸣、腰膝酸软？是否伴有畏寒肢冷？小便是否正常？是否伴有恶心呕吐？

3）诊疗经过：是否做性激素六项、B 超等检查？是否确诊？是否治疗？效果如何？

（2）其他病史：既往史：有无异常？个人史：有无异常？家族史：有无异常？过敏史：有无异常？

（3）有无生殖器官发育异常病史？有无经期感寒或过食生冷食物等影响月经的因素？带下史？

2. 胆道蛔虫症致胆绞痛的针灸治法及取穴

治法：解痉利胆，驱蛔止痛。以足少阳、手足阳明经穴为主。

主穴：胆囊穴、阳陵泉、胆俞、日月。

配穴：蛔虫妄动配迎香透四白。

3. 慢性肾小球肾炎的治疗

（1）限制食物中蛋白及磷的入量。

（2）控制高血压。

（3）应用血小板解聚药物。

（4）糖皮质激素和细胞毒药物。

（5）避免对肾脏有害的因素，劳累、感染、妊娠和应用肾毒性药物（如氨基糖苷类抗生素等），均可能引起肾损伤，导致肾功能下降或进一步恶化，尽量予以避免。

4. 急性心肌梗死心电图的特点

（1）缺血型 T 波改变：表现为两支对称的、尖而深的、倒置 T 波，即"冠状 T 波"。

（2）损伤型 S-T 段改变：主要表现为面向损伤心肌的导联 S-T 段呈弓背向上抬高，甚至形成单向曲线（心肌梗死急性期的特征）。

（3）坏死型 Q 波改变：主要表现为面对梗死心肌的导联上 Q 波异常加深增宽，即宽度≥0.04s，深度≥同导联 R 波的 1/4，R 波振幅降低，甚至 R 波消失而呈 QS 型。

041 号题

【题干】

1. 女性，65 岁，手指关节红肿疼痛 3 年，近 1 个月来加重，问诊

2. 照海、水沟主治

3. 甲状腺危象的临床表现

4. 急性阑尾炎与急性胃肠炎的鉴别

【答题要求】

根据你抽取题号的要求，进行口头答辩，时间 15 分钟。

【答案解析】

1. 女性，65 岁，手指关节红肿疼痛 3 年，近 1 个月来加重，问诊

（1）现病史

1）主症的时间、程度：手指关节疼痛的性质？疼痛的部位是否固定？疼痛是否有规律？局部温度如何？有无诱发因素？

2）伴随症状：疼痛是否得冷则舒？有无皮下结节或红斑？有无发热、恶风、汗出、口渴？有无心悸心慌？

3）诊疗经过：是否做过类风湿因子、手部 X 片等相关检查？是否确诊类风湿关节炎？是否服用非甾体类抗炎药？效果如何？

（2）其他病史：既往史：有无异常？个人史：有无异常？家族史：有无异常？过敏史：有无异常？

2. 照海、水沟主治

照海：①癫痫、失眠等精神、神志疾患。②咽喉干痛、目赤肿痛等五官热性病证。③月经不调、痛经、带下、阴挺等妇科病证。④小便频数，癃闭。

水沟：①昏迷、晕厥、中风、中暑、休克、呼吸衰竭等急危重症，为急救要穴之一。②癫病、癫狂、痫证、急慢惊风等神志病证。③鼻塞、鼻衄、面肿、口歪、齿痛、牙关紧闭等面鼻口部病证。④闪挫腰痛。

3. 甲状腺危象的临床表现

临床表现为原有的甲亢症状加重，包括高热（39℃以上）、心动过速（140～240 次/分）、心房颤动或心房扑动、烦躁不安、呼吸急促、大汗淋漓、厌食、恶心呕吐、腹泻等，严重者出现虚脱、休克、嗜睡、谵妄、昏迷，部分患者有心力衰竭、肺水肿，偶有黄疸。主要诱因包括感染、手术、放射碘治疗、创伤、严重的药物反应、心肌梗死等。

4. 急性阑尾炎与急性胃肠炎的鉴别

急性阑尾炎有转移性右下腹疼痛。发病初期常伴胃肠道症状，有恶心、呕吐，呕吐物多为食物，多数伴有腹泻或便秘、食欲减退。急性胃肠炎多有饮食不洁史，临床表现与急性阑尾炎相似，腹部压痛部位不固定，肠鸣音亢进，无腹膜刺激征。大便常规检查见脓细胞、未消化食物。

042 号题

【题干】

1. 72 岁老年男性，小便滴沥而下 2 年，问诊

2. 中极、关元主治

3. 慢性胃炎的病因和临床表现

4. 慢性左心衰的临床表现

【答题要求】

根据你抽取题号的要求，进行口头答辩，时间 15 分钟。

【答案解析】

1. 72 岁老年男性，小便滴沥而下 2 年，问诊

（1）现病史

1）主症的时间、程度：小便滴沥而下起病的缓急？尿后是否有滴白？有无诱发因素？

2）伴随症状：是否伴尿频、尿急、尿痛？排尿是否有中断？小便是否混浊？尿中是否有血？小便量是否减少？是否口渴喜饮？是否胸闷痞满？有无渴不欲饮？有无形寒肢冷？

3）诊疗经过：是否做过相关检查？是否确诊癃闭？是否治疗？使用何种药物？效果如何？

（2）其他病史：既往史：有无异常？个人史：有无异常？家族史：有无异常？过敏史：有无异常？

2. 中极、关元主治

中极：①遗尿、小便不利、癃闭等泌尿系病证。②遗精、阳痿、不育等男科病证。③月经不调、崩漏、阴挺、阴痒、不孕、产后恶露不止、带下等妇科病证。

关元：①中风脱证、虚劳冷惫、羸瘦无力等元气虚损病证。②少腹疼痛，疝气。③腹泻、痢疾、脱肛、便血等肠腑病证。④五淋、尿血、尿闭、尿频等泌尿系病证。⑤遗精、阳痿、早泄、白浊等男科病证。⑥月经不调、痛经、经闭、崩漏、带下、阴挺、恶露不尽、胞衣不下等妇科病证。⑦保健灸常用穴。

3. 慢性胃炎的病因和临床表现

（1）病因：①幽门螺杆菌感染是最主要病因。②自身免疫：以富含壁细胞的胃体黏膜萎缩为主，可伴有其他自身免疫病。③其他：幽门括约肌功能不全、酗酒、服非甾体抗炎药、高盐饮食、进食刺激性食物等。

（2）临床表现：幽门螺杆菌引起的慢性胃炎多数病人常无任何症状，部分病人表现为上腹胀满不适，隐痛，嗳气，反酸，食欲不佳等消化不良症状，自身免疫性胃炎患者可伴有贫血及维生素 B_{12} 缺乏。临床体征多不明显，有时上腹部可出现轻度压痛。

4. 慢性左心衰的临床表现

慢性左心衰以肺淤血及心排血量降低表现为主。

（1）症状

1）呼吸困难：劳力性呼吸困难是左心衰竭最早出现的症状。患者卧位时呼吸困难加重，坐位时减轻。夜间阵发性呼吸困难时患者常在熟睡后突然憋醒，可伴阵咳，呼吸急促，咳泡沫样痰或呈哮喘状态，又称为"心源性哮喘"。

2）咳嗽、咳痰、咯血：痰常呈白色浆液性泡沫样，有时痰中带血丝，重症出现大咯血。

3）其他：乏力、疲倦、头昏、心慌是心排血量减少，器官、组织灌注不足所致。

（2）体征

1）肺部体征：两肺底湿性啰音与体位变化有关，心源性哮喘时两肺可闻及哮鸣音，胸腔积液时有相应体征。

2）心脏体征：除原有心脏病体征外，慢性左心衰一般均心脏扩大、心率加快，并有

P_2亢进、心尖区舒张期奔马律和（或）收缩期杂音、交替脉等。

043 号题

【题干】

1. 心悸时发时作，胸闷烦躁伴口干口苦 10 天，问诊

2. 肾绞痛的针灸治法以及取穴

3. 高血压危象的临床表现

4. 心肌梗死时再灌注溶栓的适应证

【答题要求】

根据你抽取题号的要求，进行口头答辩，时间 15 分钟。

【答案解析】

1. 心悸时发时作，胸闷烦躁伴口干口苦 10 天，问诊

（1）现病史

1）主症的时间、程度：心悸起病的缓急？每次持续的时间？有无诱发因素？跟受惊、生气是否有关？

2）伴随症状：心悸发作时是否有停跳感？是否受惊易作？有无失眠多梦？是否大便秘结？小便有何改变？是否伴气短乏力？是否伴有胸痛？

3）诊疗经过：是否做过心电图、超声心动等检查？是否确诊？是否治疗？效果如何？

（2）其他病史：既往史：有无异常？个人史：有无异常？家族史：有无异常？过敏史：有无异常？

2. 肾绞痛的针灸治法以及取穴

治法：清利湿热，通淋止痛。以足太阴经穴、肾与膀胱经的背俞穴及膀胱经之募穴为主。

主穴：肾俞、三焦俞、中极、三阴交、京门。

配穴：下焦湿热配委阳、阴陵泉；肾气不足配水分、关元。

3. 高血压危象的临床表现

危象发生时，出现头痛、烦躁、眩晕、恶心、呕吐、心悸、气急及视力模糊等严重症状，以及伴有痉挛动脉（椎基底动脉、颈内动脉、视网膜动脉、冠状动脉等）累及相应的靶器官缺血症状。

4. 心肌梗死时再灌注溶栓的适应证

（1）心前区疼痛持续 30 分钟以上，硝酸甘油不能缓解。

（2）心电图相邻两个或以上导联 S－T 段抬高，肢导联≥0.1mV，胸导联≥0.2mV。

（3）起病时间≤6h。

（4）年龄≤75 岁。

044 号题

【题干】

1. 患者，女，抑郁易怒，胸胁胀满，问诊

2. 中脘、膻中主治

3. 单纯甲状腺肿大和甲亢的鉴别要点

4. 肾病综合征的常见并发症

【答题要求】

根据你抽取题号的要求，进行口头答辩，时间 15 分钟。

【答案解析】

1. 患者，女，抑郁易怒，胸胁胀满，问诊

（1）现病史

1）主症的时间、程度：抑郁起病的缓急？具体表现？胸胁胀满发生是否跟情绪变化有关？有无诱发因素？

2）伴随症状：是否有咽中如有物阻，咳之不出，吞之不下？是否有善悲易哭？是否口苦而干？有无头痛？是否目赤、耳鸣？有无嘈杂吞酸？大便是否正常？

3）诊疗经过：是否做过相关检查？是否确诊？是否治疗，怎样治疗，效果如何？

（2）其他病史：既往史：有无异常？个人史：有无异常？家族史：有无异常？过敏史：有无异常？

2. 中脘、膻中主治

中脘：①胃痛、腹胀、纳呆、呕吐、吞酸、呃逆、小儿疳积等脾胃病证。②黄疸。③癫狂痫、脏躁、失眠等神志病。

膻中：①咳嗽、气喘、胸闷、心痛、噎膈、呃逆等胸中气机不畅的病证。②产后乳少、乳痈、乳癖等胸乳病证。

3. 单纯甲状腺肿大和甲亢的鉴别要点

单纯甲状腺肿大除甲状腺肿大外，无甲亢的症状和体征，虽然测甲状腺摄 ^{131}I 率有时可增高，但高峰不前移，且 T_3 抑制试验可被抑制。TRH 兴奋试验正常，血清 T_3、T_4 水平正常。

4. 肾病综合征的常见并发症

①感染。②血栓栓塞性并发症。③急性肾衰竭。④脂肪代谢紊乱。⑤蛋白质营养不良。

045 号题

【题干】

1. 女，29 岁，皮肤瘀斑，伴潮热盗汗，问诊

2. 高热的针灸取穴及风热证的配穴

3. 磺脲类药物降血糖的适应证

4. 心肌梗死的诊断

【答题要求】

根据你抽取题号的要求，进行口头答辩，时间 15 分钟。

【答案解析】

1. 女，29 岁，皮肤瘀斑，伴潮热盗汗，问诊

（1）现病史

1）主症的时间、程度：皮肤瘀斑起病的缓急？瘀斑的分布部位、大小、颜色？瘀斑

是否高出皮肤？抚摸是否碍手？有无诱发因素？

2）伴随症状：是否鼻衄、齿衄、便血、尿血？月经量是否过多？有无心烦，口渴，手足心热？

3）诊疗经过：是否做过血小板计数以及出凝血时间等相关检查？是否确诊紫癜属于过敏性还是血小板减少性？是否治疗？效果如何？

（2）其他病史：既往史：有无异常？个人史：有无异常？家族史：有无异常？过敏史：有无异常？

2. 高热的针灸取穴及风热证的配穴

主穴：大椎、曲池、合谷、十二井穴或十宣穴。

配穴：风热表证配鱼际、尺泽。

3. 磺脲类药物降血糖的适应证

主要作用于胰岛 β 细胞表面的受体，促进胰岛素释放。2 型糖尿病经饮食及运动治疗后病情控制不理想者，于餐前 30 分钟口服，现多用第二代磺脲类药物，如格列本脲、格列吡嗪、格列齐特、格列喹酮等。

4. 心肌梗死的诊断

具备下列 3 条标准中的 2 条：①缺血性胸痛的临床病史。②心电图的动态演变。③血清心肌坏死标记物浓度的动态改变。

046 号题

【题干】

1. 患者右下腹痛，问诊

2. 针刺的角度

3. 支气管肺癌的临床表现

4. 重度溃疡性结肠炎的处理

【答题要求】

根据你抽取题号的要求，进行口头答辩，时间 15 分钟。

【答案解析】

1. 患者右下腹痛，问诊

（1）现病史

1）主症的时间、程度：右下腹痛起病的缓急？持续的时间？疼痛的性质？是否属于转移性右下腹痛？有无诱发因素？

2）伴随症状：是否有发热？是否脘腹胀满？有无厌食？大便是否正常？右下腹麦氏点有无压痛和反跳痛？

3）诊疗经过：是否做过血常规、腹部 B 超等相关检查？是否确诊阑尾炎？是否治疗？效果如何？

（2）其他病史：既往史：有无异常？个人史：有无异常？家族史：有无异常？过敏史：有无异常？

2. 针刺的角度

针刺的角度是指进针时针身与皮肤表面所形成的夹角，一般分直刺、斜刺、平刺

3 种。

（1）直刺：直刺是指进针时针身与皮肤表面呈 90°垂直刺入。此法适用于大部分的腧穴。

（2）斜刺：斜刺是指进针时针身与皮肤表面呈 45°左右倾斜刺入。此法适用于肌肉浅薄处或内有重要脏器，或不宜直刺、深刺的腧穴。

（3）平刺：平刺又称横刺、沿皮刺，是指进针时针身与皮肤表面呈 15°左右沿皮刺入。此法适用于皮薄肉少部位的腧穴。

3. 支气管肺癌的临床表现

（1）原发肿瘤引起的症状：①咳嗽、咯痰。②咯血。③喘鸣。④胸闷、气急。⑤发热。

（2）肿瘤局部扩展引起的症状

1）胸痛。

2）肿瘤压迫邻近器官时，可引起相应症状：①呼吸困难。②吞咽困难。③声音嘶哑。④上腔静脉压迫综合征：产生头面部、颈部和上肢水肿，以及胸壁淤血和静脉曲张。严重者皮肤呈暗紫色，眼结膜充血，视力模糊，头晕头痛。⑤霍纳（Horner）综合征：引起病侧眼睑下垂、瞳孔缩小、眼球内陷，同侧额部与胸壁无汗或少汗，感觉异常。⑥臂丛神经压迫征：可出现同侧自腋下向上肢内侧放射性、烧灼样疼痛，夜间尤甚。

（3）肿瘤远处转移引起的症状：①转移至淋巴结：锁骨上淋巴结转移最为常见。淋巴结增大、增多，固定而坚硬，多无痛感。②转移至中枢神经系统：可有头痛、呕吐、眩晕、复视、共济失调、脑神经麻痹、一侧肢体无力甚至半身不遂等神经系统症状，甚则引起颅内高压。③转移至骨骼：表现为局部疼痛和压痛，尤其是转移至肋骨、脊柱和骨盆时。④转移至肝：可有厌食、肝区疼痛、肝大、黄疸、腹水等。

（4）肺癌的肺外表现：①副癌综合征：包括内分泌、神经肌肉、结缔组织、血液系统和血管的异常改变。②类癌综合征：表现为哮鸣样支气管痉挛、阵发性心动过速、水样腹泻、皮肤潮红等。

4. 重度溃疡性结肠炎的处理

（1）激素：如患者尚未用过口服类固醇激素，可口服泼尼龙；已使用类固醇激素者，应静脉滴注氢化可的松或甲泼尼龙；未用过类固醇激素者亦可使用促肾上腺皮质激素静脉滴注。

（2）抗生素：肠外应用广谱抗生素控制肠道继发感染，如氨苄青霉素、硝基咪唑及喹诺酮类制剂。

（3）静脉类固醇激素使用 7~10 天后无效者，可考虑环孢素静脉滴注。

（4）便血量大、Hb<90g/L 和持续出血不止者应考虑输血。

（5）应使患者卧床休息，适当输液，补充电解质，以防水、电解质平衡紊乱。

047 号题

【题干】

1. 胸痹问诊

2. 孔最、足三里主治

3. 胃癌的并发症

4. 转氨酶升高的临床意义

【答题要求】

根据你抽取题号的要求，进行口头答辩，时间 15 分钟。

【答案解析】

1. 胸痹问诊

（1）现病史

1）主症的时间、程度：胸部疼痛的部位、性质、持续时间？疼痛是否放射到肩背部？疼痛有无诱发因素？是否与寒冷、情志变化等有关？

2）伴随症状：是否痰多气短，肢体沉重？有无心悸气短、动则益甚、倦怠乏力？大小便如何？

3）诊疗经过：有无做相关检查？确诊心肌梗死否？服用硝酸甘油是否能够缓解？

（2）其他病史：既往史：有无异常？个人史：有无异常？家族史：有无异常？过敏史：有无异常？

2. 孔最、足三里主治

孔最：①咯血、鼻衄、咳嗽、气喘、咽喉肿痛等肺系病证。②肘臂挛痛。③痔血。

足三里：①胃痛、呕吐、噎膈、腹胀、腹泻、痢疾、便秘等胃肠病证。②下肢痿痹。③心悸、眩晕、癫狂等神志病。④乳痈、肠痈等外科疾患。⑤虚劳诸证，为强壮保健要穴。

3. 胃癌的并发症

（1）出血：约 5% 患者可发生大出血，表现为呕血和（或）黑便，偶为首发症伏。

（2）梗阻：多见于起源于幽门和贲门的胃癌。

（3）穿孔：穿孔比良性溃疡少见，多发生于幽门前区的溃疡型癌。

4. 转氨酶升高的临床意义

（1）肝脏疾病：①急性病毒性肝炎时，ALT 与 AST 均显著升高，以 ALT 升高更加明显，是诊断病毒性肝炎的重要检测项目。②慢性病毒性肝炎时，转氨酶轻度上升或正常。③肝硬化时，转氨酶活性正常或降低。④肝内、外胆汁淤积，以及酒精性肝病、药物性肝炎、脂肪肝、肝癌等非病毒性肝病，转氨酶轻度升高或正常。

（2）心肌梗死：急性心肌梗死后 6~8 小时，AST 增高，与心肌坏死范围和程度有关，4~5 天后恢复正常。

（3）其他疾病：骨骼肌疾病、肺梗死、肾梗死等转氨酶轻度升高。

048 号题

【题干】

1. 咳嗽，咽痛，咳吐黄痰三天，问诊

2. 少商、曲池主治

3. 消化性溃疡的诊断

4. γ-谷氨酰转移酶升高的临床意义

【答题要求】

根据你抽取题号的要求，进行口头答辩，时间 15 分钟。

【答案解析】

1. 咳嗽，咽痛，咳吐黄痰三天，问诊

（1）现病史

1）主症的时间、程度：咳嗽的性质？咳嗽的时间？起病的缓急？有无诱发因素？咳黄痰的量？质地？咳痰的难易？咽痛的程度？

2）伴随症状：是否恶风，身热？有无鼻流黄涕？痰中是否带血？是否口干欲饮水？二便如何？

3）诊疗经过：是否进行过血常规、胸部 X 片等检查？是否确诊急性支气管炎？如何治疗？效果如何？

（2）其他病史：既往史：有无异常？个人史：有无异常？家族史：有无异常？过敏史：有无异常？

2. 少商、曲池主治

少商：①咽喉肿痛、鼻衄、高热等肺系实热证。②高热，昏迷、癫狂。③指肿，麻木。

曲池：①手臂痹痛、上肢不遂等上肢病证。②热病。③眩晕、癫狂。④腹痛、吐泻等肠胃病证。⑤咽喉肿痛、齿痛、目赤肿痛等五官热性病证。⑥瘾疹、湿疹、瘰疬等皮、外科疾患。

3. 消化性溃疡的诊断

（1）长期反复发生的周期性、节律性、慢性上腹部疼痛，应用制酸药物可缓解。

（2）上腹部可有局限深压痛。

（3）X 线钡餐造影见溃疡龛影。

（4）内镜检查可见到活动期溃疡。

4. γ-谷氨酰转移酶升高的临床意义

①肝癌。②胆道阻塞。③肝脏疾病：急性肝炎 γ-GT 呈中等度升高。慢性肝炎、肝硬化的非活动期，γ-GT 活性正常。若 γ-GT 持续升高，提示病变活动或病情恶化。急慢性酒精性肝炎、药物性肝炎，γ-GT 可明显升高。

049 号题

【题干】

1. 中风中经络问诊

2. 天枢、迎香主治

3. 肾病综合征的典型临床特征

4. 成年男性，血红蛋白、红细胞减少的临床意义

【答题要求】

根据你抽取题号的要求，进行口头答辩，时间 15 分钟。

【答案解析】

1. 中风中经络问诊

（1）现病史

1）主症的时间、程度：口眼歪斜、半身不遂持续的时间？是静息状态发病还是活动中发病？肢体能否自由活动？症状是否进行性加重？有无诱发因素？

2）伴随症状：发病之前有无头晕、头痛、肢体一侧麻木等先兆症状？是否手足麻木？有无口角流涎，舌强语謇？有无手足拘挛，关节酸痛？

3）诊疗经过：有无做头颅 CT、MRI 等相关检查？是否确诊脑血栓形成还是脑出血？是否治疗？应用何种药物？效果如何？

（2）其他病史：既往史：有无异常？个人史：有无异常？家族史：有无异常？过敏史：有无异常？

2．天枢、迎香主治

天枢：①腹痛、腹胀、便秘、腹泻、痢疾等胃肠病证。②月经不调、痛经等妇科疾患。

迎香：①鼻塞、鼽衄等鼻病。②口歪、面痒等面部病证。③胆道蛔虫症。

3．肾病综合征的典型临床特征

①大量蛋白尿。②低蛋白血症。③明显水肿。④高脂血症。

4．成年男性，血红蛋白、红细胞减少的临床意义

血红蛋白、红细胞减少是诊断贫血的主要实验室指标。贫血的原因可分为三类：①红细胞生成减少，见于造血原料不足（如缺铁性贫血、巨幼细胞贫血），造血功能障碍（如再生障碍性贫血、白血病等），慢性系统性疾病（慢性感染、恶性肿瘤、慢性肾病等）。②红细胞破坏过多，见于各种溶血性贫血。③失血，如各种失血性贫血。

按照血红蛋白的含量，贫血的程度分为四级：①轻度：男性低于 120g/L、女性低于 110g/L，但高于 90g/L。②中度：60～90g/L。③重度：30～60g/L。④极重度：低于 30g/L。

050 号题

【题干】

1．男，57 岁，头胀痛，急躁易怒一年，问诊

2．急性泄泻的针灸治法以及取穴

3．慢性肾功能衰竭的临床表现

4．空腹血糖升高的临床意义

【答题要求】

根据你抽取题号的要求，进行口头答辩，时间 15 分钟。

【答案解析】

1．男，57 岁，头胀痛，急躁易怒一年，问诊

（1）现病史

1）主症的时间、程度：头痛的部位？疼痛的性质？持续的时间？起病的缓急？发作有无规律？有无诱发因素？

2）伴随症状：除急躁易怒外，是否夜寐不宁？有无口苦面红，有无胁痛？大小便如何？饮食以及食欲如何？

3）诊疗经过：有无做过头颅 CT 等相关检查？是否明确诊断？服用何种药物治疗？效果如何？

（2）其他病史：既往史：有无异常？个人史：有无异常？家族史：有无异常？过敏史：有无异常？

2. 急性泄泻的针灸治法以及取穴

治法：除湿导滞，通调腑气。取足阳明、足太阴经穴为主。

主穴：天枢、上巨虚、阴陵泉、水分。

3. 慢性肾功能衰竭的临床表现

（1）水、电解质代谢紊乱：①代谢性酸中毒。②水钠代谢紊乱。③钾代谢紊乱。④钙磷代谢紊乱。

（2）蛋白质、糖类、脂肪和维生素的代谢紊乱。

（3）心血管系统表现：①高血压和左心室肥厚。②心力衰竭，是尿毒症患者最常见的死亡原因。③尿毒症性心肌病。④心包病变。⑤血管钙化和动脉粥样硬化。

（4）呼吸系统症状。

（5）胃肠道症状。

（6）血液系统表现。

（7）神经肌肉系统症状。

（8）内分泌功能紊乱：①肾脏本身内分泌功能紊乱，如1, 25（OH）$_2$维生素 D_3、红细胞生成素不足和肾内肾素–血管紧张素 II 过多。②外周内分泌腺功能紊乱，大多数患者有继发性甲旁亢（血 PTH 升高），部分患者（大约1/4）有轻度甲状腺素水平降低。其他，如胰岛素受体障碍、性腺功能减退等，也相当常见。

（9）骨骼病变。

4. 空腹血糖升高的临床意义

（1）生理性变化：血糖升高见于餐后 1~2 小时、高糖饮食、剧烈运动及情绪激动等，常为一过性。

（2）病理性高血糖：见于：①各型糖尿病。②其他内分泌疾病，如甲状腺功能亢进症、嗜铬细胞瘤、肾上腺皮质功能亢进等。③应激性高血糖，如颅内高压、颅脑外伤、中枢神经系统感染、心肌梗死等。④药物影响，如噻嗪类利尿剂、口服避孕药、泼尼松等。⑤肝脏和胰腺疾病，如严重肝病、重症胰腺炎、胰腺癌等。⑥其他，如高热、呕吐、腹泻等。

051 号题

【题干】

1. 水肿问诊

2. 中风中脏腑的针灸取穴，闭证的配穴

3. 腰椎间盘突出的临床表现

4. 血清尿素氮（BUN）升高的临床意义

【答题要求】

根据你抽取题号的要求，进行口头答辩，时间 15 分钟。

【答案解析】

1. 水肿问诊

（1）现病史

1）主症的时间、程度：水肿起始的部位是眼睑还是下肢？水肿的严重程度？水肿的性质？指凹性还是非指凹性？有无诱发因素？

2）伴随症状：是否有恶寒，发热，肢节酸楚，小便不利等症？有无咽喉红肿疼痛？有无皮肤光亮，尿少色赤，身发疮痍，甚则溃烂？有无身体困重，胸闷，纳呆，泛恶等症状？有无胸脘痞闷，烦热口渴，小便短赤，或大便干结？有无脘腹胀闷，食欲不振，便溏，神疲乏力？

3）诊疗经过：是否做相关检查？是否确诊？如何治疗？效果如何？

（2）其他病史：既往史：有无异常？个人史：有无异常？家族史：有无异常？过敏史：有无异常？

2. 中风中脏腑的针灸取穴，闭证的配穴

治法：闭证，平肝息风，醒脑开窍。取督脉、手厥阴和十二井穴为主。

取穴：闭证，十二井穴、太冲、合谷。

操作：十二井穴用三棱针点刺出血；太冲、丰隆、劳宫用泻法。

3. 腰椎间盘突出的临床表现

（1）症状

1）多数患者先有腰痛或腰酸，2～3个月后出现腿痛，随后两者可同时或交替出现，少数患者始终只有腰痛或腿痛，一般在腿痛出现后腰痛明显减轻。

2）腰腿疼痛可因咳嗽、打喷嚏、用力排便等导致腹腔内压升高时加剧，步行、弯腰、伸膝起坐等牵拉神经根的动作也使疼痛加剧。

3）腰前屈活动受限，屈髋屈膝、卧床休息可使疼痛减轻；重者卧床不起，翻身极感困难。

4）病程较长者，其下肢放射痛部位感觉麻木、冷感、无力；中央型突出造成马尾神经压迫症状为会阴部麻木、刺痛，二便功能障碍，阳痿或双下肢不全瘫痪。

（2）体征

1）腰椎生理前凸变浅或消失，甚至后凸；当突出物位于神经根的内下方，腰椎偏向患侧；突出物在神经根外上方，则腰椎偏向健侧。

2）急性期因保护性腰肌痉挛，而致腰椎活动受限，尤以腰部后伸困难较为明显；慢性期和复发时，前屈和向患侧弯腰受限较多，强制弯曲时，将加重放射痛。

3）突出间隙的棘上韧带、棘间韧带及棘突旁（椎间隙偏外2～3cm处）常有压痛，并伴有放射性神经痛。

4）受累神经根所支配区域的皮肤可出现感觉异常，早期多为皮肤过敏，继而出现麻木或感觉减退。

5）L_4神经根受压，引起股四头肌肌力减退、肌肉萎缩；L_5神经根受压，引起伸肌肌力减退，趾背伸困难；S_1神经根受压，引起踝跖屈功能减弱。

6）L_4神经根受压，引起膝腱反射减弱或消失；S_1神经根受压，引起跟腱反射减弱或消失。

7）直腿抬高试验阳性，直腿抬高加强试验阳性，屈颈试验阳性。

4. 血清尿素氮（BUN）升高的临床意义

（1）肾前性因素：肾血流量不足见于脱水、心功能不全、休克、水肿、腹水等。

（2）肾脏疾病：如慢性肾炎、肾动脉硬化症、严重肾盂肾炎、肾结核和肾肿瘤的晚期，对尿毒症的诊断及预后估计有重要意义。

（3）肾后性因素：尿路梗阻，如尿路结石、前列腺肥大、泌尿生殖系统肿瘤等。

（4）体内蛋白质分解过剩：见于急性传染病、脓毒血症、上消化道出血、大面积烧伤、大手术后和甲状腺功能亢进症等。

052 号题

【题干】

1. 胁肋胀痛，走窜不定 5 天，问诊
2. 肩髃、大陵主治
3. 再生障碍性贫血的诊断要点
4. 肺结核抗结核药疗效判定

【答题要求】

根据你抽取题号的要求，进行口头答辩，时间 15 分钟。

【答案解析】

1. 胁肋胀痛，走窜不定 5 天，问诊

（1）现病史

1）主症的时间、程度：疼痛是单侧还是双侧？随呼吸是否加重？持续的时间？起病的缓急？发作有无规律？有无诱发因素？疼痛是否和情志变化相关？

2）伴随症状：是否胸闷腹胀？有无嗳气频作？疼痛是否得嗳气减轻？是否伴心烦易怒？

3）诊疗经过：是否进行过肝功能和 B 超检查？是否确诊？如何治疗？效果如何？

（2）其他病史：既往史：有无异常？个人史：有无异常？家族史：有无异常？过敏史：有无异常？

2. 肩髃、大陵主治

肩髃：①肩臂挛痛、上肢不遂等肩、上肢病证。②瘾疹。

大陵：①心痛，心悸，胸胁满痛。②胃痛、呕吐、口臭等胃腑病证。③喜笑悲恐、癫狂痫等神志病证。④臂、手挛痛。

3. 再生障碍性贫血的诊断要点

（1）全血细胞减少，网织红细胞绝对值减少，淋巴细胞比例增高。

（2）一般无肝、脾肿大。

（3）骨髓检查显示至少一部位增生减低或重度减低（如增生活跃，巨核细胞应明显减少），骨髓小粒成分中应见非造血细胞增多（有条件者应做骨髓活检等检查）。

（4）能除外其他引起全血细胞减少的疾病，如阵发性睡眠性血红蛋白尿、骨髓增生异常综合征中的难治性贫血、急性造血功能停滞、骨髓纤维化、急性白血病、恶性组织细胞病等。

（5）一般抗贫血药物治疗无效。

4. 肺结核抗结核药疗效判定

以痰结核菌持续 3 个月转阴为主要指标。X 线检查病灶吸收、硬结为第 2 指标。临床症状在系统治疗数周后即可消失，因此不能作为判定疗效的决定指标。

053 号题

【题干】

1. 女，49 岁，月经紊乱，心烦易怒，问诊
2. 条口、丰隆主治
3. 乳腺增生的体征
4. 血清总蛋白和白蛋白/球蛋白（A/G）比值升高的意义

【答题要求】

根据你抽取题号的要求，进行口头答辩，时间 15 分钟。

【答案解析】

1. 女，49 岁，月经紊乱，心烦易怒，问诊

（1）现病史

1）主症的时间、程度：月经周期是否正常？多少天一次？行经期几天？月经量多少？颜色有何变化？是否夹有血块？

2）伴随症状：是否潮热汗出？有无五心烦热？是否伴腰膝酸软？畏寒肢冷？皮肤是否瘙痒或如蚁行？阴道有无干涩？症状发作有无规律性？

3）诊疗经过：是否做过激素水平的检测？是否确诊？是否治疗？结果如何？

（2）其他病史：既往史：有无异常？个人史：有无异常？家族史：有无异常？过敏史：有无异常？

（3）有无生殖器官发育异常病史？有无经期感寒或过食生冷食物等影响月经的因素？带下史？

2. 条口、丰隆主治

条口：①下肢痿痹，转筋。②肩臂痛。③脘腹疼痛。

丰隆：①头痛，眩晕，癫狂。②咳嗽、痰多等痰饮病证。③下肢痿痹。④腹胀，便秘。

3. 乳腺增生的体征

乳房内可扪及多个形态不规则的肿块，多呈片块状、条索状或颗粒状结节，也可各种形态混合存在。乳房脂肪较多的患者，其片块状肿块常扪摸不清，而在小乳房则可扪摸清楚，肿块为厚薄不等的片块状，表面一般平滑。但有的可扪及许多小结节，呈沙粒状隆起，大者可呈黄豆大小，质地中等，或软而有韧性。结节状肿块常为圆形、椭圆形或梭形，表面光滑或稍感毛糙，中等硬度，各种形态的肿块边界都不甚清楚，与皮肤及深部组织无粘连，推之能活动，多有压痛。

4. 血清总蛋白和白蛋白/球蛋白（A/G）比值升高的意义

（1）肝脏疾病：肝炎、肝硬化、肝癌等慢性肝病常出现白蛋白减少、球蛋白增加、A/G 比值减低。A/G 比值倒置（A/G < 1）见于肝功能严重损害。

（2）肝外因素：①低蛋白血症：见于蛋白质摄入不足或消化不良；蛋白质丢失过多，如肾病综合征、大面积烧伤等；消耗增加，如恶性肿瘤、甲状腺功能亢进症、重症结核等。②高蛋白血症：是指血清总蛋白高于 80g/L 或球蛋白高于 35g/L，亦称高球蛋白血症。

主要因球蛋白增加引起，尤其是 γ 球蛋白增高为主，见于肝硬化、恶性淋巴瘤、慢性炎症、自身免疫性疾病、浆细胞病等。

054 号题

【题干】

1. 女，50 岁，失眠心悸、盗汗，问诊

2. 十宣、公孙主治

3. 缺铁性贫血与慢性炎症性贫血鉴别

4. 室性早搏心电图特点

【答题要求】

根据你抽取题号的要求，进行口头答辩，时间 15 分钟。

【答案解析】

1. 女，50 岁，失眠心悸、盗汗，问诊

（1）现病史

1）主症的时间、程度：不寐持续的时间？是寐而易醒，还是入睡困难，还是彻夜难寐？有无诱发因素？

2）伴随症状：是否心烦，多梦？有无头晕耳鸣？有无腰膝酸软，五心烦热？有无咽干少津？是否月经不调？

3）诊疗经过：是否做过相关检查？是否确诊？是否服用药物治疗？效果如何？

（2）其他病史：既往史：有无异常？个人史：有无异常？家族史：有无异常？过敏史：有无异常？

2. 十宣、公孙主治

十宣：①昏迷。②癫痫。③高热，咽喉肿痛。④手指麻木。

公孙：①胃痛、呕吐、腹痛、腹泻、痢疾等脾胃肠腑病证。②心烦、失眠、狂证等神志病证。③逆气里急、气上冲心（奔豚气）等冲脉病证。

3. 缺铁性贫血与慢性炎症性贫血鉴别

慢性炎症性贫血多为正色素小细胞性贫血，偶见低色素小细胞性贫血，血清铁蛋白和骨髓铁增多。血清铁、血清转铁蛋白饱和度、总铁结合力减低。

4. 室性早搏心电图特点

（1）提早出现的 QRS－T 波群，其前无提早出现的异位 P' 波。

（2）QRS 波群形态宽大畸形，时间≥0.12s。

（3）T 波方向与 QRS 波群主波方向相反。

（4）有完全性代偿间歇（即室性早搏前、后的两个窦性 P 波的时距等于窦性 P－P 间距的两倍）。

055 号题

【题干】

1. 男，60 岁，排尿困难，四肢不温，问诊

2. 三阴交、太溪主治

3. 糖尿病慢性并发症有哪些

4. 血清尿酸升高的临床意义

【答题要求】

根据你抽取题号的要求，进行口头答辩，时间 15 分钟。

【答案解析】

1. 男，60 岁，排尿困难，四肢不温，问诊

（1）现病史

1）主症的时间、程度：排尿困难持续的时间？是点滴而下，还是点滴不下，还是排尿中断？有无诱发因素？

2）伴随症状：除四肢不温外，是否伴有尿频、尿急、尿痛？有无小腹引痛？有无腰膝酸软？小便是否混浊？尿中是否有沙石或者血块？

3）诊疗经过：否做过尿常规、肛门指诊等相关检查？是否确诊？是否治疗？效果如何？

（2）其他病史：既往史：有无异常？个人史：有无异常？家族史：有无异常？过敏史：有无异常？

2. 三阴交、太溪主治

三阴交：①肠鸣腹胀、腹泻等脾胃虚弱诸症。②月经不调、带下、阴挺、不孕、滞产等妇产科病证。③遗精、阳痿、遗尿等生殖泌尿系疾患。④心悸，失眠，眩晕。⑤下肢痿痹。⑥阴虚诸证。⑦湿疹、瘾疹等皮肤疾患。

太溪：①头痛、目眩、失眠、健忘、遗精、阳痿等肾虚证。②咽喉肿痛、齿痛、耳鸣、耳聋等阴虚性五官病证。③咳嗽、气喘、咯血、胸痛等肺部疾患。④消渴，小便频数，便秘。⑤月经不调。⑥腰脊痛，下肢厥冷，内踝肿痛。

3. 糖尿病慢性并发症有哪些

①大血管病变：主要为糖尿病性冠心病、脑血管病、下肢动脉硬化闭塞症。②微血管病变：主要为糖尿病肾病、糖尿病性视网膜病变。③神经病变：多发性周围神经病变，动眼神经、展神经麻痹及自主神经病变等。④糖尿病足。

4. 血清尿酸升高的临床意义

①排泄障碍，如急慢性肾炎、肾结石、尿道梗阻等。②生成增加，见于痛风、慢性白血病、多发性骨髓瘤等。③进食高嘌呤饮食过多。④药物影响，如吡嗪酰胺等。

056 号题

【题干】

1. 男，60 岁，喘咳气涌，痰多质黏色黄，问诊

2. 阴陵泉、内关主治

3. 缺铁性贫血补充铁剂的注意事项

4. 血清钾增高的临床意义

【答题要求】

根据你抽取题号的要求，进行口头答辩，时间 15 分钟。

【答案解析】

1. 男，60 岁，喘咳气涌，痰多质黏色黄，问诊

（1）现病史

1）主症的时间、程度：病人喘咳持续的时间？发作有无规律？有无诱发因素？咳痰的难易？

2）伴随症状：是否胸部胀痛？是否伴有哮鸣音？活动是否病情加重？有无口渴而喜冷饮？大小便有无异常？

3）诊疗经过：是否做过血常规和胸部 X 片等相关检查？是否确诊？是否治疗？效果如何？

（2）其他病史：既往史：有无异常？个人史：有无异常？家族史：有无异常？过敏史：有无异常？

2. 阴陵泉、内关主治

阴陵泉：①腹胀、腹泻、水肿、黄疸等脾湿证。②小便不利、遗尿、尿失禁等泌尿系统疾患。③膝痛、下肢痿痹等下肢病证。④阴部痛、痛经、带下、遗精等妇科、男科病证。

内关：①心痛、胸闷、心动过速或过缓等心系病证。②胃痛、呕吐、呃逆等胃腑病证。③中风、偏瘫、眩晕、偏头痛。④失眠、郁证、癫狂痫等神志病证。⑤肘臂挛痛。

3. 缺铁性贫血补充铁剂的注意事项

（1）口服铁剂：口服铁剂是治疗缺铁性贫血的首选方法，最常用硫酸亚铁片，进餐时或饭后吞服可减少胃肠道刺激，如仍有恶心、胃痛等则可将剂量减半，再逐渐加至正常剂量。服药时忌茶、咖啡，以防铁被鞣酸沉淀而影响吸收，其他有琥珀酸亚铁及富马酸亚铁等。口服铁剂有效者，5～10 天内网织红细胞升高，2 周后血红蛋白开始上升，一般 2 个月可恢复正常，贫血纠正后仍要继续治疗 3～6 个月以补充体内应有的贮存铁，如治疗 3 周无反应，应考虑诊断是否准确，是否按医嘱服药，有无活动性出血，有无铁吸收障碍等因素。

（2）注射铁剂：肌注铁剂应严格掌握适应证：①口服铁剂后有严重消化道反应而不能耐受者。②口服铁剂不能奏效者，如脂肪泻、萎缩性胃炎等有胃肠道铁吸收障碍者。③需要迅速纠正缺铁者，如妊娠后期贫血严重。④严重消化道疾患，如消化性溃疡、溃疡性结肠炎等，口服铁剂可加剧原发病者。⑤不易控制的慢性出血，失铁量超过肠道所能吸收的铁量，常用注射铁剂有右旋糖酐铁和山梨醇枸橼酸铁，各含铁 50mg/mL，给药途径是臀部深位肌注。患者所需铁的总剂量应准确计算，不应超量，以免引起急性铁中毒。计算方法：

所需补充铁的总剂量（mg）＝［150－患者血红蛋白含量（g/L）］×体重（kg）×0.33。

4. 血清钾增高的临床意义

血清钾增高见于：①肾脏排钾减少，如急慢性肾功能不全及肾上腺皮质功能减退等。②摄入或注射大量钾盐，超过肾脏排钾能力。③严重溶血或组织损伤。④组织缺氧或代谢性酸中毒时大量细胞内的钾转移至细胞外。

057 号题

【题干】

1. 男，70 岁，小便点滴不通，伴口黏 2 天，问诊

2. 膈俞、期门主治

3. 脑梗死的实验室及辅助检查

4. 红细胞增多的病理意义

【答题要求】

根据你抽取题号的要求，进行口头答辩，时间 15 分钟。

【答案解析】

1. 男，70 岁，小便点滴不通，伴口黏 2 天，问诊

（1）现病史

1）主症的时间、程度：小便点滴不通持续的时间？发病缓急？是否自觉小腹部憋胀？是否有诱发因素？

2）伴随症状：是否伴尿频、尿急、尿痛？小腹是否有引痛？有无口渴不欲饮？小便是否有中断？尿中是否有沙石或者血块？尿液是否混浊？尿后是否有滴白？

3）诊疗经过：是否做过尿常规和肾功能相关检查？是否做过 B 超检查？是否确诊？是否服药治疗？效果如何？

（2）其他病史：既往史：有无异常？个人史：有无异常？家族史：有无异常？过敏史：有无异常？

2. 膈俞、期门主治

膈俞：①呕吐、呃逆、气喘等上逆之证。②贫血、吐血、便血等血证。③瘾疹、皮肤瘙痒等皮肤病证。④潮热，盗汗。

期门：①胸胁胀痛、呕吐、吞酸、呃逆、腹胀、腹泻等肝胃病证。②奔豚气。③乳痈。

3. 脑梗死的实验室及辅助检查

（1）头颅 CT。

（2）颅 MRI。

（3）血管造影。

（4）脑脊液检查。

4. 红细胞增多的病理意义

（1）相对性红细胞增多：见于大量出汗、连续呕吐、反复腹泻、大面积烧伤等。

（2）绝对性红细胞增多：①继发性：生理性增多见于新生儿、高山居民、登山运动员和重体力劳动者。病理性增多见于阻塞性肺气肿、肺源性心脏病、发绀型先天性心脏病。②原发性：真性红细胞增多症。

058 号题

【题干】

1. 突发胆区绞痛，问诊

2. 气海、神阙主治

3. 肺结核的化疗原则

4. 溃疡性结肠炎的诊断依据

【答题要求】

根据你抽取题号的要求，进行口头答辩，时间 15 分钟。

【答案解析】

1. 突发胆区绞痛，问诊

（1）现病史

1）主症的时间、程度：胆区绞痛发病的时间？疼痛的程度？绞痛呈持续性还是间断性？有无诱发因素？跟进食或者活动是否有关？是否有放射感？

2）伴随症状：是否伴有黄疸？是否有恶心呕吐？大小便颜色是否有改变？

3）诊疗经过：是否进行过肝胆 B 超、肝功能等相关检查？是否确诊胆石症？是否用药？效果如何？

（2）其他病史：既往史：有无异常？个人史：有无异常？家族史：有无异常？过敏史：有无异常？

2. 气海、神阙主治

气海：①虚脱、形体羸瘦、脏气衰惫、乏力等气虚病证。②水谷不化、绕脐疼痛、腹泻、痢疾、便秘等肠腑病证。③小便不利、遗尿等泌尿系病证。④遗精、阳痿、疝气等男科病证。⑤月经不调、痛经、闭经、崩漏、带下、阴挺、产后恶露不止、胞衣不下等妇科病证。⑥保健灸常用穴。

神阙：①虚脱、中风脱证等元阳暴脱。②腹痛、腹胀、腹泻、痢疾、便秘、脱肛等肠腑病证。③水肿，小便不利。④保健灸常用穴。

3. 肺结核的化疗原则

早期、联合、适量、规律和全程使用敏感药物，其中以联合和规律用药最为重要。

4. 溃疡性结肠炎的诊断依据

（1）具有持续或反复发作腹泻和黏液脓血便及腹痛，伴有（或不伴）不同程度全身症状。

（2）排除细菌性痢疾、阿米巴痢疾、慢性血吸虫病、肠结核等感染性肠炎及克罗恩病、缺血性肠炎、放射性肠炎等。

（3）具有结肠镜检查特征性改变中至少 1 项，以及黏膜活检，或具有 X 线钡剂灌肠检查征象中至少 1 项：

1）结肠镜检查特征：①黏膜血管纹理模糊、紊乱或消失，黏膜充血、水肿、易脆、出血和脓性分泌物附着，亦常见黏膜粗糙，呈细颗粒状。②病变明显处可见弥漫性、多发性糜烂或溃疡。③缓解期患者可见结肠袋囊变浅、变钝或消失，以及假息肉和桥形黏膜等。

2）钡剂灌肠检查征象：①黏膜粗乱和（或）颗粒样改变。②肠管边缘呈锯齿状或毛刺样，肠壁有多发性小充盈缺损。③肠管短缩，袋囊消失呈铅管样。

059 号题

【题干】

1. 膝关节疼痛，肌肤麻木，问诊

2. 扭伤致腰痛的针灸治法以及取穴

3. 癫痫持续状态的处理

4. 渗出液和漏出液的区别

【答题要求】

根据你抽取题号的要求，进行口头答辩，时间 15 分钟。

【答案解析】

1. 膝关节疼痛，肌肤麻木，问诊

（1）现病史

1）主症的时间、程度：膝关节疼痛持续的时间？疼痛的性质？疼痛部位是否固定？关节有无红、肿、灼热？发作有无规律？有无诱发因素？肌肤麻木出现的时间？

2）伴随症状：关节活动度如何？关节是否变形？肌肉是否萎缩？是否身体困重？有无胸闷？食欲如何？小便是否正常？

3）诊疗经过：是否做过膝关节 X 线片检查？是否进行过抗链球菌溶血素"O"测定？RF 检测是否（+）？是否确诊？是否治疗？效果如何？

（2）其他病史：既往史：有无异常？个人史：有无异常？家族史：有无异常？过敏史：有无异常？

2. 扭伤致腰痛的针灸治法以及取穴

治法：祛瘀消肿，舒筋通络。

主穴：阿是穴、大肠俞、腰痛点、委中。

3. 癫痫持续状态的处理

（1）地西泮（安定）：为首选药物。

（2）苯妥英钠。

（3）苯巴比妥钠（鲁米那）肌注。

（4）异戊巴比妥钠。

（5）对症处理。

4. 渗出液和漏出液的区别

项目	漏出液	渗出液
原因	非炎症性	炎症、肿瘤或理化刺激
外观	淡黄，浆液性	黄色，脓性，血性，乳糜性
透明度	透明或微混	多混浊
比重	<1.015	>1.018
凝固	不自凝	能自凝
黏蛋白定性	阴性	阳性
蛋白质定量	$<25g/L$	$>30g/L$
葡萄糖定量	与血糖相近	常低于血糖水平
细胞计数	常 $<100\times10^6/L$	常 $>500\times10^6/L$
细胞分类	以淋巴细胞为主	以中性粒细胞或淋巴细胞为主
细菌检查	阴性	可找到致病菌
LDH	$<200U$	$>200U$

060 号题

【题干】

1. 水痘问诊

2. 偏头痛的针灸治法以及取穴

3. 肺癌的转移途径

4. 嗜酸性粒细胞增多的意义

【答题要求】

根据你抽取题号的要求，进行口头答辩，时间 15 分钟。

【答案解析】

1. 水痘问诊

（1）现病史

1）主症的时间、程度：皮疹出现的时间？是否斑疹、丘疹、疱疹、结痂同时存在？皮疹的形状、颜色？疱浆是否清亮？皮疹是否瘙痒？是否有水痘病人接触史？

2）伴随症状：是否伴有恶寒发热？是否口渴欲饮？大便是否干燥？小便色、质、量是否正常？

3）诊疗经过：是否确诊水痘？是否治疗？怎样治疗？效果如何？

（2）其他病史：既往史：有无异常？个人史：有无异常？家族史：有无异常？过敏史：有无异常？

（3）预防接种情况如何？是否全程接种？尤其是水痘疫苗是否接种过？

2. 偏头痛的针灸治法以及取穴

治法：疏泄肝胆，通经止痛。取手足少阳、足厥阴经穴以及局部穴为主。

取穴：率谷、阿是穴、风池、外关、足临泣、太冲。

3. 肺癌的转移途径

肺癌可发生淋巴转移、血行转移、种植转移及局部蔓延转移等。小细胞肺癌发生转移早，可经淋巴及血行转移。

4. 嗜酸性粒细胞增多的意义

①变态反应性疾病，如支气管哮喘、药物过敏反应、热带嗜酸性粒细胞增多症及某些皮肤病等。②寄生虫病。③某些血液病，如慢性粒细胞白血病、嗜酸性粒细胞白血病。